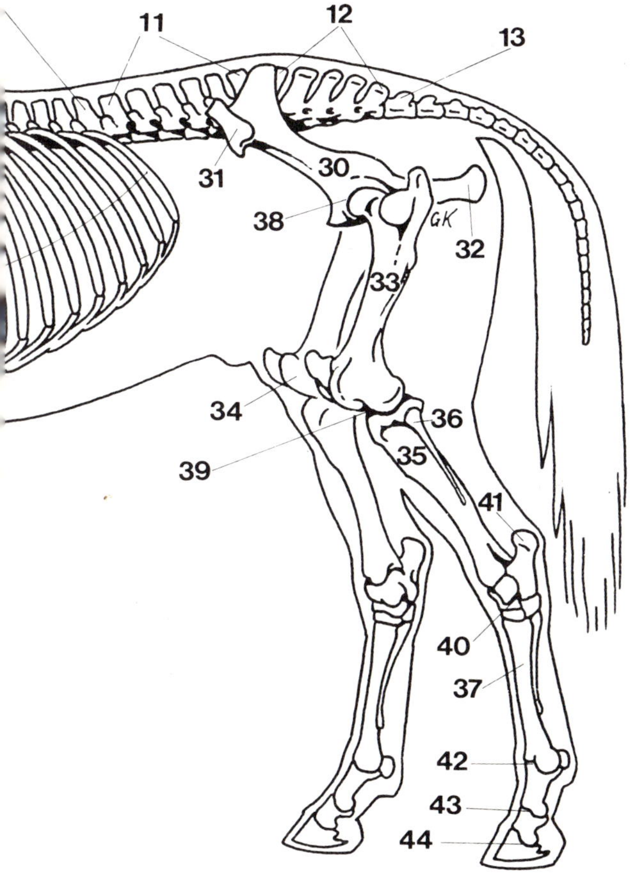

23 Hufbein
24 Erbsbein
25 Griffelbein
26 Gleichbein
27 Schultergelenk
28 Ellbogengelenk
29 Vorderfußwurzelgelenk
30 Becken
31 Hüfthöcker
32 Sitzbeinhöcker
33 Oberschenkelbein
34 Kniescheibe
35 Unterschenkelbein
36 Wadenbein
37 Hinteres Röhrbein
38 Hüftgelenk
39 Kniegelenk
40 Sprunggelenk
41 Fersenbein
42 Fesselgelenk
43 Krongelenk
44 Hufgelenk

Maximilian Pick

Neues Handbuch der Pferdekrankheiten

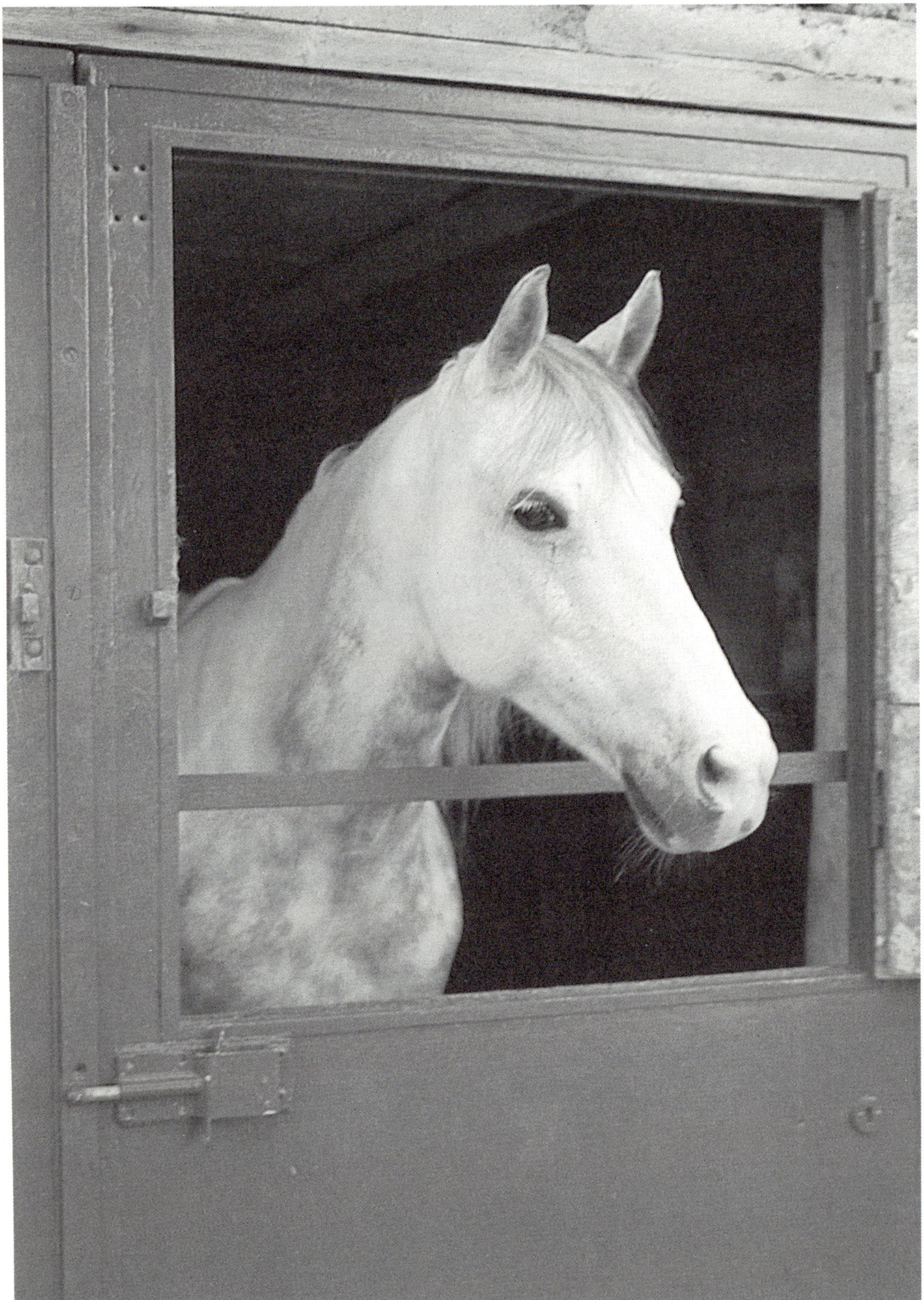

Dr. med. vet. Maximilian Pick

Neues Handbuch der Pferdekrankheiten

Vorbeugen · Erkennen · Behandeln

Franckh-Kosmos

Mit 52 Fotos von Hugo M. Czerny (48) und vom Verfasser (4) und 56 Zeichnungen von Gerhard Kapitzke (6) und Ulrik Schramm (50) nach Vorlagen des Verfassers sowie 18 Abbildungen von Parasiten und deren Entwicklungszyklen der Firma MSD AgVet.

Die Aufnahme auf Seite 2 stammt von Christine Grawe

Umschlaggestaltung von Kaselow Design, München, unter Verwendung einer Aufnahme von Hugo M. Czerny

CIP-Titelaufnahme der Deutschen Bibliothek

Pick, Maximilian:
Neues Handbuch der Pferdekrankheiten : Vorbeugen, Erkennen, Behandeln / Maximilian Pick. [Mit Fotos von Hugo M. Czerny. Zeichn. von Gerhard Kapitzke u. Ulrik Schramm].
– Stuttgart : Franckh, 1988
(Hippologische Handbibliothek)
ISBN 3-440-05958-8

LH 14 vk / ISBN 3-440-05958-8
Printed in Germany/Imprimé in Allemagne
Satz: Remsdruckerei, Schwäbisch Gmünd
Druck und Buchbinder: Sellier Druck, Freising

Inhalt

Vorwort

Bei der Durchsicht der Manuskripte für mein erstes Buch über Pferdekrankheiten, dessen 1. Auflage 1974 erschien, befällt mich das Gefühl mitleidiger Nachsicht mit dem damals noch jungen und unerfahrenen Tierarzt, der den kühnen Versuch unternahm, ein Buch zu diesem Thema zu schreiben.

Fast 20 Jahre sind seit diesen ersten Schreibversuchen vergangen, 20 lange Jahre des mühsamen Lernens auf dem weiten Gebiet der Tiermedizin. Inzwischen haben sich viele medizinische Techniken geändert, moderne, verbesserte Apparate unterstützen die Diagnostik, Medikamente wurden entdeckt, die eine wirkungsvolle Therapie garantieren. Aber auch einige Irrwege sind beschritten worden, die nicht zum gewünschten Ziel geführt haben.

So wurde es allerhöchste Zeit, ein neues Handbuch über Pferdekrankheiten in Angriff zu nehmen. Ich habe deshalb der Franckh'schen Verlagshandlung sofort freudig zugestimmt, als man mir den Vorschlag machte, das „Neue Handbuch der Pferdekrankheiten" zu schreiben. Ich bin dem Verlag dankbar, daß er mir die Gelegenheit gab, die Berufserfahrung, die zwischen meinen ersten Manuskripten und heute liegt, hier zu Papier zu bringen. Ich habe versucht, mich auf das Wichtigste zu beschränken, Übersichtlichkeit zu wahren und habe bewußt nur da Behandlungsratschläge erteilt, wo der Laie keine Fehler machen kann. Das Buch soll nicht den Tierarzt ersetzen, es soll dem Laien helfen Krankheiten, wo möglich zu vermeiden, die ersten Symptome besser zu deuten und die tierärztliche Behandlung zu verstehen und zu unterstützen.

Über allen Behandlungen soll der weise Satz der alten Römer stehen:

MEDICA MENTE, NON MEDICAMENTIS

– HEILE MIT DEM VERSTAND, NICHT (NUR) MIT MEDIKAMENTEN –

Einleitung

Die Stellung des Tieres in der Welt des Menschen

Der Mensch als „Krone der Schöpfung" hat sich nicht nur die leblose Welt zum Untertan gemacht, sondern glaubt auch, alle Lebewesen nach seinem Belieben nutzen und töten zu dürfen. Nur in wenigen Religionen wurden dem Menschen hier Grenzen gesetzt. Unsere christliche Religionslehre spricht dem Tier eine Seele ab, und in unserer Gesetzgebung wird das Tier zur Sache degradiert. Auch die Lehre der Verhaltensforschung nahm ihre Ausgangsposition in dieser überheblichen Haltung: „animal non agit, agitur" (das Tier handelt nicht selbständig, es wird angeleitet zum Handeln).

In diesem Satz spiegelt sich die verächtliche Haltung dem Tier gegenüber: Die Leistungen des tierischen Nervensystems erschöpfen sich in einer Reizverarbeitung und Reizbeantwortung. Der Priester und Zoologe Bernhard Altum apostoliert in seiner Kampfschrift „Der Vogel und sein Leben": „Das Tier denkt nicht, setzt nicht selbst Zwecke, und wenn es dennoch zweckmäßig handelt, so muß ein anderer für dasselbe gedacht haben . . ."

Große Physiologen, Zoologen und Ethologen wie Iwan Pawlow, Oskar Heinroth, Konrad Lorenz und Erich v. Holst beschäftigten sich Anfang und Mitte dieses Jahrhunderts mit den Instinkten und Reflexen im Rahmen der vergleichenden Ethologie. Der Königsberger Zoologe Otto Köhler richtet seine Forschung auf diejenigen Komponenten des Verhaltens, die nicht durch endogene Automatismen hervorgerufen werden, sondern angeborene geistige Grundfähigkeiten sind.

Die Ethologie findet mit der Gründung des Max-Planck-Instituts für Verhaltensforschung 1956 in Seewiesen durch Konrad Lorenz und Erich v. Holst ein neues Zentrum. Die Lehren des großen Ethologen Lorenz finden in dieser Zeit Anschluß an die Forschung der Humanethologen. Spätestens aus den Erkenntnissen dieser Wissenschaftler wurde deutlich, daß der Unterschied zwischen Mensch und Tier kein wesentlicher sein kann, es können nur graduelle Unterschiede sein. Neueste Forschungen der Zoologen Hans Kummer und Jane van Lawick-Goodall über das Sozialverhalten der Primaten unterstreichen diese Erkenntnis.

Jede psychische Leistung des homo sapiens hat seine Wurzeln in den tierischen Vorfahren. Der Satz „animal non agit, agitur" ist gewiß für ein großes Spektrum des tierischen Verhaltens bestimmend, aber gilt nicht ähnliches auch für den Menschen?

Das Pferd und sein Verhältnis zum Menschen

Die verheerenden Folgen der Domestikation des Pferdes reichen bis in unsere Tage: Das Pferd dient zwar nicht in dem Maße zur Deckung des menschlichen Eiweißbedarfs wie andere Haustiere, dennoch stellt die Domestikation des Pferdes einen langen Leidensweg dar: Vor den kriegerischen Streitwagen gespannt brachten im ersten Viertel des zweiten Jahrtausend v. Chr. die damit ausgerüsteten Eroberer das Pferd als modernes und fast unbezwingbares Kriegsgerät von Persien nach Südwesten, Ägypten und in das bronzezeitliche Europa. Als Reittiere wurden die Pferde erst später entdeckt.

Nach Eingliederung des Pferdes in die menschliche Gesellschaft wurde es zu Arbeiten in der Landwirtschaft und im Reiseverkehr verwendet. Nur wenig später wurde das Pferd zur Jagd, zur Repräsentation und zu ritterlichen und sportlichen Spielen entdeckt.

Von all dem ist heute nur noch die sportliche Verwendung übriggeblieben. Der Renn-, Reit- und Fahrsport ist heute der überwiegende Einsatzbereich des Pferdes. Die Zahl der einzelnen Pferdesportarten ist fast unüberschaubar. Während früher die sportlichen Übungen und Wettkämpfe als Training für den Krieg zu verstehen waren, sind sie heute zum Selbstzweck geworden. In vielen Pferdesportarten ist die Leistungsfähigkeit des Pferdes erreicht und teilweise auch überschritten. Akute und chronische Krankheiten sind die Folge, nicht selten wird auch der Tod eines Pferdes dafür in Kauf genommen.

Ebenso, wie sich heute warnende Stimmen gegen den Leistungssport erheben und den ursprünglichen olympischen Gedanken des „Dabeisein ist alles" wieder in den Vordergrund rücken wollen, darf auch im Pferdesport die Liebe zum Pferd nicht in der Pferdepflege stecken bleiben. Auch unter dem Sattel oder vor dem Wagen muß ein leidensfähiges Geschöpf gesehen werden. Wer aber sportlichen oder anderen Ehrgeiz befriedigen will, sollte auf Sportarten ausweichen, bei denen anderen Geschöpfen kein Leid zugefügt wird.

Das gesunde Pferd

Die Anatomie des Pferdes

Abb.1. Das Skelett des Pferdes: 1 Augenhöhle, 2 Nasenbein, 3 Jochbeinleiste, 4 Unterkiefer, 5 Schneidezähne, 6 Hakenzähne, 7 Backenzähne, 8 Kiefergelenk, 9 Halswirbel (7), 10 Rükkenwirbel (18), 11 Lendenwirbel (6), 12 Kreuzbein (5 Kreuzbeinwirbel fest verwachsen), 13 Schwanzwirbel (16–20), 14 Brustbein, 15 Rippen (insgesamt 18; 1.–8. Rippe = wahre oder Tragerippen, mit dem Brustbein verbunden; 9.–18. Rippe = falsche oder Atmungsrippen, untereinander verbunden), 16 Schulterblatt, 17 Oberarmbein, 18 Unterarmbein, 19 Ellbogenhöcker, 20 vorderes Röhrbein, 21 Fesselbein, 22 Kronbein, 23 Hufbein, 24 Erbsbein, 25 Griffelbein, 26 Gleichbein, 27 Schultergelenk (Buggelenk), 28 Ellbogengelenk, 29 Vorderfußwurzelgelenk, 30 Becken, 31 Hüfthöcker, 32 Sitzbeinhöcker, 33 Oberschenkelbein, 34 Kniescheibe, 35 Unterschenkelbein, 36 Wadenbein, 37 hinteres Röhrbein, 38 Hüftgelenk, 39 Kniegelenk, 40 Sprunggelenk, 41 Fersenbein, 42 Fesselgelenk, 43 Krongelenk, 44 Hufgelenk.

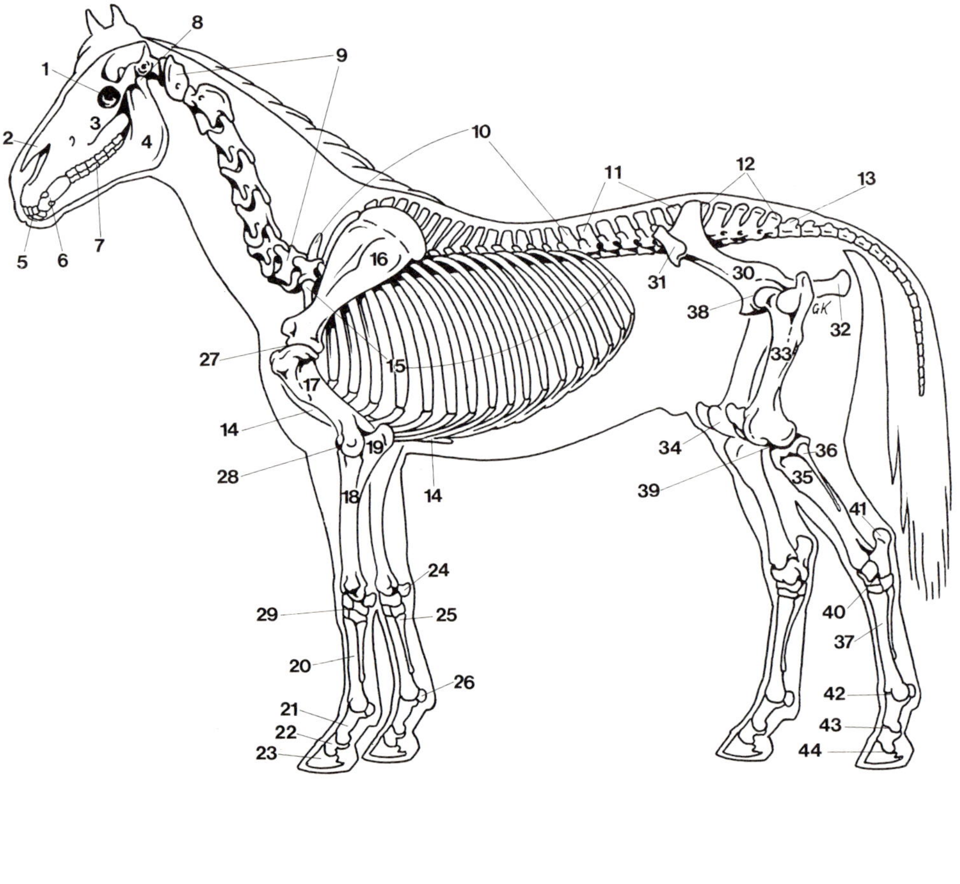

Abb. 2. Die Muskeln der Vorhand: 1 Rauten- oder Kappenmuskel, 2 Oberarm-Kopfmuskel, 3 Gratenmuskel, 4 dreiköpfiger Strecker des Vorarmes, 5 breiter Rückenmuskel, 6 tiefer Brustmuskel, 7 Armbeuger, 8 Strecker des Vorderfußwurzelgelenks, 9 gemeinsamer Zehenstrecker, 10 Strecker (Beuger) des Vorderfußwurzelgelenks, 11 tiefer Zehenbeuger, 12 gemeinsame Strecksehne, 13 seitliche Strecksehne, 14 oberflächliche Beugesehne, 15 tiefe Beugesehne, 16 Fesselträger, 17 Fesselringband, 18 Vorderfußwurzelgelenk, 19 Fesselgelenk, 20 Ellbogenhöcker, 21 Schulterblatt.

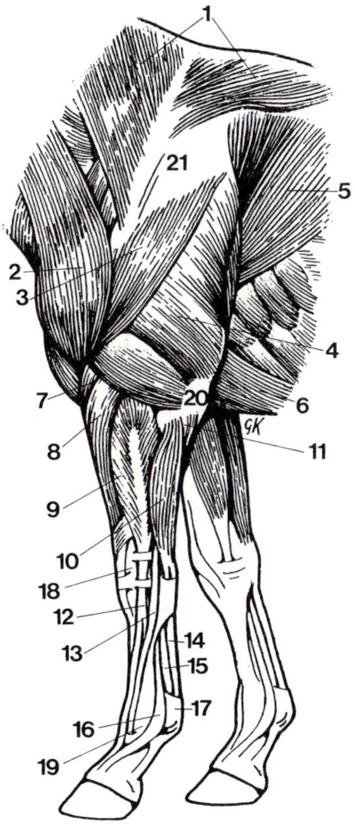

Abb. 3. Die Muskeln der Hinterhand: 1 Spanner der Oberschenkelbinde, 2 oberflächlicher Kruppenmuskel, 3 zweiköpfiger Oberschenkelmuskel, 4 Einwärtszieher, 5 langer Zehenstrecker, 6 seitlicher Zehenstrecker, 7 Zehenbeuger, 8 Wadenmuskel, 9 gemeinsame Strecksehne, 10 Sehne des seitlichen Zehenstreckers, 11 oberflächliche Beugesehne, 12 tiefe Beugesehne, 13 Fesselträger, 14 Kniegelenk, 15 Sprunggelenk, 16 Fersenbeinhöcker, 17 Fesselgelenk, 18 Fesselringband, 19 großer Hautmuskel der Kniefalte.

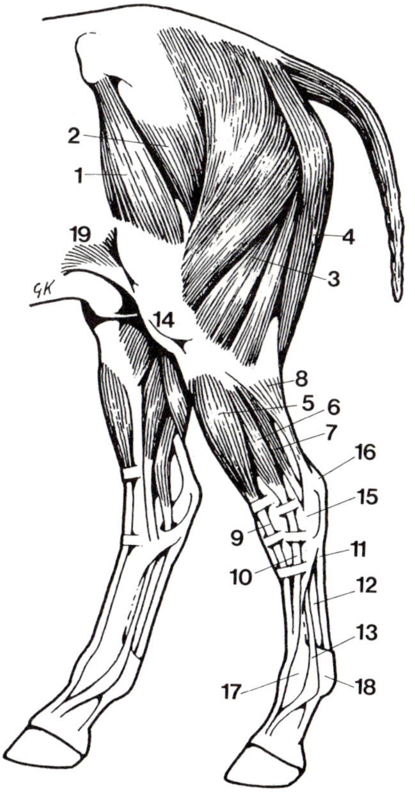

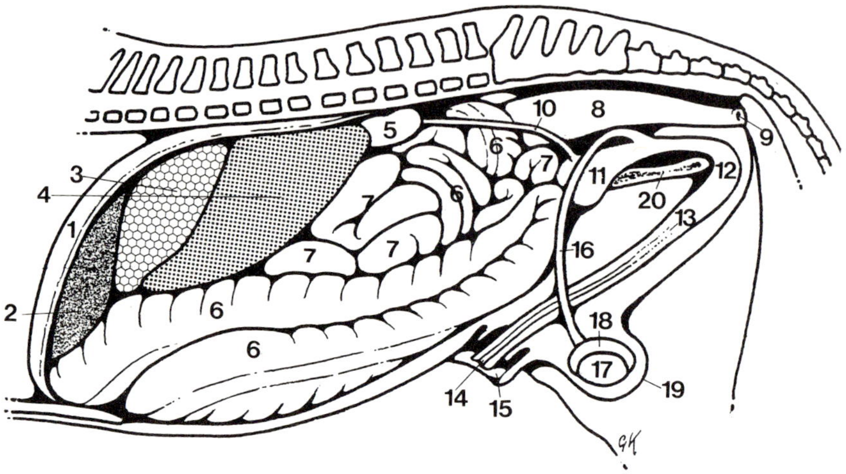

Abb. 4. Eingeweide und männliche Geschlechtsorgane: 1 Zwerchfell, 2 Leber, 3 Magen, 4 Milz, 5 linke Niere, 6 Dickdarm, 7 Dünndarm, 8 Mastdarm, 9 After, 10 linker Harnleiter, 11 Harnblase, 12 Beckenteil der Harn-Samenröhre, 13 Penis mit Harn-Samenröhre, 14 Eichel (Penisspitze), 15 Vorhaut des Penis (Schlauch), 16 linker Samenleiter, 17 linker Hoden, 18 linker Nebenhoden, 19 Hodensack, 20 Beckenboden.

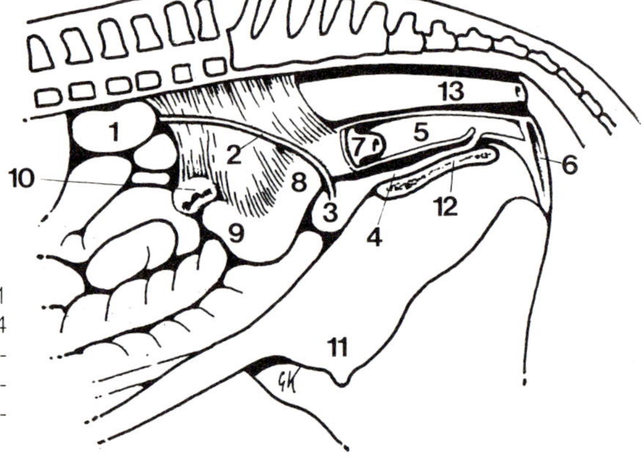

Abb. 5. Die weiblichen Geschlechtsorgane: 1 linke Niere, 2 linker Harnleiter, 3 Harnblase, 4 Harnröhre, 5 Scheide, 6 Scham, 7 Gebärmuttermund, 8 Gebärmutter, 9 linkes Horn der Gebärmutter, 10 Eierstock, 11 Euter, 12 Beckenboden, 13 Mastdarm.

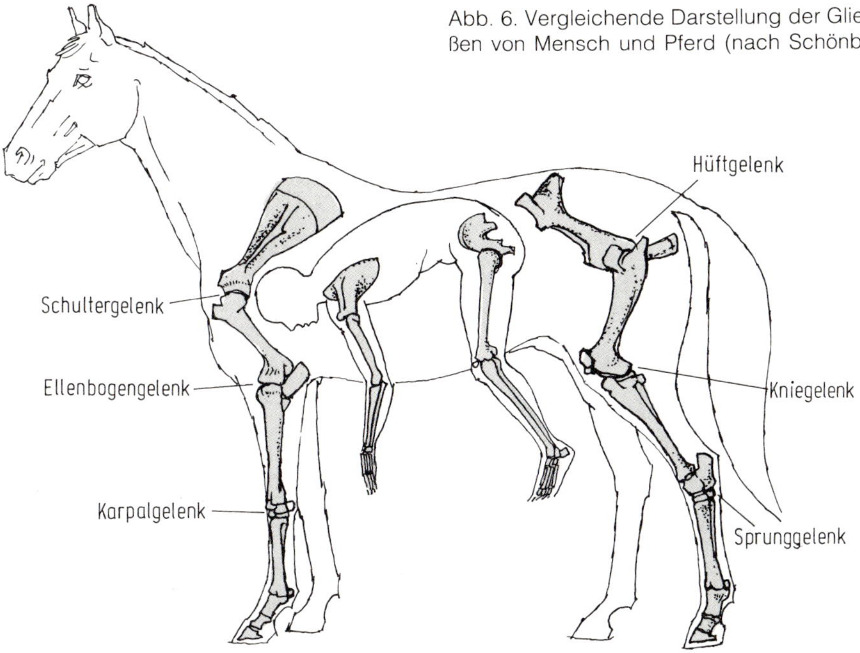

Abb. 6. Vergleichende Darstellung der Gliedmaßen von Mensch und Pferd (nach Schönböck).

Abb. 7. Die Zehe im Längsschnitt: 1 Hufbein, 2 Kronbein, 3 Fesselbein, 4 Röhrbein, 5 Gleichbein, 6 Strahlbein, 7 tiefe Beugesehne (Hufbeinbeuger), 8 oberflächliche Beugesehne (Kronbeinbeuger), 9 Fesselträger, 10 Strecksehne, 11 Hufkissen (Ballen-Strahlpolster), 12 Ballen-Strahllederhaut, 13 Hornschuh, 14 Wandhorn, 15 Sohlenhorn, 16 Weiße Linie, 17 Wandlederhaut, 18 Saumband, 19 Hufgelenk, 20 Krongelenk, 21 Fesselgelenk.

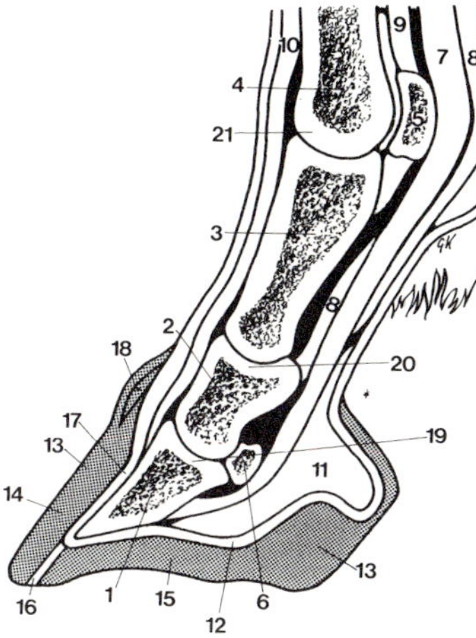

Abb. 8. Die Sehnen der Vordergliedmaße (nach Nickel).

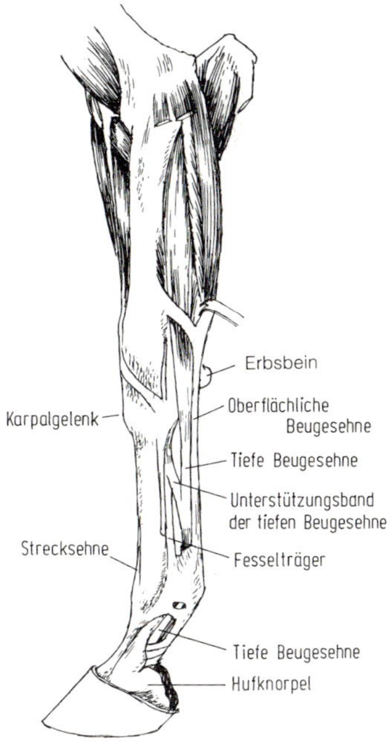

Stellung und Bewegung der Gliedmaßen

Stellung der Gliedmaßen

Die meisten Unregelmäßigkeiten im Körperbau sind in den Stellungen der Gliedmaßen zu finden. Erhebliche Abweichungen von einer regelmäßigen Stellung beinhalten stets eine Gefahr für die Gesundheit der Beine. Andererseits haben schon Pferde mit argen Stellungsfehlern erstaunliche Leistungen vollbracht. Dennoch dürfte es für jeden einzusehen sein, daß Pferde mit korrektem Fundament die besten Voraussetzungen für Leistung und Gesundheit mitbringen. Nur eine ausgesprochene Leistungszucht wie die Vollblutzucht kann es sich erlauben zu sagen: „Horses go in all shapes". Solange in der Warmblutzucht nicht die Leistung, sondern das Exterieur über den Zuchtwert entscheidet, muß der regelmäßigen Stellung höchste Aufmerksamkeit geschenkt werden.

Abb. 9. Stellung der Vorhand von der Seite. Von links: normale Stellung, vorständig, rückständig, vorbiegig, rückbiegig.

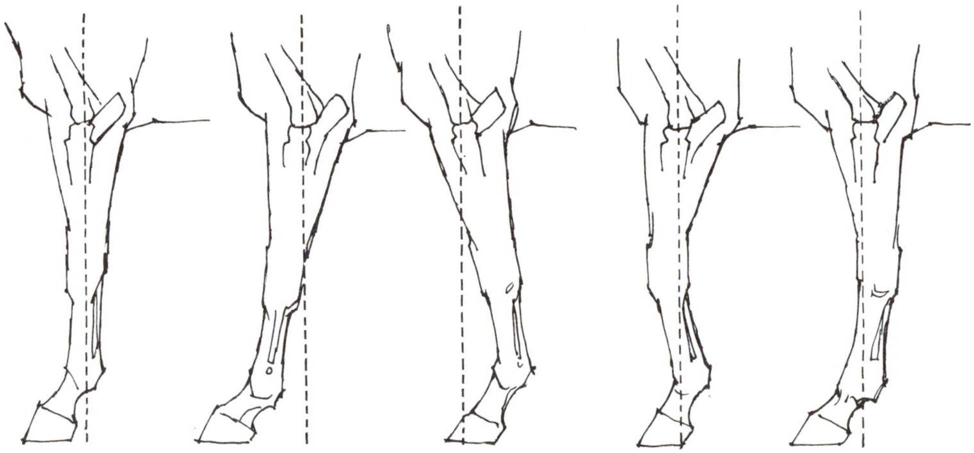

Vorhand

Die Vorhand kann man aus zwei Richtungen beurteilen, von vorn und von der Seite.

Seitlich betrachtet, kann man an der korrekt gebauten Vorhand das Ellenbogengelenk und das Fesselgelenk durch eine senkrecht verlaufende Linie verbinden. Die normale Stellung und Abweichung zeigt die Abbildung 9. Die Rückbiegigkeit ist der schlimmste Fehler, da dadurch das Vorderfußwurzelgelenk einer übermäßigen Beanspruchung ausgesetzt ist. Eine Vorbiegigkeit hingegen braucht keine nachteiligen Folgen zu haben, solange sie durch entsprechende Fesselung ausgeglichen wird. Steile Fesselung bringt jedoch eine zusätzliche Bela-

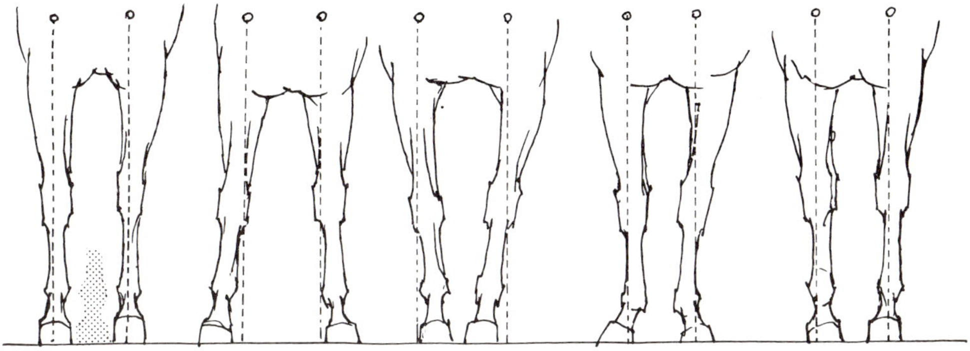

Abb. 10. Stellung der Vorhand von vorn. Von links: normale Stellung, bodenweit, bodeneng, regelmäßig diagonal nach außen, regelmäßig diagonal nach innen.

Abb. 11. Stellung der Hinterhand von der Seite. Von links: normale Stellung, vorständig, rückständig, bärenfüßig.

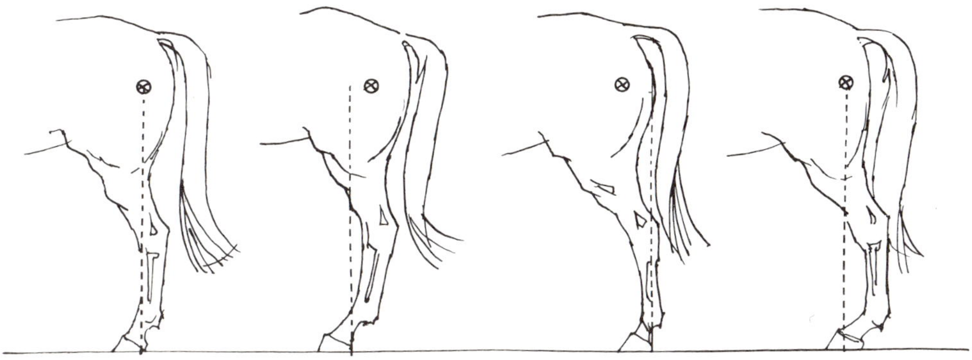

stung, und die Pferde zeigen nach einer Anstrengung das sog. „Telegraphieren" – ein Zittern. Frühzeitige Abnützungserscheinungen können sich hier einstellen.

Auch Vor- oder Rückständigkeit werden durch Schulter- und Fesselstellung ausgeglichen und müssen deshalb nicht zwingend zu Schäden an Gelenken oder Sehnen führen.

Von vorn betrachtet, sollte bei einem korrekten Pferd eine gedachte senkrechte Linie vom Buggelenk ausgehend alle Gelenke halbieren. Die normale Stellung und Abweichungen hiervon sind aus der Abbildung 10 ersichtlich.

Jede Abweichung von der Senkrechten ist mit einer ungleichen Belastung der Gelenke verbunden und birgt die Gefahr einer chronischen Gelenkerkrankung in sich.

Alle Stellungsfehler der Vorhand sind beim Reitpferd wesentlich kritischer zu beurteilen als die der Nachhand.

Nachhand

Die nämlichen Fehler, wie sie an der Vorhand beschrieben wurden, kommen auch an der Hinterhand vor.

In der seitlichen Betrachtung muß bei korrekter Stellung eine Senkrechte vom Hüftgelenk ausgehend die Trachten treffen. Fehlerhafte Stellungen sind die vorständige, rückständige und bärenfüßige Hinterhand.

Durch die Stellungsfehler wird vor allem der vom Sprunggelenk gebildete Winkel verändert. Während die vorständige Stellung einen spitzen Sprunggelenkwinkel verursacht, hat die rückständige oder bärenfüßige Stellung ein steiles Sprunggelenk zur Folge.

Ähnlich wie bei der Vorhand halbiert – bei der Betrachtung von hinten – eine gedachte Linie vom Sitzbeinhöcker ausgehend alle Gelenke. Auch hier haben wir eine bodenweite, eine bodenenge und eine diagonal nach außen oder innen gerichtete Stellung.

Letztere werden auch kuhhessig oder X-beinig und faßbeinig oder O-beinig genannt.

Durch Stellungsfehler der Vor- oder Nachhand leidet stets der Raumgriff der Bewegungen oder die Korrektheit des Ganges. Das Streifen und Greifen ist in größerem Maße bei Pferden mit schlechter Stellung anzutreffen. Man darf vom Schmied nicht erwarten, daß er aus einem „krummen" Pferd ein „gerades" machen kann. Nur wo die Ursache der unkorrekten Stellung in falschem Beschneiden oder Beschlagen zu suchen ist, kann der Fachmann den Fehler beheben.

Bewegung der Gliedmaßen

Zwischen Gang und Stellung besteht ein unmittelbarer Zusammenhang: je korrekter die Vor- und Nachhand, desto korrekter auch der Gang. Während die Vorderbeine vorwiegend eine Stützfunktion haben, kommt der Schub aus der Hinterhand. Reitpferde und Galopper erkranken häufiger an der Vorhand, da hier die Last des Reiters

Abb. 12. Stellung der Hinterhand von hinten. Von links: normale Stellung, X-beinig oder kuhhessig, O-beinig oder faßbeinig.

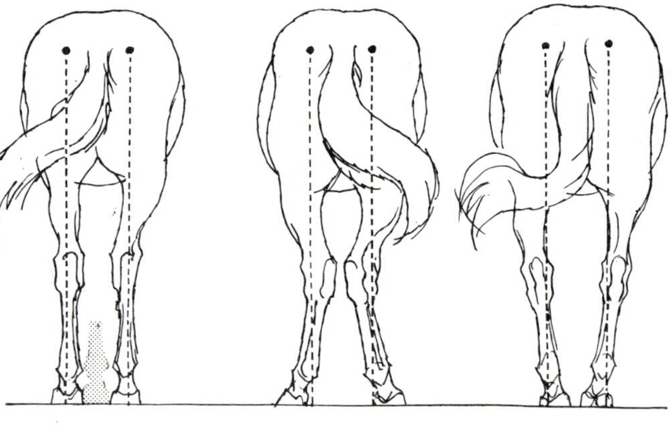

a

b

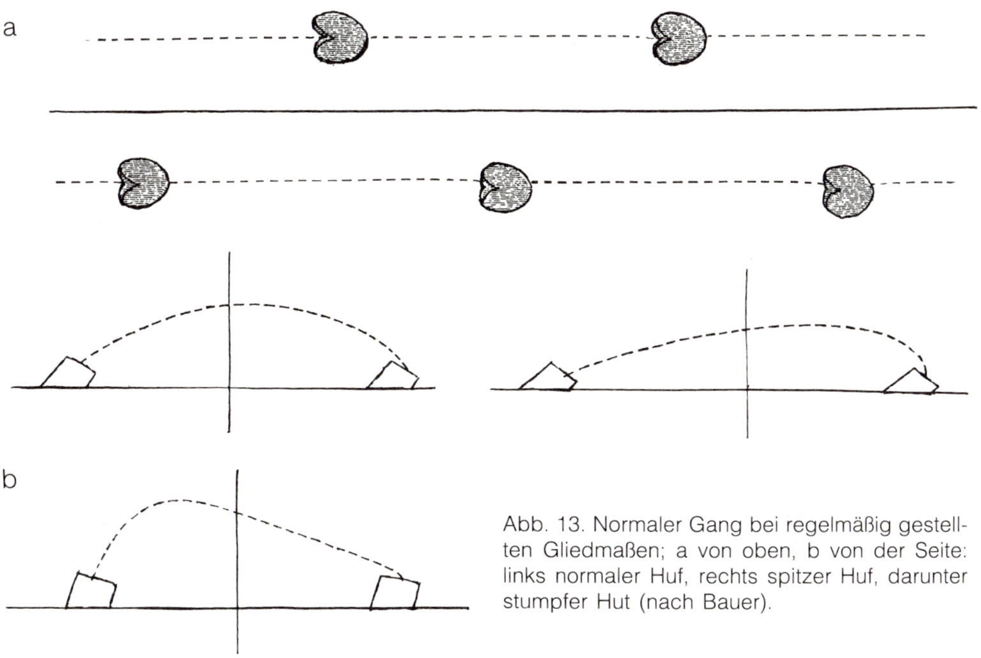

Abb. 13. Normaler Gang bei regelmäßig gestellten Gliedmaßen; a von oben, b von der Seite: links normaler Huf, rechts spitzer Huf, darunter stumpfer Hut (nach Bauer).

noch zusätzlich getragen werden muß. Die Trabrennpferde hingegen, die ihre Geschwindigkeit aus der Hinterhand entwickeln, haben hier ihren wunden Punkt.

Regelmäßig gestellte Gliedmaßen werden parallel zur Längsachse der Wirbelsäule nach vorn geführt.

Vorgestellte Gliedmaßen mit spitzem Huf hingegen vollführen einen flachen Bogen, der am Anfang des Trittes steiler ausfällt als am Ende. Der Schritt ist verhältnismäßig groß.

Bei der rückständigen Stellung mit stumpfem Huf ist der Bogen höher und erreicht erst gegen Ende der Bewegung seinen Höhepunkt. Die Schrittlänge ist kurz.

Bodenweite gestellte Pferde führen im ersten Teil der Bewegungsphase den schwingenden Huf nach innen gegen das stehende Bein und führen ihn gegen Ende der Bewegung wieder nach außen.

Bei bodenenger Stellung müssen die Pferde, um ein Streifen zu vermeiden, den Huf im Bogen um die stehenden Gliedmaße herumführen.

O- oder X-beinige Pferde zeigen einen besonderen Gang: Hier beschreibt der Huf eine andere Bahn als das Vorderfußwurzelgelenk oder das Sprunggelenk.

Bei O-beiniger Stellung (sprunggelenkweit-zeheneng) beschreibt das Sprunggelenk einen Bogen nach außen, die Zehe jedoch nach innen. Bei der kuhhessigen Stellung (X-beinig) ist es genau umgekehrt. Zugleich erfolgt eine Drehung um die Längsachse des Beines.

Vielfach entsteht dabei ein sog. „bü-

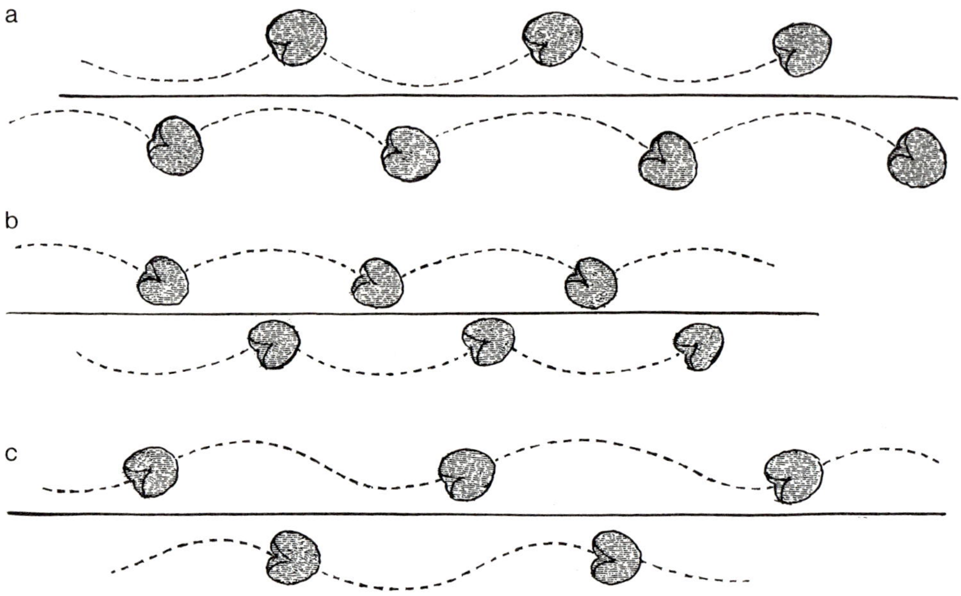

gelnder" Gang, wobei der Huf eine S-förmige Linie beschreibt.

Beim Vorführen einer Extremität ergeben sich verschiedene Bewegungsmomente, die vom Stützen über das Schweben und das Fußen wieder zum Stützen kommen.

Besondere Gefahrenpunkte ergeben sich beim Schwingen des Beines und beim Fußen. Während das „Streichen" ausschließlich in der Schwingphase geschieht, kommt es beim Übergang von der Schwingphase zum Fußen gelegentlich vor, daß der sich abhebende Huf vom Hinterhuf getroffen wird. Dieses „Greifen" erfolgt am häufigsten im starken Trab, aber auch im Galopp und beim Springen.

Beim Fußen kommt es darauf an, daß das Pferd plan fußt. Sehr häufig erfolgt aber keine plane Fußung, sondern ir-

Abb. 14. Unkorrekter Gang. a bodenweite Stellung: Gliedmaßenführung gegen den stützenden Fuß. b bodenenge Stellung: Gliedmaßenführung um den stützenden Fuß. c O- oder X-beinige Stellung: bügelnder Gang (nach Bauer).

Abb. 15. Korrekte, regelmäßige Stellung, der Huf paßt zum Fesselstand.

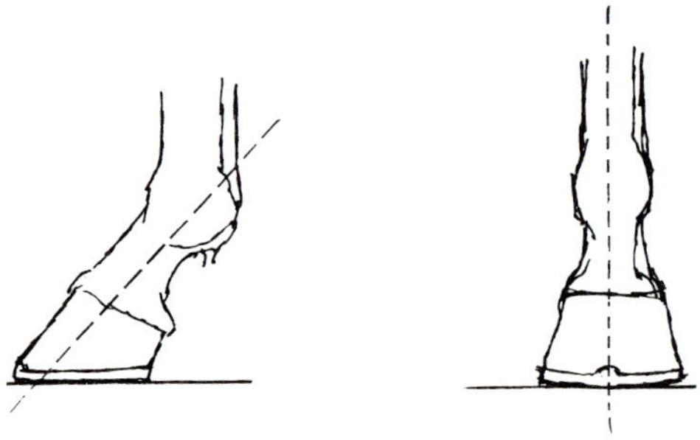

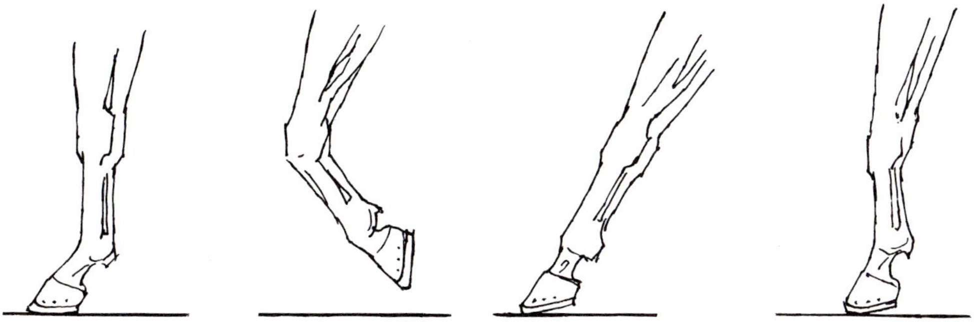

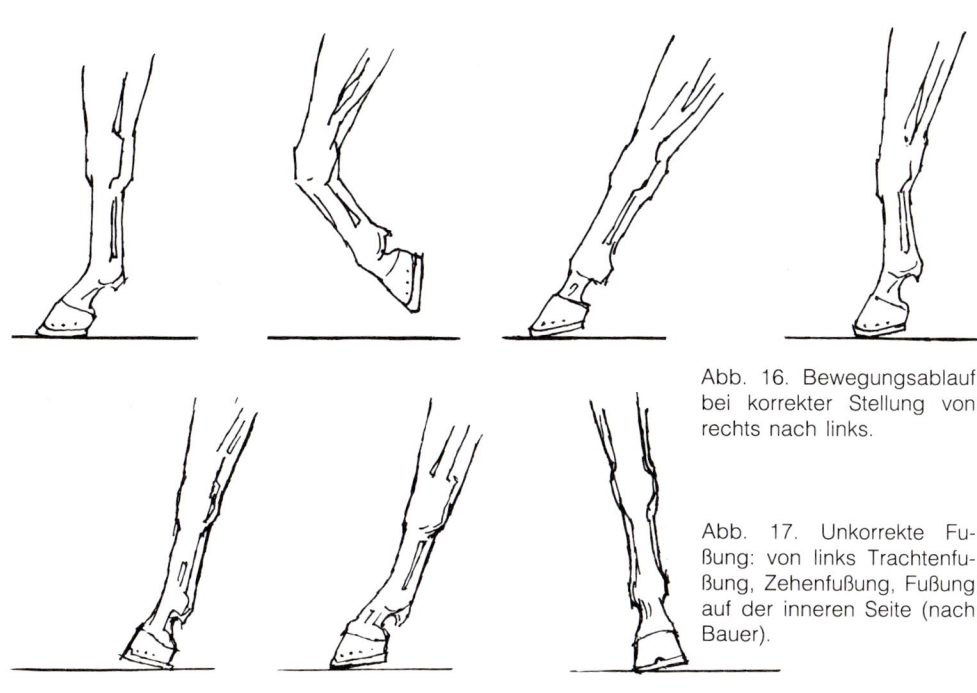

Abb. 16. Bewegungsablauf bei korrekter Stellung von rechts nach links.

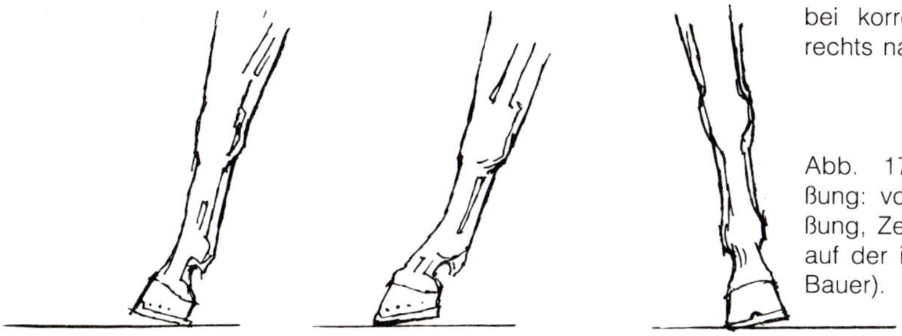

Abb. 17. Unkorrekte Fußung: von links Trachtenfußung, Zehenfußung, Fußung auf der inneren Seite (nach Bauer).

gendein Huftragrand berührt den Boden zuerst. Man unterscheidet eine Trachtenfußung, eine Zehenfußung und eine Fußung mit der inneren oder äußeren Seite. So wichtig die plane Fußung auch ist, sie darf auf keinen Fall auf Kosten des Fesselstandes gehen. Die Fessellinie bestimmt die Zehenlinie.

Der Huf

Die Vorläufer des Pferdes benutzten ursprünglich drei Zehen je Bein zur Fortbewegung, und erst mit dem gesteigerten Bedürfnis nach schnellerem Lauf auf hartem Steppenboden erwies sich die Benutzung nur einer Zehe als vorteilhaft. Diese eine Zehe, die nicht nur tragen, sondern auch das Körpergewicht emporschnellen und wieder auffangen muß, widerspiegelt ihre wichtige Funktion in dem komplizierten Bau des Hufes:

Hornkapsel: Ein hartes Horn schützt die Organe des Hufes vor Verletzungen. Es handelt sich hierbei um ein abgestorbenes Gewebe von derber Konsistenz. An der Hornkapsel sind folgende Teile zu unterscheiden: Das Saumband, die Hornwand mit ihren Hornwandeckstreben, die Hornsohle mit der weißen Linie und dem Hornstrahl. Das harte Horn wird von der empfindlichen, unmittelbar darunterliegenden Huflederhaut gebildet. Sein Wachstum erfolgt von oben nach unten. Im Durchschnitt wächst der Huf in einem Monat etwa um sechs bis acht Millimeter, wobei der durch ein Eisen geschützte Huf etwas langsamer

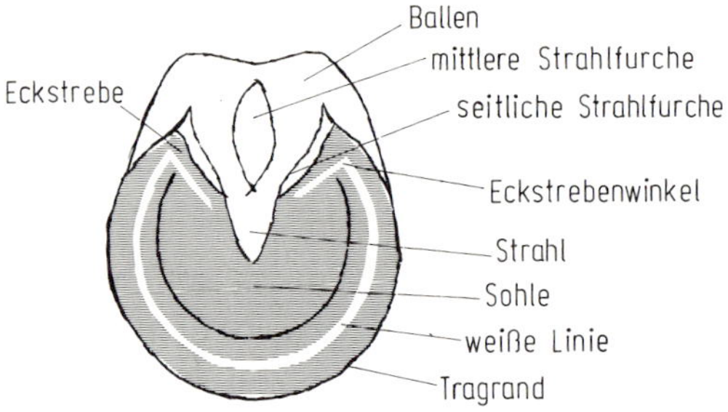

Abb. 18. Regelmäßiger Huf von unten.

Abb. 19. Links: regelmäßiger Vorderhuf, Mitte: regelmäßiger Hinterhuf, rechts: Vergleich der Umrisse von Hinterhuf (oben) und Vorderhuf (unten).

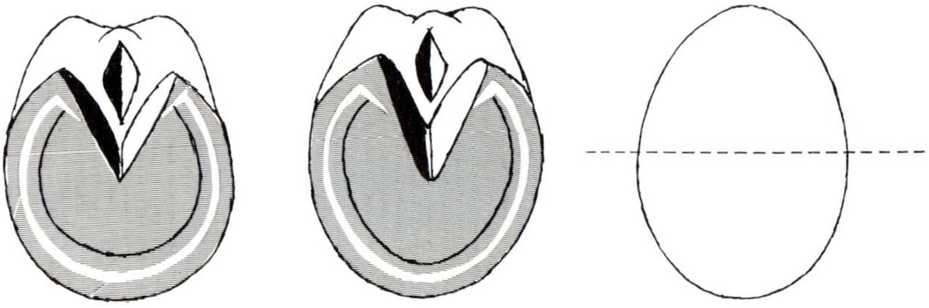

wächst als der unbeschlagene. Auch Zehenwand, Seitenwand und Trachtenwand wachsen verschieden schnell.

Huflederhaut: Ein dichtes Geflecht von Blutgefäßen und Nerven durchzieht die Lederhaut. In diesem Teil des Hufes finden in erster Linie die Entzündungsvorgänge statt. Störungen der Durchblutung führen zu Wachstumsstörungen des Hornes. Gleichzeitig sind die zahlreichen Nerven für die große Empfindlichkeit des Hufes verantwortlich. Die Abschnitte der Huflederhaut tragen die gleichen Namen wie die der Hornkapsel.

Knochen: Dicht unter der Huflederhaut findet man das Hufbein, das mit dem Kronbein und dem Strahlbein (Hufrolle) das Hufgelenk bildet. An der Vorder- und Rückseite des Hufbeins setzen Sehnen an, die für eine Beugung oder Streckung des Hufgelenks sorgen.

Hufknorpel und Strahlpolster: Beide sorgen für die Elastizität des Ballens. Die beiden Hufknorpel, die an den hinteren Hufbeinästen ansetzen, umfassen das Strahlpolster von beiden Seiten.

Der gesunde Huf zeigt eine glatte, mattglänzende Hornoberfläche, seine Hornwand hat einen geraden, gestreckten Verlauf. Zehen- und Trachtenwände sind parallel zueinander angeordnet. Die Hornsohle weist eine Wölbung nach innen auf und ist von einheitlich heller Farbe. Der Hornstrahl muß gut ausgebildet sein. Der Zehenwinkel zum Boden schwankt zwischen 45 und 50 Grad. Der Hinterhuf unterscheidet sich durch seine spitzere Form und eine etwas stärker gewölbte Sohle vom Vorderhuf.

Fehlerhafte Hufformen

Der enge Huf

a) Trachtenzwang:

Die Trachtenwand ist höher als normal, Seiten- und Eckstreben steil, Strahl schmal mit tiefen Furchen

Ursache: entweder angeboren oder nach chronischer Lahmheit; auch bei zu hohen Stollen oder zu engen Eisen.

Folge: Strahlfäule, Lahmheit.

Behandlung: regelmäßiger Beschlag, Eisen mit Einlagen, Halbmondeisen oder Barfußgehen. Keine Stollen.

b) Kronenzwang:

Sanduhrförmige Einschnürung des Hufes

Ursache: besonders bei weiten Hufen und bei jungen Pferden, die von der Weide kommen und zum ersten Mal Eisen tragen.

Behandlung: reichlich Bewegung, Beschlag mit breiten Eisen, Hufeinlagen, Seitenaufzüge.

c) Sohlenzwang (selten):

Starke Aushöhlung der Sohle

Ursache: falscher Beschlag.

Behandlung: halbmondförmiges Eisen.

Der weite Huf

(Flach- oder Vollhuf) niedriger Huf, größerer Durchmesser am Tragrand, kleinerer am Kronrand als normal. Seitenwände schräg, Strahl breit und flach, Sohle sehr flach oder sogar über den Tragrand sich vorwölbend (Vollhuf)

Ursache: entweder angeboren oder durch langen Weidegang erworben (Marschpferde), auch Huflederhautentzündung oder schlechter Hufbeschlag können die Ursache sein.

Folge: Steingallen, Hornspalten, lose Wand.

Behandlung: Sohle beim Beschlag schonen, breites Eisen oder Platteneisen, durch Lederkeile oder Plastikkeile Erhöhung der Trachtenwand.

Der spitze Huf

lange, schrägstehende Zehenwand, kurze Trachtenwand

Ursache: angeboren oder erworben durch schlechten Beschlag.

Folge: Zwang durch untergeschobene Trachten, die sich unter der Körperlast nach einwärts schieben.

Behandlung: Kürzen des Hufes, geschlossenes Hufeisen mit Erhöhung der Trachtenwände durch Unterlagen, starke Zehenrichtung.

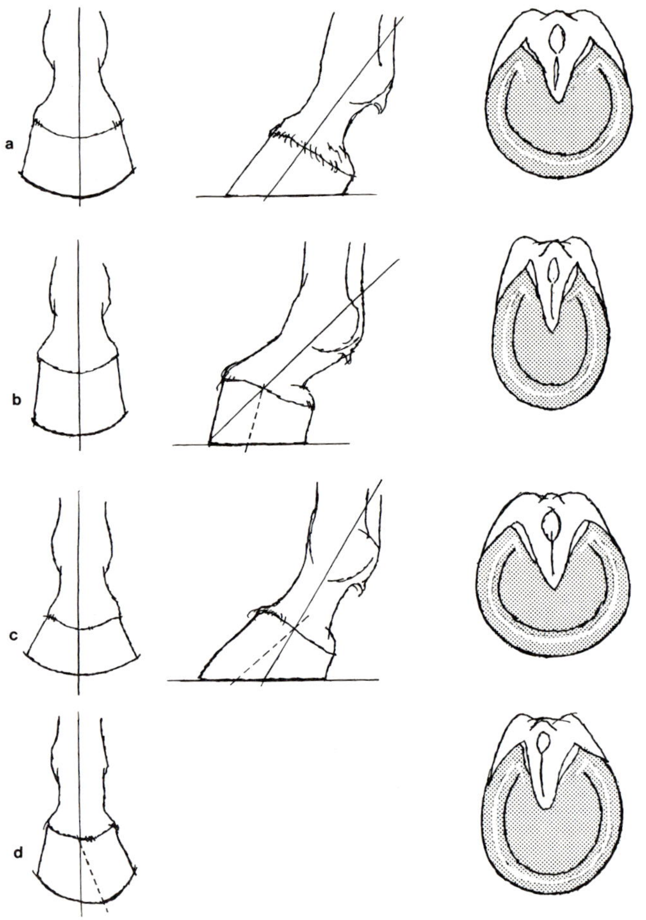

Abb. 20. Hufformen
a. regelmäßiger Huf, b. enger, stumpfer Huf (Bockhuf) mit gebrochener Zehenachse, c. weiter, spitzer Huf mit gebrochener Zehenachse, d. schiefer Huf mit gebrochener Zehenachse.

Der stumpfe Huf
(Bockhuf) kurze, fast senkrecht stehende Zehenwand und hohe Trachten, Bockhuf der Fohlen

Ursache: angeboren oder erworben durch fehlerhaftes Beschneiden, Sehnen- oder Gelenkerkrankungen (Sehnen- oder Gelenkstelzfuß).

Behandlung: Ursache beseitigen, Trachtenwände unter Schonung der Zehenwand kürzen.

Kürzen der Trachtenwände, Plattenschnabelhufeisen.

Der bodenweite Huf
= schiefer Huf (X-beinige Stellung) äußere Seitenwand schräg nach außen, innere Seitenwand steil

Ursache: meist fehlerhafte Schenkelstellung, manchmal auch schlechter Beschlag. Nur diese letzte Ursache kann behoben werden. Der schiefe Huf ist für Steingallen und eine lose Wand vermehrt anfällig.
Behandlung: Vorsicht bei angeborener fehlerhafter Stellung. Keine Korrektur zu Lasten einer gebrochenen Zehenachse. Bei fehlerhaftem Beschlag äußere Wand kürzen, innere Wand durch Eisen zum Tragen bringen.

Der bodenenge Huf
= schiefer Huf (O-beinige Stellung) äußere Seitenwand steil, innere Seitenwand schräg gestellt

Ursache: meist fehlerhafte Schenkelstellung, manchmal auch schlechter Beschlag. Nur diese letzte Ursache kann behoben werden. Der schiefe Huf ist für Steingallen und eine lose Wand vermehrt anfällig.
Behandlung: Keine Korrektur bei angeborener fehlerhafter Stellung und Winkelung der Gliedmaße. Liegt die Ursache in einem fehlerhaften Beschlag, so ist die innere Wand zu kürzen.

Der diagonale Huf
Kommt entweder beim bodenengen, beim bodenweiten oder auch bei regelmäßiger Stellung vor

Ursache: geringe Drehung der Extremität um die Längsachse entweder nach außen oder nach innen.
Behandlung: Der Beschlag muß sich unbedingt nach der Stellung der Gliedmaße richten.

Hufbeschlag

Seit die Menschen das Pferd als Reittier entdeckt haben, bereitete ihnen der sich zu schnell abnützende Huf Sorge. Über Hufsandalen aus Stroh, Bast und Leder, die mit Stricken oder Riemen am Huf befestigt werden mußten, kam es zu der genialen Entdekkung des Hufeisens, welches aufgenagelt werden konnte. Über den Erfinder des Hufeisens konnten sich die Altertumsforscher bisher nicht einigen; es spricht aber sehr vieles dafür, daß die Hunnen das Hufeisen mit nach Eu-

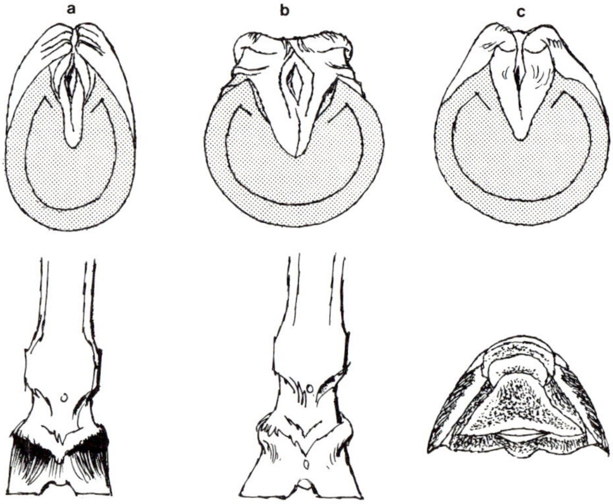

Abb. 21. a. Trachtenzwang von unten und von hinten, b. Kronenzwang von unten und von hinten, c. Vollhuf von unten und im Querschnitt

ropa gebracht haben. Die eigentlichen Erfinder dürften die Chinesen gewesen sein.

Stets ist jedoch das Beschlagen der Pferde als ein notwendiges Übel anzusehen, und dem Barfußgehen ist Vorrang zu geben, sobald die Verhältnisse es erlauben. Im Laufe von vielen Pferdegenerationen führte das Beschlagen der Pferde zu einer Verminderung der Hornqualität, da zur selben Zeit keine Auslese mehr in Richtung „harter Huf" stattfand. Wir finden in diesem Vorgang ein geradezu klassisches Beispiel für eine sich entwickelnde Teilkonstitutionsschwäche, wenn selektierende Umweltfaktoren ausgeschaltet werden. Als Folge dieser Entwicklung finden wir heute kaum noch Pferde, die barfuß geritten werden können. Trotzdem sollten wir uns bemühen, den Pferden sooft wie möglich das Eisen zu ersparen: Zum Beispiel genügt es bei vielen Pferden, nur die Vorderhufe beschlagen zu lassen; andere Pferde wiederum, die vorwiegend in der Halle oder auf einem weichen Platz geritten werden, kommen auch bei mäßiger Hornqualität ohne Beschlag aus. Bei Pferden, die Weidegang haben, sind Eisen nicht nur unnötig, sondern auch eine besondere Verletzungsgefahr für andere weidende Pferde. Die Entwicklung macht jedoch auch beim Hufschutz nicht halt.

Der Kunststoff ist auch auf hippologischem Gebiet im Vormarsch. Der Kunststoffbeschlag wird besonders gern bei Pferden verwendet, die mit anderen auf der Weide zusammen sind und wegen der Verletzungsgefahr keine Eisen tragen dürfen. Für Springpferde erscheint er jedoch ungeeignet, da die Pferde mit diesem Beschlag auf Grasboden leicht rutschen. Wesentlich besser haben sich die Plastikkeile durchgesetzt, die unter die

Schenkelenden des Eisens eingesetzt werden und die schweren Eisen mit verdickten Schenkelenden ersetzen. Dieser Spezialbeschlag wird vorwiegend bei Pferden mit Hufrollenentzündung verwendet.
Eine weitere Hilfe ist das Hufkissen. Mit der frisch anzusetzenden zähflüssigen Kunststoffmasse wird nach Ausschneiden des Hufes die Sohlenfläche bedeckt und eine Polyäthylensohle mit dem Eisen zusammen aufgenagelt. Der Sinn dieses Beschlages ist es, die Sohle gleichmäßig zum Tragen zu bringen. Dieses Hufkissen wird vorwiegend bei Hufrehe verwendet; hier kommt es nämlich darauf an, dem Huf eine gleichmäßige und weiche Unterlage zu geben. Man kann diese Polyäthylensohle jedoch auch bei Zwanghuf, Hornspalt, chronischer Entzündung des Hufgelenkes und allen anderen Hufleiden verwenden, die keine starke Prellung der Sohle vertragen.

Vorgang des Hufbeschlags
Alle sechs bis acht Wochen braucht ein Pferd einen neuen Beschlag, denn der Huf wächst auch, wenn er sich nicht abnützt. Im Monat kann man mit ca. 6 bis 8 mm Wachstum rechnen. Wartet man länger mit dem Beschlagen, so kann das zu fehlerhafter Stellung des Beines führen, mit den Gefahren einer Überbelastung oder einer Verletzung durch Streifen und Greifen. Der Hufbeschlag beginnt mit dem Abnehmen des alten Eisens. Mit Klopf-

Abb. 22. Die wichtigsten Werkzeuge zum Hufbeschlag: von links Hammer, Klopfschlegel, Nietling, Abnehmzange, Hufbeschlagzange, Rinnhufmesser, Hufraspel, links Aufpaßzirkel, rechts Unterhauer.

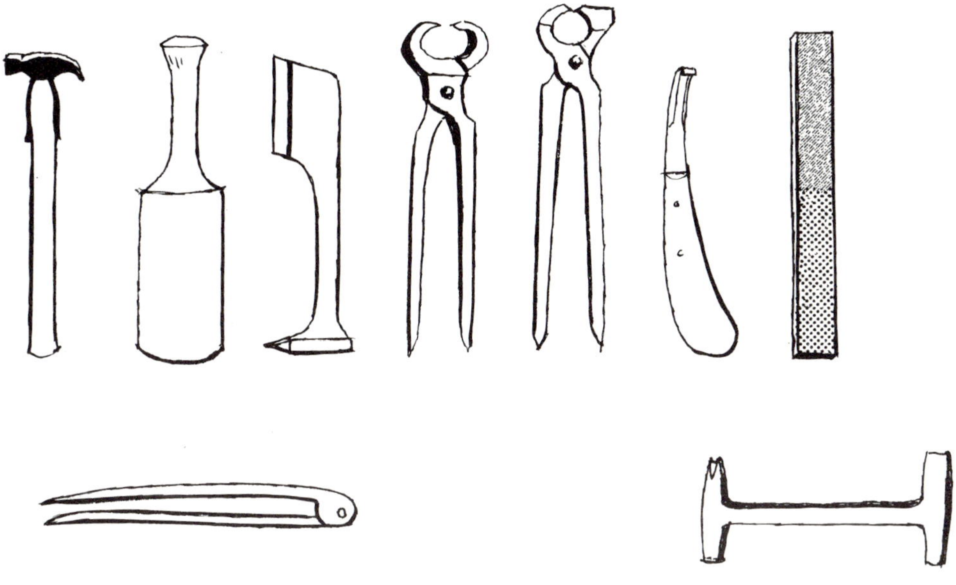

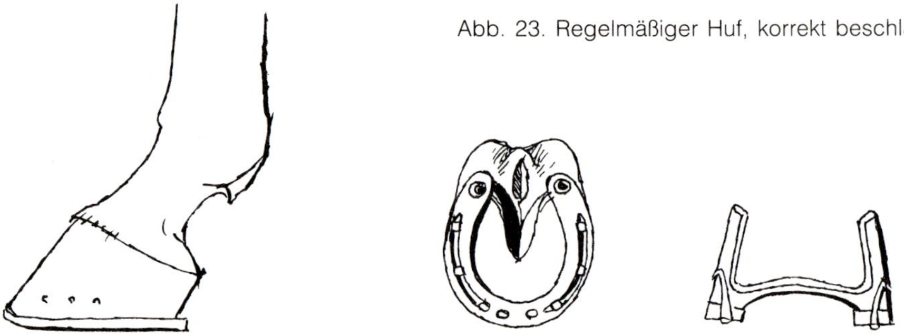

Abb. 23. Regelmäßiger Huf, korrekt beschlagen.

schlegel und Nietling werden zuerst die Nieten entfernt, anschließend wird das Eisen gelockert und mit der Abnehmzange entfernt. Nun können die Hufe zum neuen Beschlag zubereitet werden. Im Zubereiten zeigt sich die eigentliche Kunst des Schmiedes. Die Sohle wird mit dem Rinnhufmesser bearbeitet, und der Tragrand wird mit Hauklinge und Klopfschlegel behandelt. Der Strahl wird ebenfalls mit dem Rinnhufmesser korrigiert. Zum Schluß wird die Sohle und der Tragrand mit der Hufraspel begradigt. Ziel des Zubereitens ist es, den Huf zu kürzen und ihn passend zum Fesselstand zu machen, ohne die natürliche Form und Größe zu beeinträchtigen.

Jetzt wird das Eisen angepaßt. Mit einem Aufpaßzirkel wird das erwärmte Eisen an den Huf gehalten. Die Nagellöcher müssen genau auf der weißen Linie (Bild 17) liegen. Die Schenkelenden des Eisens sollen die Trachtenekken des Hufes um 4 bis 5 mm überragen, und zwischen dem planen Huf und dem Eisen darf kein Hohlraum sein. Die Eisen der Vorderhufe erhalten zusätzlich eine angehobene Zehenrichtung. Das plane Eisen muß mit seiner ganzen Fläche den Boden berühren.

Nicht selten wird das Eisen in kaltem Zustand angepaßt. Ein völlig planes Aufliegen wird dabei aber nie erreicht, deshalb ist dem anderen Verfahren der Vorzug zu geben.

Erfüllt das Eisen alle Forderungen, so kann es aufgenagelt werden. In der Regel wird zuerst ein innerer und dann ein äußerer Nagel eingeschlagen. Der senkrecht durch das Nagelloch des Eisens geschlagene Nagel sollte etwa 2 bis 3 cm oberhalb des Tragrandes wieder aus der Hornwand heraustreten. An dieser Stelle wird er sofort umgebogen, noch etwas herausgeklopft, dann abgekniffen und in einem Nietenbett versenkt.

Zum Schluß muß der fertig beschlagene Huf eingehend besichtigt und auf freien und sicheren Tritt geprüft werden.

Sonderhufbeschläge

Weicht ein Huf von der normalen Form ab oder entspricht die geforderte Gangart nicht seiner Natur, so müssen besonders geformte Hufeisen angefertigt werden (Bild 24).

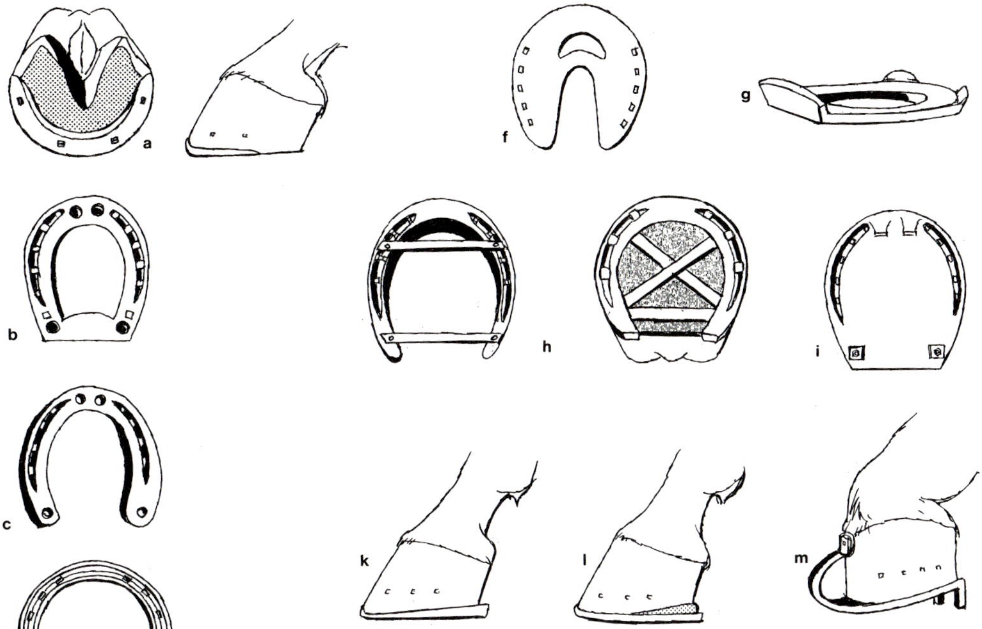

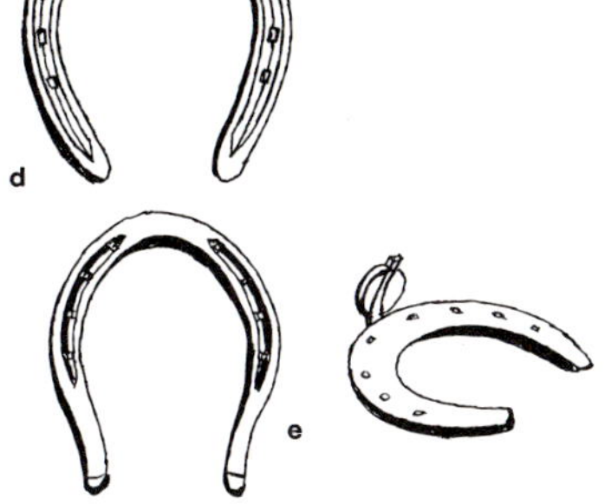

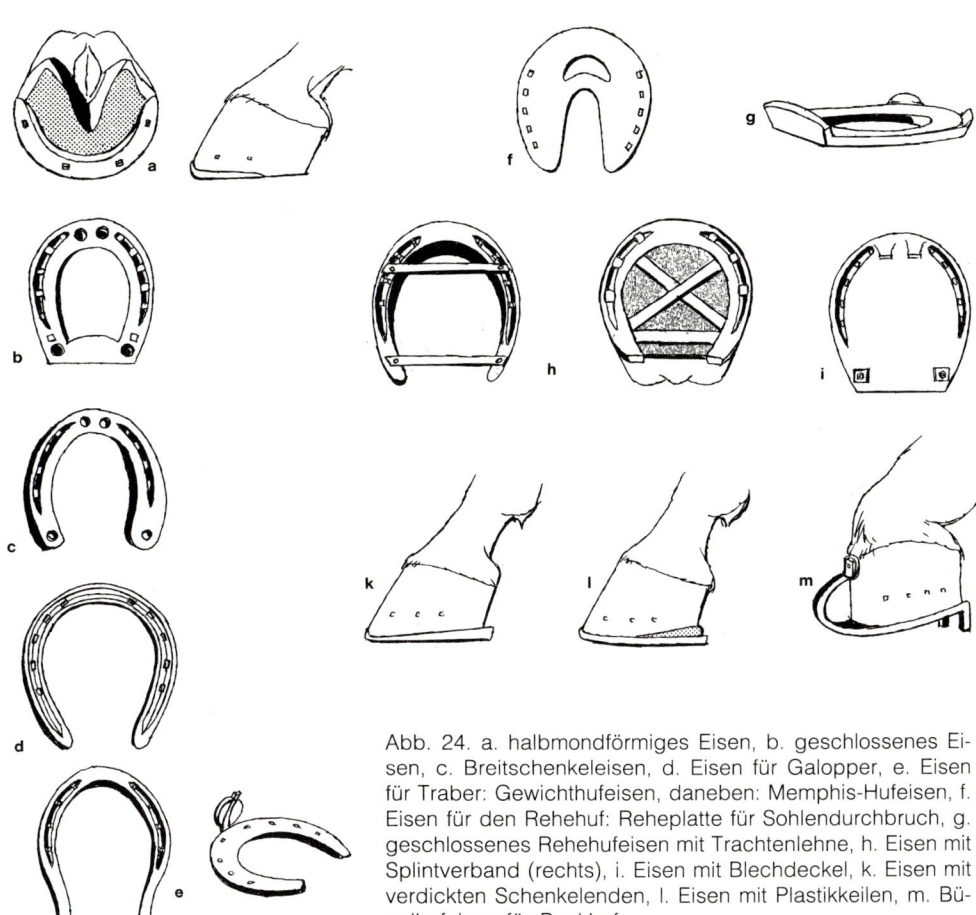

Abb. 24. a. halbmondförmiges Eisen, b. geschlossenes Eisen, c. Breitschenkeleisen, d. Eisen für Galopper, e. Eisen für Traber: Gewichthufeisen, daneben: Memphis-Hufeisen, f. Eisen für den Rehehuf: Reheplatte für Sohlendurchbruch, g. geschlossenes Rehehufeisen mit Trachtenlehne, h. Eisen mit Splintverband (rechts), i. Eisen mit Blechdeckel, k. Eisen mit verdickten Schenkelenden, l. Eisen mit Plastikkeilen, m. Bügelhufeisen für Bockhuf

Fehlerhafter Beschlag

Großen Schaden kann ein fehlerhafter Beschlag anrichten. Bei falschem Sitz des Hufnagels kann es zu einer Entzündung der Huflederhaut kommen, sei es, daß der Nagel nur auf die Huflederhaut drückt oder sie verletzt hat. Im ersten Fall spricht man von einer mittelbaren Vernagelung. Es kommt zu einer Huflederhautentzündung durch den Druck, und das Pferd geht nach dem Beschlag lahm. Bei der eigentlichen Vernagelung verletzt der Nagel die Huflederhaut, wobei Blut aus dem Nagelkanal sickern kann. Besteht der Verdacht einer Vernagelung, so muß umgehend der Schmied benachrichtigt werden. Das Hufeisen muß wieder entfernt werden, und nach Desinfektion des Nagelloches mit Jodtinktur ist ein Notverband anzulegen. Falls das Pferd nicht gegen Tetanus geimpft ist, muß möglichst umgehend eine passive Impfung durchgeführt werden.

Hält die Lahmheit an, ist eine tierärztliche Behandlung angezeigt.

Eine Haftung besteht für den Schmied nicht, wenn es sich um einen krankhaft veränderten Huf handelt oder wenn aus anderen Gründen ein korrekter Beschlag nicht möglich war (Unruhe des Pferdes, unsichtbare Fehler am Nagel, Nagelreste im Huf etc).

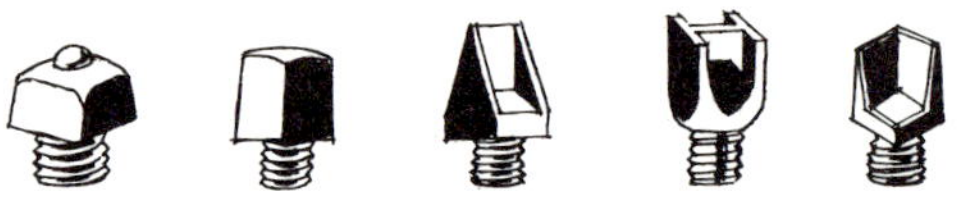

Abb. 25. Verschiedene Stollenformen. a. Hartmetallstift-Schraubstollen, b. stumpfer Schraubstollen, c. Hohlkehl-Schraubstollen, d. H-Schraubstollen, e. Winkel-Schraubstollen (nach Bauer).

Stollen

Die meisten Reiter glauben, ohne Stollen nicht auskommen zu können. Nicht selten erlebt man es sogar, daß die Pferde ständig mit diesen höchst überflüssigen und gefährlichen Vorrichtungen versehen sind. Grundsätzlich sollte man nur Schraubstollen verwenden, die sofort nach Gebrauch wieder zu entfernen sind. Wenn man schon die Hufeisen als ein „Übel" ansehen muß, so gilt das in verstärkterem Maß für Stollen. Auf hartem Boden sind sie auf die Dauer gesundheitsschädlich. Jedes Pferd fängt nämlich den Stoß des Fußens durch eine „gleitende Reibung" auf, das heißt, das Pferd rutscht normalerweise etwas beim Fußen.

Dieses Rutschen ist keineswegs gefährlich, es ist absolut natürlich und verhindert Prellungen. Diese gleitende Reibung wird durch die Stollen verhindert, Huflederhautprellungen (Steingallen), Gelenkerkrankungen und Bänderzerrungen sind die Folge. Im Stall und auf der Weide haben die Stollen überhaupt keinen Sinn und sind nur ein Zeichen für die Bequemlichkeit des Besitzers. Oft sind Stollbeule und Kronentritte die Quittung.

Es gibt jedoch Situationen, in denen Stollen unentbehrlich sind: zum Beispiel im Parcours auf nassem Grasboden, bei Glatteis, Schnee u. ä.

Unter den Schraubstollen gibt es wahre Mordinstrumente, die kein vernünftiger Reiter verwenden wird, da sie keinen Vorteil, sondern nur Gefahren für das Pferd bringen (Stollen c, d, e).

Die Hufpflege

Wie überall gilt auch für die Hufe der Satz „Vorbeugen ist besser als Heilen". Durch richtige Hufpflege kann manches Unheil von vornherein vermieden werden. Die Pflege beginnt im Stall. Trockene, saubere Einstreu ist die Voraussetzung für einen guten Huf. Das tägliche Reinigen – wohl eine Selbstverständlichkeit – geschieht am besten nach dem Reiten, da dann gleichzeitig mit dem Schmutz auch Steine, die sich verklemmt haben können, rechtzeitig entfernt werden. Zwei- bis dreimal in der Woche muß der Huf gewaschen werden. Das Einfetten der Hufe ist nicht nur aus Schönheitsgründen erforderlich, sondern macht das Horn gleichzeitig geschmeidig. Die Hornsohle darf dabei natürlich nicht vergessen werden. Der Huf verlangt jedoch auch eine ausreichende Bewegung, damit seine Organe genügend durchblutet werden und das Hornwachstum angeregt wird.

Zahnaltersbestimmung

Geschichtliches

Die ältesten Angaben über die Zahnaltersbestimmung stammen von Aristoteles (Historia animalium), Plinius (Historia naturalis) und von Xenophon (De re equestre). Hier werden Pferde generell als alt bezeichnet, die keine Kunden an den Reibeflächen der Schneidezähne mehr aufzuweisen haben, und so steht es weiter zu lesen: „Für den Reitzweck sind diese Pferde nicht mehr geeignet." Etwas differenzierter sind Schriften aus dem 16. und 17. Jahrhundert, wie zum Beispiel die Schrift „Von der hochberühmten, adelichen und ritterlichen Kunst der Raytherey". Erstaunlicherweise schien den ersten Autoren, die sich mit den Pferdezähnen beschäftigten, nicht bekannt gewesen zu sein, daß das Pferd auch Backenzähne hat, die ebenfalls einem Zahnwechsel unterliegen.

Altersbestimmung

Mit der heutigen Methode der Zahnaltersbestimmung kann das Alter des Pferdes recht gut festgelegt werden. Dennoch ist stets zu bedenken, daß innerhalb bestimmter Grenzen Unterschiede möglich sind. Selbstverständlich sind auch andere Merkmale der Jugend oder des hohen Alters zu berücksichtigen: Typische Anzeichen der Jugend sind beim Fohlen Hochbeinigkeit, Hasenkopf (gewölbte Stirn), Fohlenfell, kurze Mähne und kurzer Schweif, mangelnder Widerrist. Das alte Pferd ist gekennzeichnet durch Stichelhaare auf der Stirn und in den Augengruben, eingefallene Augengruben, hängende Lippe, kahlen Schweif und kahle Mähne, schlaffe Haut, Senkrücken.

Doch die eigentlich interessante Altersgruppe liegt zwischen diesen beiden Extremen des Fohlens und des „Pferdegreises". In dieser Altersgruppe, also zwischen drei und zwanzig Jahren, bleiben die Körpermerkmale recht uncharakteristisch, und allein die Zähne geben einen zuverlässigen Hinweis auf das Alter des Pferdes.

Das Alter des Pferdes wird bestimmt durch:

a) das erste Auftreten der Milchzähne
b) den Zahnwechsel
c) die Abnutzung der Reibeflächen
d) das Aussehen des Gebisses.

Einschränkungen: Die mangelnde Exaktheit hat ihre Ursache:

1. In der Eigentümlichkeit verschiedener Rassen (edle Pferde haben härtere Zähne).
2. In der Unterschiedlichkeit der Fütterung. Viel Weidegang nutzt die Zähne rascher ab, da der mit dem Gras gleichzeitig aufgenommene Sand die Zähne wie Schmirgelpapier abreibt.
3. Im unterschiedlichen Beginn des Zahnwechsels, wodurch sich auch der Beginn der Abreibung verschiebt.

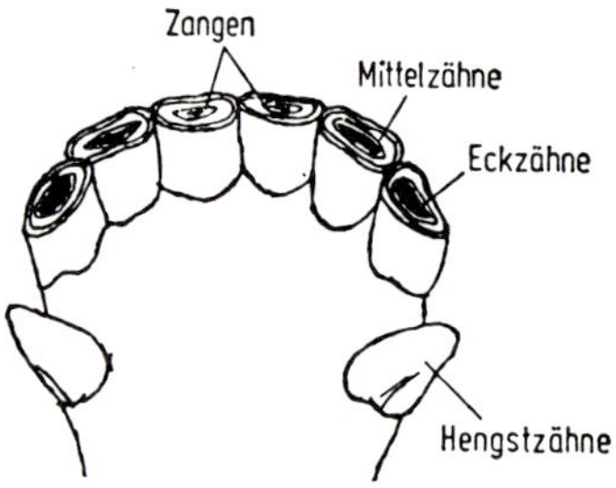

Abb. 26. Lage der Zähne im Kiefer.

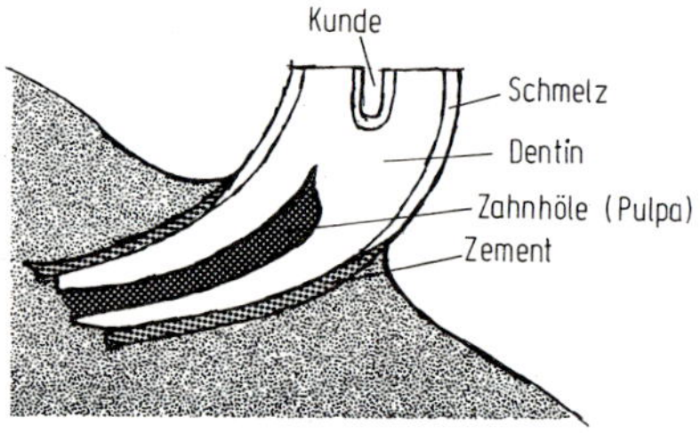

Abb. 27. Zahn im Querschnitt.

4. Gebißfehler wie Hecht- oder Karpfengebiß machen die Zahnaltersbestimmung ungenau, ebenso die Untugend des Barrenwetzens.

Pferdezähne

Wie beim Menschen unterscheiden wir ein Milchgebiß und ein bleibendes Gebiß (bis auf die letzten drei Backenzähne wechseln alle Zähne).

Die Gebißformel lautet (für jede Kieferseite):

Oberkiefer	3	1	3	3	beim Hengst
Unterkiefer	3	1	3	3	
Oberkiefer	3	0	3	3	bei der Stute
Unterkiefer	3	0	3	3	

3 Schneidezähne, 1 Hakenzahn, 3 prämolare und 3 molare Backenzähne. Demzufolge hat der Hengst 40 und die Stute 36 Zähne. Das Milchgebiß beim Hengstfohlen hat nur 28 Zähne, beim Stutfohlen sind es nur 24.

Oberkiefer	3	1	3
Unterkiefer	3	1	3

Die Hakenzähne können in Ausnahmefällen auch bei Stuten vorkommen. Zur Zahnaltersbestimmung werden ausschließlich die Schneidezähne benutzt, zu denen die Zangen, die Mittelzähne und die Eckzähne gehören.

Milchzähne

Bei der Altersbestimmung ist als erstes festzustellen, ob es sich um Milchzähne oder bleibende Zähne handelt:

	Milchzahn	bleibender Zahn
Größe	klein	groß
Farbe	glänzend weiß	gelblich verfärbt
Gestalt	Verjüngung zur Basis	von der Basis bis zur Reibefläche gleicher Durchmesser

An den Milchzähnen kann man das Alter des Fohlens annähernd bestimmen: Die Zangen erscheinen erst wenige Tage nach der Geburt, gelegentlich sind sie schon bei neugeborenen Fohlen vorhanden.

Die Mittelzähne brechen nach vier bis sechs Wochen durch.

Nach sechs bis neun Monaten kommen die Eckzähne zum Durchbruch.

Die Zähne treten nach dem ersten Lebensjahr miteinander in Reibung. Als Gedächtnisstütze merkt man sich:

6 Tage 6 Wochen 6 Monate

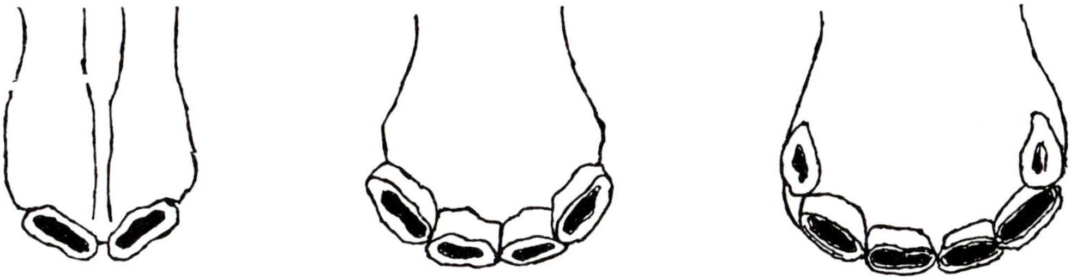

Abb. 28 (oben). Die Milchzähne erscheinen gleichzeitig im Ober- und Unterkiefer.
v. links: Fohlen im Alter von ca. 6 Tagen, 6 Wochen, 6 Monaten.

Abb. 29 (unten). Die Milchzähne wechseln gleichzeitig im Ober- und Unterkiefer. V. links: Alter $2^{1}/_{2}$ Jahre, $3^{1}/_{2}$ Jahre, $4^{1}/_{2}$ Jahre.

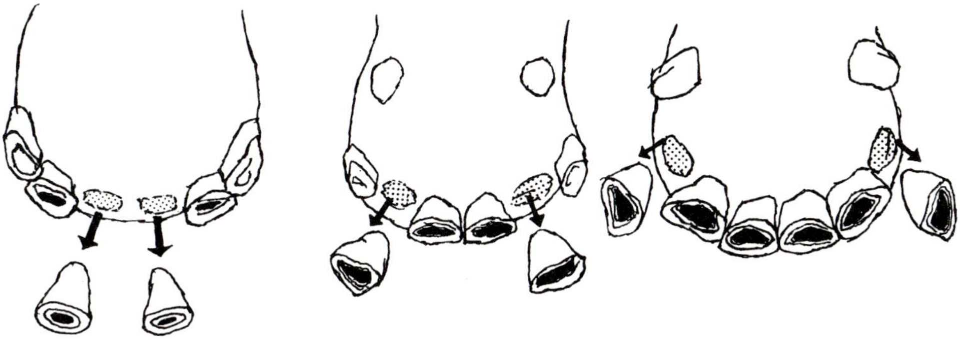

als Daten für den Durchbruch von Zangen, Mittel- und Eckzähnen.

Zahnwechsel

Das nächste wichtige Merkmal ist das Abstoßen der Milchzähne und das Auftreten der bleibenden Zähne. Hier merkt man sich die Jahreszahlen:

$2^{1}/_{2}$ $3^{1}/_{2}$ $4^{1}/_{2}$

als Wechsel für die Zangen, die Mittel- und die Eckzähne. Weil die Zähne jeweils ein halbes Jahr brauchen, bis sie ihre volle Größe erreicht haben, ergeben sich die Jahre:

3 4 5

bei denen die sich gegenüberliegenden Zangen, Mittel- und Eckzähne zum erstenmal in Reibung treten.

Bis zum Alter von fünf Jahren genügt es, auf den Zahnwechsel und das Wachstum der Zähne zu achten. Von diesem Zeitpunkt an gibt jedoch nur noch die Zahnabnutzung Aufschluß über das Alter des Pferdes.

Zahnabnutzung

Da der junge Zahn in der Reibefläche ein Loch (Kunde) aufzuweisen hat, ergeben sich hierdurch Merkmale für seine Abnutzung.

Die Kunden sind Einstülpungen in die Dentinsubstanz. Früher brannten Be-

trüger zur Verfälschung des Zahnalters Löcher in die Kaufläche der Schneidezähne ein; das kommt heute jedoch nicht mehr vor.
Eine Besonderheit der Kunden kommt uns bei der Altersbestimmung noch zu Hilfe: Die Kunden der Schneidezähne des Oberkiefers haben eine Tiefe von 12 mm, im Unterkiefer jedoch nur von 6 mm. Bei einer jährlichen Abnutzung von 2 mm ist leicht zu errechnen, daß die Kunden nach sechs Jahren im Oberkiefer und nach drei Jahren im Unterkiefer verschwunden sind. Der unterschiedliche Zahnwechsel ($2^{1}/_{2}$, $3^{1}/_{2}$ und $4^{1}/_{2}$ Jahre) hat ein unterschiedliches Verschwinden der Kunden zur Folge:
Unterkiefer: Die Zangen sind mit drei Jahren in Reibung, die Kunden also mit sechs Jahren abgerieben.
Die Mittelzähne sind mit vier Jahren in Reibung, die Kunden also mit sieben Jahren abgerieben.
Die Eckzähne sind mit fünf Jahren in Reibung, die Kunden sind also mit acht Jahren abgerieben.
Oberkiefer: Da die Kunden doppelte Länge haben, dauert es sechs Jahre, bis sie abgerieben sind:
Die Zangen sind mit neun Jahren abgerieben,
die Mittelzähne mit zehn Jahren und
die Eckzähne mit elf Jahren.
Ist die Kunde abgerieben, so bleibt eine Kundenspur zurück (Tafel I, Bild 1); sie ragt über die Reibefläche etwas vor. Die Kundenspur verschwindet im Alter von 13 bis 15 Jahren. Es besteht keine Vertiefung mehr.
An der Lippenseite der Kaufläche tritt später noch ein Punkt auf: die Kernspur. Es handelt sich hierbei um die mit Dentin aufgefüllte Zahnhöhle. Sie

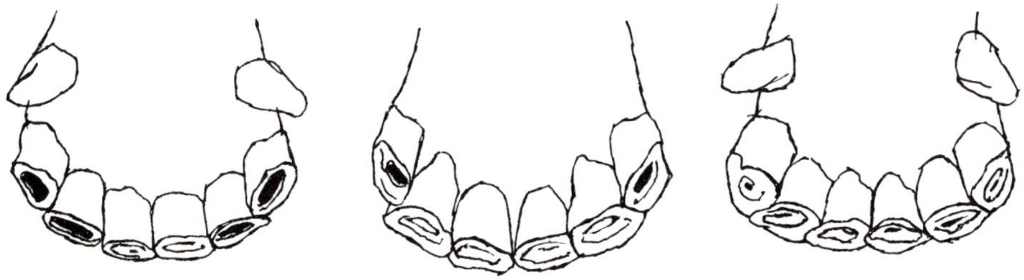

Abb. 30. Abnutzung der Kunden im Unterkiefer; v. links: 6 Jahre, 7 Jahre, 8 Jahre.

Abb. 31. Abnutzung der Kunden im Oberkiefer; v. links: 9 Jahre, 10 Jahre, 11 Jahre.

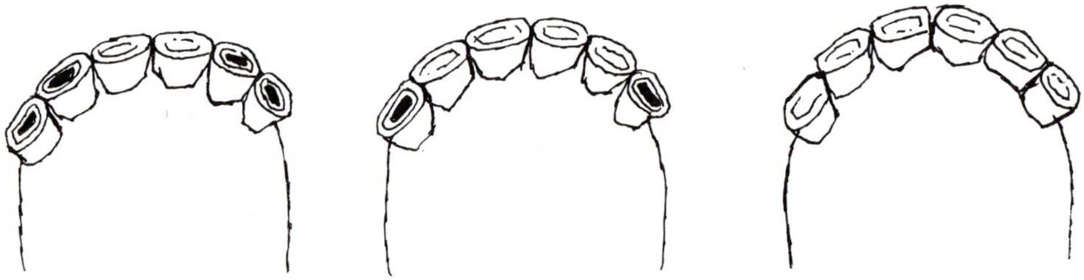

tritt bei Pferden im Alter von ca. 15 Jahren auf.

Trotz der ständigen Abreibung der Zähne werden sie nicht im gleichen Maße kürzer, weil die Zähne in der ersten Hälfte des Lebens nachwachsen. Zur Unterstützung bei der Altersbestimmung bedient man sich des Aussehens der Zähne. Die Reibeflächen sind *queroval* bei den Zangen zwischen fünf und sieben Jahren, bei den Mittelzähnen zwischen sieben und zwölf Jahren, bei den Eckzähnen zwischen acht und 13 Jahren. *Rund* bei den Zangen zwischen 12 und 13, bei den Mittelzähnen zwischen 13 und 18 und bei den Eckzähnen zwischen 14 und 19 Jahren. *Dreieckig* bei den Zangen zwischen 19 und 23, bei den Mittelzähnen zwischen 20 und 24 und bei den Eckzähnen zwischen 21 und 25 Jahren. *Längsoval* bei Pferden über 23 Jahren (Tafel I, Bild 2).

Gebißform: Zu guter Letzt gibt die Gebißform noch wertvolle Hinweise auf das Pferdealter. Man unterscheidet hier den Zahnbogen von der Zahnwölbung.

Mit zunehmendem Alter wird die Altersbestimmung immer ungenauer, und man kann Pferde über 15 Jahre nur noch einer bestimmten Altersgruppe zuordnen.

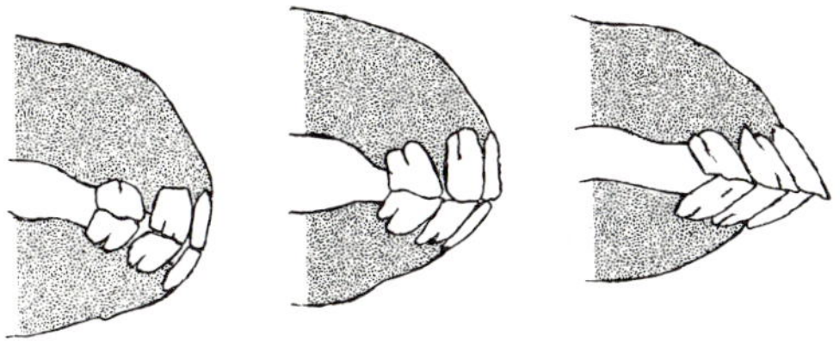

Abb. 32. Die Zahnwölbung kann nur zur groben Schätzung des Pferdealters herangezogen werden. V. links: Zangengebiß des jungen Pferdes, Übergangsgebiß, Winkelgebiß des alten Pferdes.

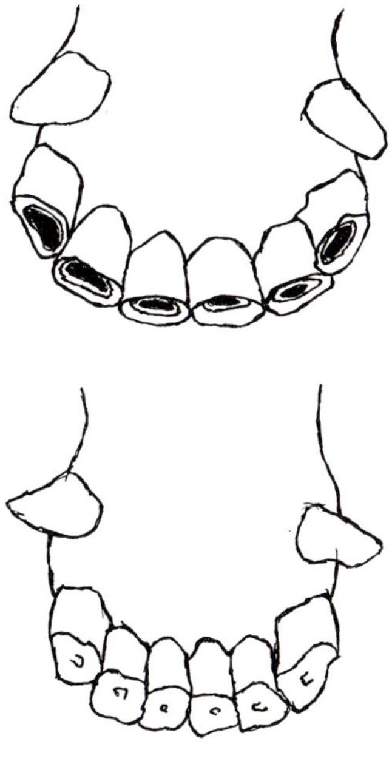

Abb. 33. Zahnbogen: oben der eines jungen, fünfjährigen Pferdes, unten der eines alten, 17jährigen Pferdes.

Nach folgendem Schema kann das Alter eines Pferdes bestimmt werden:

Alter	Zangen	Mittelzähne	Eckzähne
1. Woche	bereits vorhanden oder Durchbruch (Milchzähne)	nicht vorhanden	nicht vorhanden
4.–6. Woche	vorhanden (Milchzähne)	Durchbruch (Milchzähne)	nicht vorhanden
6.–9. Monat	vorhanden (Milchzähne)	vorhanden (Milchzähne)	Durchbruch (Milchzähne)
1 Jahr	alle Milchzähne vorhanden und in Reibung miteinander		
2½ Jahre	Zahnwechsel	Milchzähne	Milchzähne
3 Jahre	bleibender Zahn in Reibung	Milchzähne	Milchzähne
3½ Jahre	bleibender Zahn	Zahnwechsel	Milchzähne
4 Jahre	bleibender Zahn	bleibender Zahn in Reibung	Milchzähne
4½ Jahre	bleibender Zahn	bleibender Zahn	Zahnwechsel
5 Jahre	bleibender Zahn	bleibender Zahn	bleibender Zahn in Reibung
6 Jahre	Kunden im Unterkiefer verschwinden	alle Kunden vorhanden	alle Kunden vorhanden
7 Jahre	keine Kunden im Unterkiefer	Kunden im Unterkiefer verschwinden	alle Kunden vorhanden
8 Jahre	keine Kunden im Unterkiefer	keine Kunden im Unterkiefer	Kunden im Unterkiefer verschwinden
9 Jahre	Kunden im Oberkiefer verschwinden	Kunden nur im Oberkiefer	Kunden nur im Oberkiefer
10 Jahre	keine Kunden	Kunden im Oberkiefer verschwinden	Kunden nur im Oberkiefer
11 Jahre	keine Kunden	keine Kunden	Kunden im Oberkiefer verschwinden

Leider hält sich nicht jedes Pferd exakt an dieses Schema. Gewisse Fehlergrenzen müssen mit eingerechnet werden.

Das kranke Pferd

Gestörte Bedürfnisbefriedigung und abnorme Verhaltensweisen

Während man früher fälschlicherweise von „Untugenden" des Pferdes sprach, hat man heute erkannt, daß eine fehlerhafte Haltung, Fütterung oder Verwendung des Pferdes zu derartigen abnormen Verhaltensweisen führt.
Neben einer Unzahl von körperlichen Krankheiten, die dem Pferd durch menschliche Einwirkung zugefügt werden, hat der Pferdehalter auch manches Fehlverhalten des Pferdes zu verantworten. Mit anderen Worten: Die „Untugenden" des Pferdes spiegeln die Fehler der Menschen im Umgang mit dem Pferd wider.

Verhaltensstörungen durch Stallaufenthalt und Bewegungsmangel

Weben

Begriff: Unter Weben versteht man eine stereotype Bewegungsanomalie, bei der das Pferd pendelnd von einem Vorderbein auf das andere tritt.

Ursache: Ganztägiger Stallaufenthalt, Bewegungsmangel und starker Bewegungstrieb.

Behandlung: Ganztägiger Weidegang zusammen mit anderen Pferden, ausgiebige Bewegung unterm Reiter, viel Rauh- und wenig Kraftfutter.

Gesundheitliche Folgen: Negative Auswirkungen auf die Gelenke und Sehnen der Vorderbeine sind nicht zu beobachten.

Scharren und Schlagen

Begriff: Das Scharren und Schlagen mit Vorder- oder Hinterhufen in der Box kann man häufig vor der Fütterung beobachten.

Ursache: Futterneid, Bewegungsmangel, unliebsames Nachbarpferd.

Behandlung: Fütterung in mehreren kleinen Futterportionen, Umstellen des Pferdes, am besten neben ein friedliches Pferd, ausgiebige Bewegung, Weidegang, viel Rauhfutter.

Gesundheitliche Folgen: Hornspalte, manchmal auch Hufbeinfrakturen.

Koppen

Begriff: Beim Koppen schluckt das Pferd Luft ab. Grundsätzlich unterscheidet man den Aufsetzkopper, der die Schneidezähne des Oberkiefers auf einen Vorsprung aufsetzt, vom Freikopper, der keine Stütze braucht. Das Luftschlucken erfolgt in Verbindung mit einem hörbaren, rülpsenden Ton.

Ursache: Ganz sicherlich spielt eine

erbliche Komponente eine wichtige Rolle. Bewegungsmangel, Langeweile, große Fütterungsintervalle sind zusätzliche auslösende Faktoren. Ob dieses Fehlverhalten auf andere Pferde ansteckend wirkt, ist umstritten.
Behandlung: Hat ein Pferd einmal zu koppen angefangen, so wird es diese Angewohnheit nur kurze Zeit – meist nach einem Stallwechsel – unterlassen. Das Koppen kann nur durch ausgiebiges Bewegen des Pferdes, reichlichen Weidegang, ein reichliches Angebot von Rauhfutter bei wenig Kraftfutter und Fütterung in mehreren kleinen Portionen gemindert werden. Zusätzlich ist eine „Beschäftigungstherapie" für den Boxenaufenthalt vorzusehen: kurze Aststücke oder Rundhölzer mit Rinde zum Beknabbern oder ähnliches. Nur wo dies alles keine Abhilfe bringt, sollte eine Kopper-Operation, also die Entfernung eines Teiles der Unterhalsmuskulatur, durchgeführt werden.
Gesundheitliche Folgen: Es ist nicht erwiesen, daß Kopper vermehrt an Koliken erkranken. Im allgemeinen werden keine gesundheitlichen Störungen zu beobachten sein. Bei manchen Pferden kommt es zu einer starken Abreibung an den Schneidezähnen. Ebenso gilt die Nachahmung dieser Unart durch andere Pferde als unbewiesen.

Barrenwetzen
Begriff: Hierunter versteht man ein Wetzen des Pferdes mit den Schneidezähnen des Ober- und Unterkiefers am Barren, an der Wand oder den Boxenstangen.
Ursache: Bewegungsmangel, Langeweile, ähnlich wie beim Koppen.
Behandlung: Ausgiebige Bewegung des Pferdes, Weidegang, viel Rauhfutter, Fütterung in kürzeren Intervallen, Beschäftigungstherapie durch Äste oder kurze Holzstücke.
Gesundheitliche Folgen: Verstärktes Abnutzen der Schneidezähne. Der Übergang zum Koppen findet nur selten statt.

Annagen von Holz
Begriff: Das Annagen der Boxenwände kann man oft bei ausschließlicher Boxenhaltung beobachten.
Ursache: Langeweile, Bewegungsarmut, Mangel an Rauhfutter oder Mineralstoffen.
Behandlung: Anbringen von dicken, berindeten Ästen zum Benagen, Futterkalk, Salzleckstein, reichlich Rauhfutter, Weidegang.
Gesundheitliche Folgen: keine.

Selbstverstümmelung
Begriff: Hengste können sich durch ständiges Beißen in die Flanken und Oberschenkel selbst Verletzungen zufügen. Dies geschieht meist in Verbindung mit einer schnellen, kreiselförmigen Drehbewegung in der Box.
Ursache: Unbefriedigter Sexualtrieb, Bewegungsmangel, zu reichliches Kraftfutterangebot.
Behandlung: Reduzierung des Kraftfutters, Weidegang, ausgiebige Bewegung und Arbeit. Evtl. ist auch eine Kastration zu empfehlen.
Gesundheitliche Folgen: Verletzungen, Bißwunden.

Verhaltensstörungen beim Reiten oder Fahren

Zungenfehler

Begriff: Hier kann man zwei verschiedene Arten unterscheiden; manche Pferde lassen die Zunge seitlich zum Maul heraushängen, die anderen ziehen die Zunge nach hinten und bringen sie über das Gebiß.

Ursache: Fehlerhaftes Anreiten des Pferdes, grobe Hand des Reiters, Verletzungen an der Maulschleimhaut oder an der Zungenschleimhaut.

Behandlung: Untersuchung der Maulhöhlen und Behandlung der Verletzungen, Wechsel des Gebißes, Vermeidung von grober Zügeleinwirkung.

Gesundheitliche Folgen: Im schnellen Galopp oder Trab kann sich durch das Hochziehen der Zunge ein Atemgeräusch einstellen. Nicht abgeheilte Verletzungen können zu einem schweren Ladendruck führen.

Sattel- und Gurtenzwang

Begriff: Schon beim Satteln oder Gurtanlegen kann das Pferd sich dieser Maßnahme widersetzen, spätestens jedoch beim Aufsitzen oder Anfahren wird es sich durch Widersetzlichkeit verschiedener Art (Steigen, Bocken, verspanntes Gehen, Zügellahmheit, Durchgehen etc.) dem Zwang zu entziehen versuchen.

Ursache: Schmerzzustände der Wirbelsäule oder des Brustkorbes, Angstzustände, die ihre Ursache in ungeschicktem Einreiten oder Einfahren des jungen Pferdes haben.

Behandlung: Behandlung der Schmerzzustände, umsichtiges Satteln, langsames Anziehen des Sattel- oder Bauchgurtes.

Widersetzlichkeit beim Reiten oder Fahren

Begriff: Kleben, Steigen, Wegdrehen, Scheuen, Durchgehen, Kopfschütteln sind bekannte Mittel des Pferdes, sich gegen Reiter oder Fahrer zu wehren.

Ursachen: Selten sind körperliche Krankheiten oder Mängel die Ursache für diese Unarten. Fehler beim Einreiten oder eine körperliche Überforderung (vor allem bei Rennpferden) lösen diesen Widerstand aus.

Behandlung: Hier ist viel Erfahrung vom Reiter oder Fahrer gefordert. Einfühlungsvermögen in die Psyche des Pferdes, behutsames Vorgehen, gepaart mit energischem Durchsetzungsvermögen, wird den Erfolg bringen.

Fütterung und Fütterungsfehler

Die Fütterung – Allgemeines

Die richtige Fütterung eines Pferdes ist sowohl eine Wissenschaft wie eine Kunst, das heißt, einerseits ist die korrekte Ernährung des Pferdes durch naturwissenschaftliche Methoden erforschbar, andererseits ist die Fütterung und die dadurch erhaltene und geförderte Leistungsfähigkeit von der Intuition des Futtermeisters abhängig.

Nicht nur der Rechenstift ist gefragt, sondern auch unwägbare Faktoren sind zu berücksichtigen.

Der Energiebedarf des Pferdes ist von vielen Faktoren abhängig: Rasse des Pferdes, Alter, Geschlecht, Arbeitsleistung, Haltung, Klima, Jahreszeit, Kondition und Trainingszustand sowie individueller Anlage, Gesundheit und Parasitenbefall.

Der *tägliche Erhaltungsbedarf* eines 500 kg schweren edlen Reitpferdes wird mit 7500–8750 kcal angegeben (1 kcal = 4,186 kJ). Je nach Art der geforderten Arbeit steigt auch der Energiebedarf (siehe Tabelle 1 und 2).

Bei der Erstellung eines Futterplanes ist die besondere anatomische und physiologische Situation des Verdauungstraktes des Pferdes zu berücksichtigen: Die Verdauungsorgane des Pferdes sind – auch bei unserem domestizierten Hauspferd – so angelegt, als ob das Pferd ganztägigen Weide-

Energiebedarf für Bewegungsleistungen

a) verd. Energie/100 kg Körpergewicht/h

	kcal
Schritt	150
leichter Trab	510
mittlerer Trab	1 250
Galopp	2 400
extreme Körperanstrengung	3 900

b) Zusatzbedarf für Reitpferde (über Erhaltungsbedarf, Mcal verd. Energie)

Arbeitsleistung	400 * kg	500 * kg	600 * kg
1 h (20′ Schritt, 20′ leichter, 20′ mittl. Trab)	2,9	3,4	4,2
1 h (15′ Schritt, 20′ leichter, 15′ mittl. Trab, 10′ Galopp)	4,2	5,0	6,2

* + Reitergewicht von 12%
(nach Zuntz u. Hagemann 1898, Hintz u. a. 1971)

Energie- und Eiweißbedarf bei Reitpferden mit unterschiedlicher Arbeitsleistung

Gewicht *	leichte		mittlere Arbeitsleistung		hohe	
kg	verd. Energie Mcal	verd. Rohpr. g	verd. Energie Mcal	verd. Rohpr. g	verd. Energie Mcal	verd. Rohpr. g
400	16–17	370	18–21	425	22 u. mehr	575
500	18–19	410	20–23	470	24 u. mehr	625
600	21–22	480	23–26	530	27 u. mehr	700

* Für andere Gewichtsklassen können die Bedarfszahlen aus dem Erhaltungsbedarf und dem zusätzlichen Bedarf für Bewegungsleistungen berechnet werden. Der Rohproteinbedarf ergibt sich aus dem Verhältnis verd. Energie zu verd. Rohprotein, das bei langsam arbeitenden Pferden etwa 45 (kcal verd. Energie) : 1 (g verd. Rohprotein), bei schneller arbeitenden Pferden 40 : 1 betragen sollte.

Aus: Dietz und Wiesner, Handbuch der Pferdekrankheiten für Wissenschaft und Praxis gang hätte, das heißt, der Magen-Darm-Trakt ist auf eine ständige Futteraufnahme und einen kontinuierlichen Verdauungsprozeß eingerichtet. Auf jede Abweichung hiervon kann der Magen-Darm-Trakt mit einer Störung reagieren: Das Pferd bekommt eine Kolik.

Besonders unangepaßt und somit auch störanfällig sind folgende Verdauungsorgane:

1. der Magen: Der relativ kleine Magen (10–15 l Inhalt) ist nicht zur Aufnahme großer Futtermassen eingerichtet.

Es sollten deshalb mehrmals am Tag kleine Mengen an Futter verabreicht werden.

2. die Gallenflüssigkeit: Das Pferd besitzt kein Speicherorgan für die Gallenflüssigkeit (Gallenblase). Somit wird ständig Galle in den Darm abgeführt. Als Folge werden große Mengen an schnell aufgenommenem Futter nur ungenügend mit Gallenflüssigkeit durchsetzt, sie werden somit schlecht verdaut. Auch dies spricht für kleine Futterportionen und mehrmalige Fütterung pro Tag.

3. die Bakterienflora: Im großen Dickdarm und im Blinddarm wird die Zellulose des Futters von zellulosezersetzenden Bakterien zu flüchtigen Fettsäuren abgebaut. Auf krassen Futterwechsel reagieren die Bakterien sehr empfindlich; kommt es hier zu schweren Verschiebungen, so können sich beim Pferd Krankheiten einstellen (Koliken, Durchfall, Verstopfungen, Hufrehe).

Kraftfutter

Als Kraftfutter werden im allgemeinen Getreidekörner angesehen. Beim Pferd werden üblicherweise folgende Getreidesorten verfüttert: Hafer, Gerste, Mais, Weizen, Roggen.

Die Körner enthalten einen hohen Gehalt an Kohlehydraten bei mittlerer Eiweißmenge und geringem Fettgehalt. Der Gehalt an Calcium ist stets sehr niedrig.

In Westeuropa steht der Hafer als Energielieferant an erster Stelle. Je nach Sorte und Qualität liegt das Litergewicht des Hafers bei 550–600 g. Im Vorderen Orient dagegen ist die Gerste das alleinige Getreidefutter. Mais wird bevorzugt in den USA als Pferdefutter verwendet. Auch in unseren Breiten hat er sich einen festen Platz in den Kraftfutterfertigmischungen erobert.

Weizen und Roggen sollten nur in klei-

Größenverhältnisse des Verdauungskanals beim Pferd

Länge		Fassungsvermögen in Liter		Verteilung des Fassungsvermögens in Liter		
absolut in m	Verhältnis zur Körperlänge	absolut	je 100 kg Lebendmasse	Magen	Gesamtdarm	Blinddarm
30	20:1	200...230	40	10...15	190	30

Die wichtigsten Nährstoffgehalte von Futtermitteln (pro kg ursprüngliche Substanz)

	Trocken-substanz %	Roh-faser g	verd. Eiweiß g	verd. Energie MJ oder	Mcal	Kalzium g	Phosphor g	Natrium g	β-Carotin mg
Weidegras, frisch									
1. Aufwuchs vor bis nach dem Schossen	18,8	42	25	1,9	0,45	0,8–1,2	0,7	0,2	50– 75
Beginn bis Mitte Blüte	21,0	54	28	2,0	0,48	1,0–1,4	0,8	0,2	30– 50
Grassilage, angewelkt, 1. Schnitt	30–45	90–130	20–33	2,5–4	0,6–0,95	2,0–3,0	1,0–1,4	0,1	20– 40
Maissilage	30	70	15	2,9	0,7	0,8–1,0	0,6–0,8	0,1	–
Rübenblattsilage	16	22	15	1,5	0,37	1,9	0,4	1,2	5– 10
Wiesenheu									
Beginn bis Mitte Blüte	87	268	52	7,5	1,78	3,5–6,0	2,5–4,0	0,6	10– 20
Wiesenheu Ende Blüte	87	290	50	7,2	1,72	4,5–6,0	2,0–3,0	0,5	5– 10
Luzernetrockengrün	89	281	84	8,5	2,02	18,0	2,9	1,7	100–200
Hafer-, Weizenstroh	88	400	8	5,0–5,5	1,2–1,3	2,7–3,6	1,2–0,7	1–2	
Gerstenstroh aufgeschlossen mit Ammoniak	88	402	7	5,0	1,2	2,7	0,7	1,1	
Zuckerrüben	24	13	10	3,4	0,81	0,6	0,4	0,2	
Massenrüben	11	9	8	1,5	0,37	0,3	0,3	0,3	
Möhren (rot)	13	12	10	1,5	0,45	0,5	0,4	0,3	50– 60
Trockenschnitzel	90	181	59	13,4	3,2	8,8	1,0	2,2	
Melasse	77	0	81	11,0	2,65	4,2	0,2	5,7	
Hafer	88	102	87	11,5	2,74	1,0	3,2	0,3	
Gerste	88	47	83	12,9	3,1	0,6	3,5	0,3	
Weizen	88	25	85	12,6	3,0	0,6	3,4	0,1	
Mais	88	24	68	13,6	3,25	0,3	2,8	0,2	
Sojaextraktionsschrot	88	59	427	14,6	3,5	2,8	6,4	0,3	
Weizenkleie	88	111	112	9,7	2,3	1,6	11,3	0,5	
Leinsamen	90	77	168	14,1	3,38	2,5	4,7	0,8	
Bierhefe	90	14	440	13,8	3,4	2,3	15,3	2,2	
Magermilch getrocknet	94	1	323	14,9	3,6	13,2	10,2	5,1	
Mischfutter (häufigste Durchschnittswerte)									
zum Haferersatz	88	80–120	70–100	11,5	2,75	8–15	4–6	2	8 000– 18 000 (Vit. A)
zur Haferergänzung*	88	70–120	100–160	12,5	3,0	10–25	5–8	2–8	12 000–100 000 (Vit. A)
sog. Alleinfutter zu Stroh	88	150–180	60– 90	10,5	2,5	8–15	3–6	1–2	6 000– 18 000 (Vit. A)
Fohlenaufzuchtfutter	88	50–100	140–180	13,5	3,2	10–15	6–8	2	20 000– 30 000 (Vit. A)
Mineralfutter** (100 g)						12–24	4–6	mind. 5	mind. 30 000 (Vit. A)

*eiweißreich, ähnlich zusammengesetzt wie „Ergänzungsfuttermittel für Zuchtpferde" ** je kg mindestens 500 mg Eisen nen Mengen und auch nur nach einer langsamen Gewöhnung gefüttert werden, da innere Krankheiten die Folge sein können (Hufrehe, Kolik). Aus diesen Gründen ist auch bei der Verfütterung von altem Brot Vorsicht geboten.

Rauhfutter

Heu zählt zu den wichtigsten Futtermitteln des Pferdes. Da es auch heute noch unter Sonneneinwirkung bodengetrocknet wird, ist die Qualität sehr unterschiedlich. Ein gutes Heu sollte grüne Farbe haben, aromatisch riechen, sollte reich an Kräutern und Kleearten sein, dennoch aber auch rauh im Griff. Es darf nicht stauben und nicht feucht sein.

Der Rohfasergehalt sollte über 20 % betragen. Der optimale Erntezeitpunkt liegt Mitte bis Ende der Grasblüte.

Eine Überfütterung mit gutem Wiesenheu ist in der Regel nicht möglich, bei Luzerne- oder Kleeheu ist wegen des starken Eiweiß- oder Calciumgehalts die Fütterung auf 3–4 kg pro Tag zu beschränken oder es ist mit Wiesenheu zu vermischen.

Grummet oder Almheu ist wegen seiner Stengelarmut und des Blattreichtums als Pferdefutter weniger geeignet, kann aber, wenn es mit Heu gemischt wird, verfüttert werden.

Heucobs oder Grünmehlpellets werden bevorzugt bei Pferden verfüttert, die unter einer Stauballergie leiden (C.O.P.D.). Da die Qualität der Pellets oder Cobs optisch nicht mehr zu beurteilen ist, sollte man im Zweifelsfall ein Institut mit einer Untersuchung auf Inhaltstoffe oder Verderbnis beauftragen.

Stroh eignet sich als Ballastfutter wegen seines Rohfaseranteils sehr gut. Da verdorbenes, das heißt mit Schimmelpilzen beladenes Stroh ebenfalls eine krankmachende Wirkung hat (Stauballergie, Kolik), ist größter Wert auf eine gute Qualität zu legen, ebenso wie beim Heu. Stauballergische Pferde sind besser auf Sägemehl oder Torf zu stellen. Den Rauhfaseranteil im Futter muß das Pferd dann aus dem Heu decken. Der heute leider aus der Mode gekommene Strohhäcksel, vermischt mit dem Kraftfutter, zwingt das Pferd zu einer ausgiebigen Kautätigkeit und führt so zu einer besseren Verdauung des Futters.

Heubeurteilung

Farbe	frisch grün	blaß	grün oder bleich	braun
Geruch	frisch angenehm aromatisch	angenehm	angenehm	brandig
Griff	rauh	rauh	weich	rauh
Urteil	optimal	gut	befriedigend	ausreichend
notwendige Ergänzung	mit Jahreswechsel Karotinträger	Karotinträger	z. T. durch Stroh ersetzen Karotinträger	allgemeine Futtermengen erhöhen, Karotinträger; evtl. mit gutem Heu gemeinsam geben

Starke Strohaufnahme in Verbindung mit einem Ruhetag führt bei manchen Pferden regelmäßig zu Verstopfungskoliken. Hier muß die Strohaufnahme eingeschränkt oder der Ruhetag abgeschafft werden.

Grünfutter

Das Grünfutter von Wiesen oder Weiden ist ohne jeden Zweifel das natürlichste und somit auch beste Futter für Pferde. Wird das Futter auch noch direkt von der Weide aufgenommen, so stellt diese Nahrung – trotz aller dabei in Kauf zu nehmenden Nachteile – ein optimales Futter dar. Voraussetzung ist jedoch eine ausgewogene botanische Zusammensetzung der Grünlandvegetation, das Vermeiden einer Überweidung, eine weidegerechte Düngung und eine allmähliche Gewöhnung und Futterumstellung. Auch Hochleistungspferde wie Renn- oder Turnierpferde sollten stundenweise, manchmal auch ganztägig, Weidegang zur Grünfutteraufnahme erhalten. Selbstverständlich ist individuell unterschiedlich die Grünfutteraufnahme durch Kraftfutter zu ergänzen. Nur bei Pferden, die bei üppiger Weide zu starkem Fettansatz neigen, ist die Grünfutteraufnahme entsprechend einzuschränken. Fette Kleinpferde oder Ponys sind zur Abmagerung gänzlich vom Grünfutter fernzuhalten.

Der Infektion mit Magen-Darm-Parasiten muß bei täglichem Weidegang Rechnung getragen werden: Wurmkuren in kürzeren Abständen sind angezeigt.

Gemähtes Gras als Futter für im Stall gehaltene Pferde ist ebenfalls dem Heu vorzuziehen. Auch hier ist ein allmählicher Übergang von der Heu- zur Grasfütterung notwendig. Zwar werden durch diese Art der Grasgewinnung die Wiesen geschont und Wurminfektionen vermieden, der gesundheitsfördernde Aspekt des Weidegangs sollte jedoch vor allen anderen Bedenken Vorrang haben.

Fertigfuttermittel

Fertigfuttermittel haben sich wegen verschiedener Vorteile einen festen Platz unter den Pferdefuttermitteln gesichert. Sie zeichnen sich aus durch

1. einfache Handhabung beim Transport, der Lagerung und der Fütterung,
2. eine leichtere Berechnung der Futterration,
3. Vermeidung von Staubentwicklung beim Fressen.

Ihre Nachteile sind:

1. Inhaltsstoffe und Qualität sind durch den Pferdehalter nicht sicher zu beurteilen.
2. Gierig fressende Pferde erleiden manchmal eine Schlundverstopfung.
3. Nicht alle Pferde nehmen die Fertigfuttermittel gerne auf.
4. Preis und Qualität stimmen nicht immer überein.

Fertigfuttermittel werden sowohl als Alleinfutter als auch als Ergänzungsfutter angeboten. Wegen der Vielfalt der Angebote muß die Beurteilung von Fall zu Fall neu durchgeführt werden (siehe Tabelle 7).

Mischfuttertypen und deren Hauptanwendungsbereiche
(Unterscheidungsmöglichkeit bei derzeitiger Deklaration)

Mischfutter	Hauptanwendungsbereich
Ergänzungsfuttermittel für Pferde	
Typ 1 wenig Eiweiß (bis 12,5%) wenig Rohfaser (bis 12,5%)	als Ergänzung von Einzelfuttermitteln oder als Halerersatz zum Heu
Typ 2 viel Eiweiß (über 12,5%)	20–50% des Krippenfutters für Jung-, Zucht- und Leistungspferde; ebenso bei nährstoffarmem Strukturfutter
Typ 3 wenig Eiweiß (über 12,5%) viel Rohfaser (über 12,5%)	sog. Alleinfutter + Heu/Stroh
Ergänzungsfuttermittel für Zuchtpferde	bis 50% des Krippenfutters bei Fohlenstuten
Ergänzungsfuttermittel für Fohlen	mit Quetschhafer als Beifutter für Saugfohlen sowie als Ergänzungsfutter bis zum 18. Lebensmonat
Mineralfuttermittel für Pferde	allgemein während der Stall- und Weideperiode

Diätetische Futtermittel

Leinsamen: Mit Wasser gekochter Leinsamen wirkt durch die starke Schleimbildung beruhigend auf eine gereizte Magen-Darm-Schleimhaut. Beim Anfüttern von Pferden, die gerade eine Kolik überstanden haben, hat sich der Leinsamen, evtl. mit Hafer vermischt, bewährt. Eine Mischung von Leinsamen, Weizenkleie und Quetschhafer (Mash) wird bei Hochleistungspferden zur Belebung der Verdauung häufig angewandt: 1 kg Quetschhafer, 100 g Leinsamen, in genügend Wasser aufgekocht, und 0,5 kg Weizenkleie mit einer Prise Salz anrühren und gut mischen.

Weizenkleie: Weizenkleie kann in kleineren Mengen unter den Hafer gemischt werden. Sie wirkt belebend auf die Verdauung und fördert den Appetit.

Melasse: Als Restsubstanz des Zuckersaftes wird die Melasse wegen des süßen Geschmacks gerne aufgenommen. Gemischt mit Hafer (Reformhafer) stellt dieses Futter einen besonderen Anreiz für schlecht fressende Pferde dar.

Zuckerrübenschnitzel: Frische, getrocknete oder pelletierte Zuckerrübenschnitzel haben einen hohen Energiegehalt und sind deshalb als Haferersatz ein beliebtes Futtermittel. Bei falscher Darreichung erleiden die Pferde jedoch schwerste Schlundverstopfungen. Getrocknete oder pelletierte Schnitzel sollten deshalb mindestens 12 Stunden vor der Verfütterung in genügend Wasser eingeweicht werden.

Rüben: Zuckerrüben werden nicht von allen Pferden aufgenommen. Sie sind jedoch wegen ihres Zuckergehalts wertvoll. Auch Möhren haben einen hohen Zucker- und Karotingehalt. Es können bis zu 15 kg pro Tag verfüttert werden.

Obst: Äpfel werden am häufigsten verfüttert. Der Zucker- und Vitamingehalt macht sie zu einer sinnvollen Bereicherung der Futterration. Auch hier können bis zu 15 kg pro Tag gefüttert werden.

Mineralstoffe und Spurenelemente

Unter den Mineralstoffen sind folgende Substanzen besonders wichtig: Kalzium, Phosphor, Natrium, Magnesium, Kalium, Schwefel, Chlor.
Kalzium und Phosphor benötigt vor allem der jugendliche Organismus zum Aufbau des Knochenskeletts. Daneben ist auch bei säugenden Mutterstuten auf ein erhöhtes Angebot mit der Futterration zu achten.
Natrium kann in Form eines Salzlecksteins zugeführt werden. Von Natriummangel sind vor allem Sportpferde betroffen, die beim Schwitzen viel Salz verlieren. Magnesiummangel wird seltener beobachtet. Magnesiumarme Böden können hieran Schuld haben. Da ein Mangel sich in einer Dysfunktion des Nerven- und (oder) Muskelgewebes bemerkbar macht, gilt es diesem durch Mineralstoffgaben vorzubeugen. Bei Verdacht kann eine entsprechende Blutuntersuchung derartige Mangelzustände aufdecken.
Zu den lebensnotwendigen Spurenelementen zählt man Eisen, Mangan, Zink, Kupfer, Kobalt, Selen und Jod. Erkrankungen durch Mangel an Spurenelementen sind jedoch selten zu beobachten.

Vitamine

Obwohl das Pferd in seinem Dickdarm Vitamine selbst synthetisieren kann, benötigt es dennoch zur Erhaltung des Stoffwechsels, zur körperlichen Leistung und zur Abwehr von Krankheiten eine orale Zufuhr verschiedener Vitamine. Bei täglichem Weidegang und Grasaufnahme wird sich kein Vitaminmangel einstellen, während der Stallhaltung bei Fütterung vitaminarmen Heus aber kann sich ein Mangel einstellen.
Vitamin-A-Mangel führt zu Problemen in der Pferdezucht (schlechte Konzeption, Fehl- und Frühgeburten). Durch hohe Dosierung von Vitamin A mit dem Futter kann hier eine Besserung herbeigeführt werden.
Vitamin-D-Mangel macht sich nur bei gleichzeitigem Kalzium-Phosphor-Mangel bemerkbar. Wachstumsstörungen können die Folge sein (Rachitis).
Vitamin-E-Mangel erzeugt zusammen mit Selenmangel beim Fohlen die gefürchtete „Weißmuskelkrankheit", die unbehandelt zum Tode führt.
Vitamin-C-Mangel schwächt die Abwehrkräfte des Körpers und stört auch andere biochemische Regulationsmechanismen.
Vitamin-B-Mangel kommt beim Pferd nicht vor, da das Vitamin im Pferdedarm selbst hergestellt wird.

Fütterungsfehler und ihre Folgen

Viele Krankheiten, nicht selten auch tödliche, ließen sich vermeiden, wenn gravierende Fütterungsfehler vermieden würden:
1. Überfütterung: Leichtfuttrige Pferde werden oft überfüttert. Bei Ponys genügt im Sommer schon allein der Weidegang, um eine schwere Fettsucht hervorzurufen.
Die schlimmste Krankheit, die bei fet-

Praktische Beispiele für die Dosierung von Futtermitteln (in kg) bei der Rationsgestaltung für die verschiedenen Nutzungsgruppen (Gewicht bzw. Endgewicht des Pferdes: 500–600 kg)

	Sportpferd			Zuchtstute			Jungpferd	
	leicht	Arbeit mittel	schwer	güst	tragend 11. Mon.	säugend	7.–12. Mon.	13.–24. Mon.
Heu, sehr gut							* ** ***	
Ende Blüte	5 5	5 5	4 4	5 4	5 4,5 5 6	5 3 Xs. u.	3 3 3,5	4,5 4,5 4
Futterstroh	2–4	2–4	2	1 2–4				1
Hafer	3,5	2,5	3	3 2,5	4,5 4,5 3	6,5 5	3	3 1,5
Gerste		2,5						
Maiskörner		3						
Sojaschrot						0,7	0,5	
Grünmehlpellets				1	1	1		0,5
Möhren	1–2 kg	immer günstig			2 2			1
Ergänzungsfutter z. Hafersatz	3,5	6	7		4,5		2 4–4,5	3 1,5
sog. Alleinfutter	6	8	9–11	5,5				
Fohlenaufzucht-futter							1	
Ergänzungsfutter für Zuchtpferde						3,5		
Mineralfutter (mind. Ca/P 3–4:1)	0,15	0,15	0,2	0,15 0,08	0,2 0,15 0,08	0,15 0,1	0,1	0,1 0,05

Bemerkungen: Insgesamt Natriumversorgung zusätzlich; Xs. u.: tagsüber Weidegang, ca. 20 kg Gras insgesamt Natriumversorgung zusätzlich; * wenig Ausl. ** normal Ausl. *** viel Auslauf; Leckstein anbieten

Aus: Thein, Handbuch Pferd

ten Pferden gehäuft auftritt, ist die Hufrehe. Nur durch eine rigorose Reduzierung des Futterangebotes kann die Fettsucht bekämpft werden: kein Kraftfutter, keine Einstreu mit Stroh, das Heuangebot ist auf die Hälfte zu reduzieren. Weidegang ist nur auf abgeweideten Parzellen zu erlauben.

2. Krasser Futterwechsel: Ein plötzlicher Futterwechsel kann zu Koliken, Durchfall oder Hufrehe führen. Vor allem im Frühjahr ist der Weidegang anfangs nur stundenweise zu erlauben. Der Wechsel von Weidegang zur Aufstallung wird besser vertragen. Auch eine plötzliche Erhöhung der Haferration kann zu Darmstörungen oder in deren Folge zur Hufrehe führen.

3. Unverändertes Futterangebot an Ruhetagen: Verstopfungskoliken treten vor allem an Ruhetagen und bei starker Strohaufnahme auf. Hierfür empfindliche Pferde sind entweder auf Torf oder Sägemehl zu stellen oder es muß der Ruhetag gestrichen werden. Auch ein Kreuzverschlag wird sich eher an einem kalorienreich gefütterten Pferd einstellen, da dieses Pferd mehr Bewegungsdrang hat (das Pferd sticht der Hafer).

4. Hastige Futteraufnahme: Die Schlundverstopfung ist eine dramatische Erkrankung, die meist durch sehr trockenes Futter zustandekommt, welches nur ungenügend eingespeichelt wird. Es handelt sich hier entweder um nicht eingeweichte trockene Zukkerrübenschnitzel oder zu hastig aufgenommenes Fertigfutter. Trockene Zuckerrübenschnitzel müssen deshalb vor der Verfütterung mindestens 12 Stunden eingeweicht werden; das hastige Fressen kann durch Strohhäcksel oder durch große Steine im Futterbarren verhindert werden.

5. Verdorbenes Futter: Schimmelpilze im Futter können schwere, zum Teil tödliche Koliken hervorrufen. Vergiftungen, Hufrehe, Blähungskoliken sind weitere Folgen.

6. Gifte im Futter: Hier sind Giftpflanzen im Heu an erster Stelle zu nennen. Manche Kolik unbekannter Ursache kann hier ihren Grund haben. Auch Umweltgifte (z. B. Blei) können dem Pferd über das Futter Schaden zufügen. Seltener ist Botulismus (Leichengift toter Tiere) im Heu oder Stroh als Vergiftungsursache festzustellen.

Haltungs- und Hygienemängel als Ursache von Pferdekrankheiten

Hygiene und Gesundheit: Schon die alten Griechen erkannten zwischen Gesundheit und Hygiene eine enge Wechselbeziehung. Ein Blick in die griechische Mythologie zeigt, daß Hygieia als Tochter von Asklepios – dem Gott der Heilkunde – und Epione – seiner Gattin, der „Lindernden“ – dargestellt wird. Noch mehr als im Altertum gilt die Hygiene bei uns als Bewahrerin der Gesundheit. Leider wird in der Tiermedizin der Begriff der Gesundheit vorwiegend als ein „Freisein von Krankheiten“ verstanden.

Gerade aber das Pferd – welches uns in vieler Hinsicht Freude schenkt – sollte eine umfassendere Definition von Gesundheit erfahren: Gesundheit ist die Harmonie des Lebens, und Krankheit muß als Störung dieser Harmonie verstanden werden. Somit gehört zur Gesundheit nicht nur das körperliche „Intaktsein", sondern auch das seelische Gleichgewicht. Mit Schopenhauer könnte man – auch in Hinblick auf das Pferd – sagen: Gesundheit ist nicht alles – aber ohne Gesundheit ist alles nichts.

Geschichte der Domestikation: Ein Blick in die Geschichte unserer Haustiere zeigt uns, daß das Pferd unser jüngstes Haustier ist: Es wurde erst gegen Ende der Jungsteinzeit domestiziert (ca. 5000 v. Chr.). Der Hund hatte sich bereits in der Mittelsteinzeit (ca. 9000 v. Chr.) dem Menschen angeschlossen, Schaf und Ziege kamen ca. 7000 v. Chr. hinzu, später, ca. 6000 v. Chr., wurde das Rind gezähmt. Diese Tatsache erklärt, warum unser Hauspferd jederzeit wieder verwildern kann. Auch unser scheinbar so verweichlichtes Sportpferd kann ohne jede menschliche Hilfe in der Natur überleben, wahrscheinlich sogar wesentlich besser als unter menschlicher Obhut.

Zwar hat die Domestikation das äußere Erscheinungsbild des Pferdes stark verändert, die inneren Anlagen sind jedoch weniger beeinflußt worden. Dieses „Interieur" liegt jedoch im Widerstreit mit den Forderungen des Menschen an das Pferd und reagiert mit Erkrankungen sowohl des Körpers wie auch der Psyche. Luft, Licht, pferdegerechtes Futter und Bewegung sind die vier Grundsäulen der Gesundheit des Pferdes, auf die es nicht verzichten kann.

Fehlerhafte Stallhaltung des Pferdes

Mangelhafte Lufthygiene

Ungenügende Beachtung des außerordentlich großen Frischluftbedarfs des Pferdes in Verbindung mit einer Unterbewertung der Fähigkeit des Pferdes zur Thermoregulation haben in unserer Zeit zu gehäuft auftretenden Erkrankungen der Atemwege geführt.

Lufttemperatur: Das Pferd ist gegen Kälte wie gegen Hitze relativ unempfindlich. Von seiner Urheimat, der Steppe, ist es mit einer ausgezeichneten Thermoregulation ausgerüstet. Auch bei unserem „Stallpferd" funktioniert diese Thermoregulation noch bestens. Ist ein Pferd längere Zeit in einem warmen Stall gestanden, so kann es sich in kürzester Zeit umstellen. Die Umstellung vom ungesunden – warmen und schlecht belüfteten – Stall zur Offenstallhaltung oder zur Weide findet auch im Winter ohne jeden gesundheitlichen Nachteil statt, die Umstellung von der Weidehaltung in den Stall wird fast immer mit gesundheitlichen Problemen verbunden sein.

Winterliche Temperaturen bis zu −20 °C und mehr werden vom Pferd bestens vertragen. Bei extremen Temperaturen wird allerdings der Stoffwech-

sel vermehrt beansprucht: Das Pferd muß bis zu 1 kg Hafer pro Tag mehr erhalten. Sogenannte „Erkältungskrankheiten" konnte der Autor in seiner 20jährigen Pferdepraxis niemals beobachten.
Vielfach findet man in älterer Literatur die Begriffe „Behaglichkeitszone", „Komfortzone" oder „Klimatische Leistungszone" als vermeintlich nötige Forderungen an einen optimalen Stall. Diese Begriffe gelten in keinem Fall für einen Pferdestall. Im Gegenteil haben neuere Untersuchungen ergeben, daß Infektionskrankheiten in warmen Ställen leichter Fuß fassen können als in einem kalten Stallklima. Auch Hitze schadet dem Pferd nicht. Man erinnere sich der robusten Araber-Rassen, die im Wüstenklima ihre Härte erworben haben.
Ein Hitzschlag – Kreislaufversagen durch Überhitzung des Körpers – ist beim Pferd äußerst selten und tritt nur in Verbindung mit extremer körperlicher Leistung auf. Allerdings kann man bei Weidepferden beobachten, daß sie bei Hitze schattige Plätze aufsuchen, um sich vor der Insektenplage zu schützen. Dies ist nicht mit Hitzeempfindlichkeit zu verwechseln.
Luftfeuchtigkeit: Geht man zunächst von humanmedizinischen Aspekten aus, so kann man feststellen, daß eine trockene Raumluft beim Menschen eine höhere Rate an Infektionskrankheiten mit sich bringt. Da unsere Stallungen jedoch fast immer eine zu hohe Luftfeuchtigkeit aufzuweisen haben, könnte man bei oberflächlicher Betrachtung zunächst meinen, dies sei ein gesundheitsfördernder Faktor. Vergleichbar mit Wohnräumen muß die Stalluft jedoch als „schmutzige" Luft angesehen werden. Je feuchter diese ist, um so mehr enthält sie Krankheitskeime, Fäulnisgase und andere Ausscheidungsstoffe. Die feuchte Stalluft ist eine besonders ernst zu nehmende Krankheitsursache. Eine „saubere" Luftfeuchtigkeit wird vom Pferd ebenso gut vertragen (Seeklima) wie eine extrem trockene Luft (Wüstenklima).
Fäulnisgase und Staub: In diesen zwei üblen Begleiterscheinungen einer schlechten Stallhaltung liegen die Ursachen einer ganzen Reihe von Krankheiten: Entzündungen der Atemwege, Infektionskrankheiten aller Art, Parasitenbefall, Hautkrankheiten, Hufkrankheiten und vieles mehr. Schon der große Chemiker Pasteur sagte: „Das Bakterium ist nichts, das Milieu ist alles."
Besonders gefährdet sind neugeborene Fohlen, da diese viel in der Einstreu liegen. Werden diese empfindlichen jungen Tiere viel im Stall gehalten, so sind Fohlenlähme, Lungenentzündung, Rachitis und schlechte Entwicklung die Folge. Bedenkt man, daß bereits 0,003 Vol.-% des Ammoniakgases schädlich sind und in der Matratzeneinstreu das 10fache gemessen wird, so muß man sich über die Robustheit manches Fohlens wundern, welches die ersten Wochen im Stall verbringen muß.
Auch erwachsene Pferde leiden unter der Staubbelastung schwer: Heu- und Strohstaub haben krankmachende Ei-

genschaften. Ob diese pathogene Wirkung des Staubes durch Schimmelpilze, Pollen oder andere Staubteilchen zustande kommt, ist noch nicht bekannt. Besonders gefährdet sind Schleimhäute, die durch vorangegangene Infektionskrankheiten vorgeschädigt wurden. Wärme, hohe Luftfeuchtigkeit, Fäulnisgase, Heu- und Strohstaub und sich wiederholende bakterielle und virale Erkrankungen der Atemwege führen zu einer asthmaähnlichen Bronchitis, der Chronic Obstructiv Pulmonal Disease (C.O.P.D.). Wird dieser Erkrankung nicht durch entsprechende Hygienemaßnahmen begegnet, so endet sie in einem unheilbaren Lungenemphysem (Dämpfigkeit). Werden die kranken Pferde jedoch rechtzeitig in staubfreies Milieu gebracht, so erholen sie sich regelmäßig: Je rigoroser die Pferde von der schlechten Stalluft befreit werden, desto schneller werden sie wieder gesund. Die beste Therapie ist totales Stallverbot, das heißt Tag und Nacht Weidegang. Ein Kompromiß ist die Offenstallhaltung oder die Außenbox, wobei weder Stroh noch Heu gefüttert werden darf. Als Heuersatz bieten sich verschiedene Formen von Cobs oder Pellets an. In Wasser getauchtes Heu kann eine Staubfreiheit nicht immer garantieren. In den Sommermonaten ist die Grasfütterung die beste Art des staubfreien Futterangebots.

Luftverbrauch: Die großen, leistungsfähigen Lungen des Pferdes sind auf einen optimalen Sauerstoffgehalt der Umgebungsluft angewiesen. Bedenkt man, daß pro Minute von einem Pferd etwa 62 l Luft benötigt werden, so läßt sich hieraus errechnen, daß ca. 150 l CO_2 pro Stunde an die Stalluft abgegeben werden. Rechnet man weiter, so benötigt ein 600 kg schweres Warmblutpferd 215 m^3 Frischluft je Stunde. Eine ausgiebige Luftzufuhr und Luftbewegung im Stall ist deshalb für die Gesunderhaltung der Lungen von größter Bedeutung. Stillstehende Luft hat krankmachende Eigenschaften. Obwohl nach herkömmlicher Ansicht Zugluft im Stall ungesund sein soll, sind dem Autor keine Krankheiten bekannt, die durch Zugluft beim Pferd ausgelöst werden. Im Gegenteil kann immer wieder beobachtet werden, daß Pferde Örtlichkeiten bevorzugen, die sich durch eine kräftige Luftbewegung auszeichnen.

Wildpferde z. B. suchen zur Nachtruhe bevorzugt dem Wind ausgesetzte Schlafhügel auf. Selbst im Winter werden trotz Kälte solche Stellen bevorzugt. Auch unsere Hauspferde suchen an windigen Tagen selten windgeschützte Stellen auf, lediglich bei gleichzeitigen Regengüssen verharren sie mit dem Hinterteil zur Regen- und Windseite und versuchen, ihren Kopf windabgewandt zu halten.

Die Bedeutung des Lichtes

Neben der Luft ist das Licht der wichtigste Faktor im Stall. Das ultraviolette Licht verwandelt das Provitamin Ergosterin in der Unterhaut über Zwischenprodukte zum Vitamin D_3.

UV-Licht stimuliert den Stoffwechsel, erhöht die Zahl der roten Blutkörperchen und begünstigt den Ablauf der Brunst. Fensterglas absorbiert die UV-Strahlen fast vollständig. Beim Pferd kommt es auf das gesamte Spektrum des Sonnenlichts an, nicht auf einzelne Wellenbereiche. Solarien können das Sonnenlicht nicht ersetzen.

Am meisten leiden Fohlen unter Lichtmangel. Im Stall gehaltene Fohlen haben Wachstumsstörungen, sie werden rachitisch. Auch die Fohlenlähme kann durch Lichtarmut gefördert werden.

Das Licht nimmt nicht nur über die Haut, sondern auch über das Auge Einfluß auf den Körper. Der Entzug von Lichtreizen durch dunkle Ställe bewirkt gravierende gesundheitliche Nachteile: Blutarmut, Störung in der Bildung der weißen Blutkörperchen, Störungen des Harnstoffwechsels und des Elektrolythaushaltes, Erhöhung des Gehaltes an Cholesterin, freien Fettsäuren und Gesamteiweiß im Blut. Mangelnde Lichtreize wirken trainingshemmend: Der Hämoglobingehalt im Blut nimmt ab, es stellt sich eine Anämie ein.

Gerade bei Rennpferden kann die positive Wirkung einer kombinierten Stall-Weidegang-Haltung nicht selten beobachtet werden. Hier kann man sich des Trainingseffektes des Lichtes, der Luft und der Bewegung bedienen.

Der Lichtbedarf des Pferdes ist größer als der anderer Haustiere. Als ehemaliges Steppentier toleriert es nicht nur eine intensive Lichteinstrahlung, es ist geradezu darauf angewiesen. Ein gesunder Stall muß demzufolge folgende Bedingungen erfüllen:

1. Lufttemperatur: Im Sommer kann die Lufttemperatur bei genügender Luftbewegung im Stall hohe Temperaturgrade erreichen. Im Winter muß der Stall kalt sein, selbst Temperaturen unter −10 °C werden von den Pferden – auch ohne Pferdedecken – ohne gesundheitliche Schäden toleriert. Große Temperaturschwankungen trainieren die Thermoregulation.

2. Luftfeuchtigkeit: Ein guter Stall hat keine hohe Luftfeuchtigkeit. Vor allem muß die Feuchtigkeit in der Luft aber sauber sein!

3. Fäulnisgase: Sauberkeit in der Einstreu ist oberstes Gebot. Die früher häufig praktizierte Matratzeneinstreu ist gesundheitsschädlich.

4. Staub: Staubiges Heu und Stroh fördern Lungenkrankheiten. Auch staubige Reithallen oder Reitplätze sind zu meiden.

5. Frischluft: Der Frischluftbedarf kann nicht hoch genug angesetzt werden: Luftbewegung im Stall ist lebenswichtig. Zugluft ist nicht gesundheitsschädlich.

6. Licht: Große, möglichst weit offene Fenster, Außenboxen, offene Türen, Offenstallhaltung sind Möglichkeiten, den Pferden das lebenswichtige Licht zukommen zu lassen.

7. Bewegung: Die gefängnisähnliche Haltung ist die größte Gefahr für die Gesundheit unserer Pferde. Weidegang zu jeder Jahreszeit und bei jedem Wetter, mindestens für einige Stunden pro Tag, wird nicht nur einen gesundheitsfördernden Einfluß auf das Pferd haben, sondern auch sein seelisches Wohlbefinden heben.

Überprüfung der Gesundheit

Nur wer die Anzeichen von Gesundheit exakt kennt, kann die Symptome einer Krankheit richtig deuten. Sehr häufig aber werden die ersten Anzeichen einer Erkrankung übersehen und wertvolle Zeit geht verloren. Deshalb sei hier auf die wichtigsten Parameter der Gesundheit eingegangen:

Futteraufnahme: Lange Futteraufnahme mit hoher Zahl von Kauschlägen, Gesamtfutteraufnahme pro Tag 8–10 Stunden, für

1 kg Heu	20–100 Minuten
1 kg Stroh	40– 50 Minuten
1 kg Hafer	10– 20 Minuten

Wasseraufnahme: Wasseraufnahme pro Pferd je nach Witterung, Arbeit und Futter 30–80 Liter pro Tag.

Kotabsatz: Regelmäßiger Kotabsatz in Abständen von 30–90 Minuten, Dauer der Darmpassage 24–36 Stunden, Wassergehalt des Kotes ca. 75 %.

Harnabsatz: Pro Tag strahlen Pferde 5–6mal.

Farbe: Hellgelb bis Dunkelgelb, manchmal auch Bräunlichgelb.

Konsistenz: flüssig-schleimig, leicht fadenziehend.

Durchsichtigkeit: trüb.

Geruch: unauffällig.

Haarkleid: Je nach Jahreszeit Sommerhaar, Winterhaar oder Haarwechsel. Das Fell ist glatt und glänzend, die Haare sind anliegend.

Hautoberfläche: glatt, natürliche Pigmentation.

Hauttemperatur: Die Hauttemperatur muß natürlich verteilt sein, das heißt, an den Körperenden (Ohren, Hufe) ist die Temperatur niedriger als an der sonstigen Körperoberfläche.

Schleimhäute: Besichtigt werden die Lidbindehaut, die Nüsternschleimhaut und die Maulschleimhaut. Die Schleimhäute müssen gut durchsaftet sein, eine blaßrosa Farbe haben, die Gefäße sollen sich gut darstellen. Lediglich an den Nüstern darf leichter wäßriger Ausfluß zu sehen sein.

Innere Körpertemperatur: Beim erwachsenen Pferd 37,2–38,0 °C, beim Fohlen 37,5–38,4 °C.

Die Temperatur wird rektal gemessen (3 Minuten).

Puls: erwachsenes Pferd 28–40 Pulswellen/min.

Fohlen 60–80 Pulswellen/min.

Der Puls wird an der Arterie des Unterkieferrandes gemessen.

Der einzelne Puls muß kräftig sein, in gleichmäßigen Pulswellen ankommen und in regelmäßigen Intervallen auftreten. Das Aussetzen jeder dritten oder vierten Pulswelle ist beim ruhenden Pferd normal.

Atmung: erwachsenes Pferd 10–16 Atemzüge/min.

Die Atmung erfolgt in gleicher Weise durch Heben und Senken des Brustkorbes und mit Hilfe der Bauchmuskulatur (costoabdominal).

Die Atmung kann unregelmäßig sein, die Intensität kann variieren. Umfang und Tiefe beim ruhenden Pferd sind eher der oberflächlichen Atmung zuzuordnen und manchmal nur schlecht zu erkennen.

Symptome werden die Anzeichen einer Krankheit genannt. Anhand der Symptome muß der Arzt die Art der Krankheit zu diagnostizieren versuchen. Der Laie jedoch verwechselt häufig das Symptom mit der Krankheit: So ist der Husten lediglich ein Symptom für eine Erkrankung der Atemwege oder der Lunge, ebenso ist eine Kolik eigentlich keine Krankheit, sondern nur der Ausdruck von Bauchschmerzen und eine Lahmheit nur ein Hinweis auf schmerzhafte Zustände in einer Extremität. Die meisten Symptome kann man bei verschiedenen Leiden vorfinden: So tritt Fieber nicht nur bei akuten Infektionskrankheiten auf, sondern kann auch ein Anzeichen für eine Allergie sein. Nur wenige Symptome sind nur für eine Krankheit kennzeichnend: Das intermittierende Hinken etwa deutet ausschließlich auf eine Thrombose der Schenkelarterie hin. Wie bei einem Mosaik bilden viele Symptomsteinchen das Gesamtbild der Krankheit. Fundiertes Wissen und viel Erfahrung sind für die exakte Diagnosestellung nötig. Ein Laie sollte es sich nicht zutrauen, aufgrund seiner vielleicht großen Erfahrung im Umgang mit Pferden, Krankheiten selbständig zu diagnostizieren und gar selbst zu behandeln. Andererseits sollte er dem Tierarzt mit seinen Beobachtungen hilfreich zur Seite stehen. Er sollte die wichtigsten Symptome rechtzeitig erkennen und in ihrer Bedeutung richtig einschätzen.

Im folgenden Schema sind die wichtigsten für den Laien erkennbaren Symptome zusammengetragen, wobei sich das Schema der Einfachheit halber auf Stichworte beschränkt. Trotz der obigen Anmerkung wurde das Symptom Kolik mit der Krankheit im Bereich des Verdauungstraktes gleichgesetzt, um dem Rahmen des Schemas Genüge zu tun.

Hauptsymptom	Nebensymptom	Ursache
Fieber (über 38,2 °C)	Husten, Nasenausfluß	akute Infektion der Atemwege
	Husten, eitriger Nasenausfluß, geschwollene Lymphknoten	Druse
	Husten, Nasenausfluß, Atemnot	Lungenentzündung
	Durchfall, Kolik	Darminfektion
	Schwellung und hochgradige Schmerzhaftigkeit einer Körperregion	Phlegmone
	Zentralnervöse Störungen	Borna'sche Krankheit, Tollwut, Dummkoller
	Quaddeln auf der Körperoberfläche	Allergie
	Schweißausbruch nach der Bewegung	Nachschwitzen durch Wärmestau

Hauptsymptom	Nebensymptom	Ursache
Puls:		
erhöht	mit Koliksymptomen	Kolik
	mit Fieber	Infektionskrankheit
		Aufregung, körperliche Belastung
erniedrigt	unregelmäßige und ungleichmäßige Pulswelle, Leistungsschwäche	Herzkrankheit
Atmung:		
erhöhte Frequenz	chronischer Husten	chronische Lungenkrankheit
	Husten und Fieber	akute Lungenkrankheit
Atemnot: Beschleunigung und Vertiefung der Atembewegung	Husten	chronische Bronchitis
Atemgeräusch bei der Bewegung nur bei der Einatmung		einseitige Kehlkopflähmung
bei der Ein- und Ausatmung		Gaumensegellähmung, Folliculitis
Husten	Fieber, Nasenausfluß	akute Infektion der Atemwege oder Lunge
	Fieber, Nasenausfluß, Atemnot	Lungenentzündung
	Fieber, eitriger Nasenausfluß, geschwollene Lymphknoten	Druse
Husten kurz und trocken	Atemnot	chronische Bronchitis
Husten feucht	Erbrechen, starker Speichelfluß, Würgen	Schlundverstopfung
Nasenausfluß eitrig, einseitig, übelriechend	einseitige Schwellung des Kehlgangslymphknoten	Kieferhöhlenvereiterung
einseitig, eitrig	Schmerzhaftigkeit in den Ganaschen	Luftsackvereiterung
beidseitig	Husten	Bronchitis
blutig ohne Belastung		Erkrankungen der Nasennebenhöhlen, Nasenmuscheln, Luftsäcke
blutig nach Belastung		der Atemwege oder Lunge
mit Futterpartikeln	Würgen, Erbrechen	Schlundverstopfung
Hautoberfläche: Krusten, Borken	Juckreiz	Hautparasiten
schuppig	kreisrunder Haarausfall	Hautpilz
geschwollen und schmerzhaft		mechanisch bedingte Verletzungen wie Satteldruck, Bandagendruck etc.
nässende, rissige Borken, Pusteln		Ekzem

Hauptsymptom	Nebensymptom	Ursache
Pusteln und Quaddeln	Fieber	Nesselfieber
Geschwüre an den Extremitäten		Sommerwunden
Hauttemperatur: erhöht	Fieber	Infektionskrankheit
	Schweißausbruch und Lahmheit oder Bewegungsstörung	starke Schmerzen bei Frakturen, Fissuren, Hufrehe, Thrombose, Lumbago
	Schweißausbruch und Koliksymptome	Kolik
erniedrigt	Koliksymptome	Kolik
Schleimhäute: blaß	Verletzung	akuter Blutverlust
	Abmagerung	chronische Blutarmut
	kalter Schweißausbruch, erhöhte, erschwerte Atmung	Schock
gerötet	Augenausfluß, Lichtscheue	Augenkrankheit
	Fieber	Infektionskrankheit
dunkelrot	Koliksymptome	Kreislaufversagen
gelblich	mit Koliksymptomen oder nach überstandener Kolik	Darmerkrankung mit Stauung des Gallenfarbstoffes (Stauungsgelbsucht)
schlechte Futteraufnahme	scharfe Kanten an den Backenzähnen, übler Mundgeruch, Blut in der Mundhöhle	Zahnkrankheiten
	Fieber	Infektionskrankheiten Entzündungen
	Schwellung der oberen Halsgegend, geschwollene und schmerzhafte Lymphknoten	Entzündungen im Bereich des Rachens und Kehlkopfes: Luftsackentzündung, Druse und ähnliches
keine Futteraufnahme	Unruhe, Scharren, Hinlegen und Aufstehen, Schweißausbruch Umsehen nach dem Leib	Kolik
	ohne Begleitsymptome	verdorbenes Futter, Futterzusätze (Medizin, Vitamine)
		Streß
		Wasserentzug
keine Wasseraufnahme	mit Koliksymptomen	Kolik
Kotabsatz fehlt	mit Koliksymptomen	Kolik

Hauptsymptom	Nebensymptom	Ursache
Kotabsatz häufig	ohne Begleitsymptome	Aufregung
Kot weich oder wäßrig	mit Koliksymptomen	Kolik
	ohne Koliksymptome	Darmentzündung
fehlender Harnabsatz	mit Koliksymptomen	Kolik
Haarkleid stumpf	Abmagerung, schlechter Appetit	chronische Krankheiten
	guter Appetit	Darmparasiten
	chronischer Husten	chronisches Lungenleiden

Hauptmängel

Der Gesetzgeber hat zum Schutz des Käufers einige Krankheiten unter dem Begriff der Hauptmängel zusammengefaßt. Diese zum Teil nur sehr vage definierten Krankheiten machen innerhalb einer bestimmten Frist, der Gewährsfrist, den Kauf ungültig, so die Fehler dem Verkäufer in dieser Zeit angezeigt werden. Diese Hauptmängel, auch gesetzliche Gewährsmängel genannt, wurden 1899 in der Kaiserlichen Verordnung erlassen.
Die Frist, innerhalb der sie dem Verkäufer mitgeteilt werden müssen, beträgt 14 Tage. Der Käufer braucht nicht nachzuweisen, daß die Krankheiten schon beim Verkauf vorhanden gewesen sind. Der Gesetzgeber geht davon aus, daß das Pferd bereits bei Übergabe an diesen Mängeln litt. Zu den 14 Tagen Gewährsfrist hat der Käufer noch zwei Tage Zeit, um den Verkäufer zu benachrichtigen (Anzeigefrist). Die Hauptmängel gelten bei jedem Pferdekauf, es sei denn, sie wurden ausdrücklich ausgenommen.

Fünf Krankheiten und eine Untugend zählen zu den Hauptmängeln:
1. Rotz: Rotz ist eine Infektionskrankheit, die in Deutschland seit langem getilgt ist. Dennoch gilt sie immer noch als Hauptmangel.
2. Dummkoller: Unter Dummkoller wird eine allmählich oder infolge einer akuten Gehirnwassersucht entstandene unheilbare Erkrankung des Gehirns verstanden, bei der das Bewußtsein herabgesetzt ist. Eine Krankheit in dieser Form tritt heute so gut wie nicht mehr auf.
3. Dämpfigkeit: Dämpfigkeit ist definiert als eine Atembeschwerde, die durch einen chronischen und unheilbaren Krankheitszustand der Lunge oder des Herzens bewirkt wird. Hier sind in unglücklicher Form zwei völlig verschiedene Krankheitskomplexe zusammengefaßt. Außerdem wird die Tatsache der Unheilbarkeit immer wieder zum Streit Anlaß geben. Eine neue Definition wäre dringend geboten.
4. Das Kehlkopfpfeifen: Als Kehlkopfpfeifen gilt eine Atemstörung, die durch einen chronischen und unheilbaren Krankheitszustand des Kehl-

kopfes oder der Luftröhre verursacht wird und durch ein hörbares Geräusch gekennzeichnet ist. Auch diese Definition ist ungenügend, da man durch eine Operation zwar das Atemgeräusch zum Verschwinden bringen kann, die Krankheit – die Kehlkopflähmung – jedoch nicht behoben ist. Auch bei anderen Erkrankungen des Kehlkopfes kann die Unheilbarkeit zum Streitpunkt werden.

5. Periodische Augenentzündung: Die periodische Augenentzündung ist im Gesetz definiert als eine auf innere Einwirkung beruhende entzündliche Veränderung an den inneren Organen des Auges. Auch hier sind mehrere unterschiedliche Entzündungszustände angesprochen.

6. Koppen: Unter Koppen versteht man das Abschlucken von Luft. Die Pferde tun dies entweder mit aufgesetzten Schneidezähnen (Krippensetzen, Aufsetzen) oder ohne Hilfsmittel (Freikoppen).

Wird ein Hauptmangel innerhalb der Gewährsfrist erkannt und rechtzeitig dem Verkäufer angezeigt, so muß der Verkäufer nicht nur einer Wandlung zustimmen (Rücknahme des Pferdes), sondern er muß auch alle Kosten tragen, die dem Käufer innerhalb dieser Zeit entstanden sind. Nach Ablauf der Gewährsfrist beginnt die Verjährungs- oder Klagefrist, die 6 Wochen beträgt.

Organkrankheiten

Erkrankungen der Atmungsorgane

Krankheiten der Nase

Nasenbluten:

Begriff: Unabhängig vom ursprünglichen Ort der Blutung wird jeder Blutaustritt aus der Nase als Nasenbluten bezeichnet.

Ursache: Je nach Herkunft der Blutung sind verschiedene Gründe hierfür zu nennen: Verletzungen von außen (Schlagverletzungen, Unfälle etc.) wie auch innere Verletzungen durch medizinische Manipulationen (Einschieben der Nasenschlundsonde oder des Endoskopes) können zu einer Blutung der Nasenschleimhaut oder des Siebbeines führen. Auch Blutungen aus dem Luftsack führen zum sogenannten Nasenbluten. Da hier meist sehr große Blutgefäße geschädigt sind, kann diese Blutung zu lebensbedrohlichen Zuständen führen.

Dem Nasenbluten der Vollblüter liegen meist chronische Erkrankungen der Atemwege zugrunde. Die in früheren Zeiten aufgestellte Theorie über eine „erblich bedingte“ Störung der Blutgerinnungsfaktoren wird heute nicht mehr uneingeschränkt akzeptiert.

Grundsätzlich kann man das Nasenbluten in zwei Kategorien einteilen, die Blutung im Stande der Ruhe und die Blutung während starker Beanspruchung. Während Blutungen beim unbelasteten Pferd eher ihre Ursache in krankhaften Zuständen der Kopfregion haben, treten Blutungen bei starker Belastung vermehrt infolge einer Erkrankung der Atemwege oder der Lunge auf (Lungenblutung).

Behandlung: Die Behandlung richtet sich stets nach der Ursache: Selten stellt das Nasenbluten eine lebensgefährliche Situation dar. Die Blutung selbst bedarf nur bei einer starken Blutung einer Therapie. Leichte Blutungen kommen meist schon nach wenigen Minuten von selbst zum Stillstand. Bei starkem Blutverlust (Luftsackblutungen, Siebbeinverletzungen etc.) ist ein baldiger Flüssigkeitsersatz oder Blutersatz (Bluttransfusionen) einzuleiten, um einem Kreislaufzusammenbruch vorzubeugen.

Nasenkatarrh

Begriff: Unter einem Nasenkatarrh (Rhinitis) versteht man eine Entzündung der Nasenmuscheln, die mit vermehrter Schleimabsonderung verbunden ist.

Symptome: Das auffälligste Symptom ist der Nasenausfluß. In der Regel sind die Mandibularlymphknoten (Kehlgangslymphknoten) geschwollen und druckempfindlich. In der weitaus überwiegenden Anzahl der Krankheitsfälle ist der Nasenausfluß als Symptom einer allgemeinen Infektion der Atemwege oder auch als Symptom einer Erkrankung einzelner Partien im Kopfbereich zu werten (Luftsack, Kieferhöhle, Nasenmuschel).

Behandlung: Die Therapie richtet sich nicht nach dem Symptom, sondern stets nach der Ursache. Tritt also der Nasenkatarrh als Begleiterkrankung einer allgemeinen Infektion auf, so wird er nach Therapie dieser Infektion abklingen. Hat der Nasenkatarrh eine lokale Erkrankung im Nasenraum als Ursache, so ist diese gezielt zu behandeln. Niemals sollte man sich als Laie damit begnügen, den Nasenausfluß als Katarrh zu diagnostizieren und auf eine Selbstheilung zu hoffen.

Erkrankungen der Kiefer- oder Stirnhöhlen

Begriff: Bakterielle Infektionen der oberen Atemwege können eine Infektion der Kiefer- oder Stirnhöhle zur Folge haben; Zahn- oder Zahnfachererkrankungen können eine eitrige Entzündung mit Durchbruch des Eiters in die Kieferhöhle bewirken.

Symptome: Einseitiger, chronischer und anfallsweise auftretender, meist übelriechender eitriger Nasenausfluß ist ein wichtiger Hinweis auf diese Krankheit. Meist ist gleichzeitig der zugehörige Kehlgangslymphknoten geschwollen.

Bei Verdacht auf eine Kieferhöhlenerkrankung ist eine baldige Röntgenuntersuchung zu veranlassen. Auch thermographische Untersuchungen können von Nutzen sein.

Behandlung: Die Behandlung richtet sich wie immer nach der Ursache der Krankheit. Da sehr häufig Zahnkrankheiten eine eitrige Kieferhöhlenentzündung verursachen, ist das Augenmerk auf das Zahnproblem zu richten. Da die Entzündungen meist erst sehr spät erkannt werden, wird die Therapie nicht selten erfolglos bleiben oder sehr lange Zeit in Anspruch nehmen. Auch hier sei vor einer Selbstdiagnose gewarnt: Jeder einseitige Nasenausfluß muß unter dem Gesichtspunkt einer möglichen Kieferhöhlenerkrankung gesehen werden, und diese ist einer baldigen Therapie zuzuführen.

Krankheiten des Luftsackes

Eitrige Luftsackentzündung – Luftsackempyem

Begriff: Luftsäcke sind doppelt-faustgroße Hohlräume, die jeweils links und rechts in der Ganaschengegend sitzen. Zum Rachenraum hin hat jeder Luftsack eine schlitzförmige Öffnung. Über diese Öffnungen kommt es zu Infektionen der Luftsäcke mit den entsprechenden Folgen.

Symptome: Je nach Infektion eines oder beider Luftsäcke besteht auch einseitiger oder beidseitiger Nasenausfluß. Da über die Luftsacköffnung immer wieder Eiter in den Rachenraum und in den Kehlkopf abläuft, wird das Pferd auch von Zeit zu Zeit husten. Bei der Betastung der oberen Halsgegend scheint das Pferd Schmerzen zu empfinden, außerdem

ist eine mehr oder weniger große Schwellung in der Gegend des Luftsackes zu ertasten. Im akuten Fall können auch Schluckbeschwerden auftreten, manchmal läuft aufgenommenes Wasser oder Futter über die Nase wieder ab. Bei chronischen Luftsackempyemen beschränken sich die Symptome meist auf chronischen ein- oder beidseitigen Nasenausfluß.
Der Tierarzt kann durch Röntgen oder Endoskopie die Diagnose sichern.
Behandlung: Mit Hilfe eines Luftsackkatheters wird der Tierarzt den Luftsack mehrmals mit desinfizierenden Lösungen spülen. Die Behandlung wird solange durchgeführt, bis der Nasenausfluß aufhört. Nur in seltenen, besonderen Fällen wird der Luftsack von außen geöffnet.

Krankheiten des Kehlkopfes

Kehlkopfentzündung

Begriff: Unter einer Kehlkopfentzündung versteht man entzündliche Veränderungen der Kehlkopfschleimhaut, die vor allem durch virale oder bakterielle Infektionen hervorgerufen wurden.
Ursachen: Virusinfektionen sind sehr oft die Ursache chronischer Verlaufsformen. Auch bei bakteriellen Infektionen wie Druse kommt es zu einer heftigen akuten Entzündung mit eitrigem Ausfluß und Husten.
Symptome: Bläschenartige Erhebungen an der Schleimhaut, Atemstörungen; kurzer, mehr oder weniger heftiger Husten, meist feucht, manchmal aber auch trocken, vor allem bei Luftwechsel. Plötzliche kalte oder warme Luft, vor allem aber staubige Luft, staubiges Futter, aber auch das Abschlucken von Futter kann zu Hustenanfällen führen. Nasenausfluß kann, muß aber nicht, gleichzeitig vorhanden sein. Durch Druck auf den Kehlkopf oder die ersten Luftröhrenringe kann man leicht einen oder mehrere Hustenstöße auslösen.
Durch eine Kehlkopfspiegelung kann die Diagnose erhärtet werden.
Behandlung: Die meisten akuten Infektionen heilen spontan, ohne jede Therapie, von selbst ab. Frische Luft, staubarme Haltung und staubfreies Futter sind die beste Behandlung. Stellt sich gleichzeitig Fieber ein, sollte ein Tierarzt zu Rate gezogen werden. Auch ist darauf zu achten, daß eine Kehlkopfentzündung sehr oft mit einer Entzündung von Luftröhre oder Bronchien verbunden ist.
Die Kehlkopfentzündung allein kann gut mit Inhalationen oder Kehlkopfduschen therapiert werden. Sind die tieferliegenden Atemwege mitbeteiligt, so sind andere Behandlungsmaßnahmen einzuleiten.
Komplikationen: Die Kehlkopflähmung oder die chronische Schwellung der Kehlkopfschleimhaut sind gefürchtete Folgekrankheiten der Kehlkopfentzündung. Beide Krankheiten sind zum Hauptmangel Kehlkopfpfeifen zuzuordnen, da sie einen chronischen und unheilbaren Krankheitszustand darstellen und mit einem hörbaren Atemgeräusch verbunden sind.

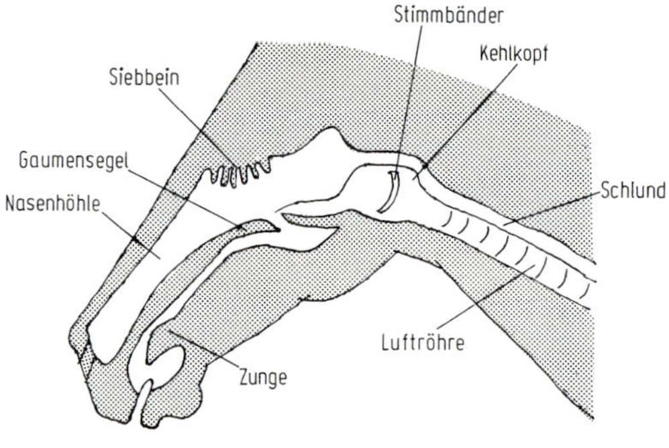

Abb. 36. Querschnitt durch den Pferdekopf (schematisch).

Kehlkopflähmung – linksseitige Kehlkopflähmung – Hemiplegia laryngis sinistra

Begriff: Die Kehlkopflähmung ist eine nicht seltene Erkrankung meist der linken Hälfte des Kehlkopfes. Dieses Leiden wird dem Hauptmangel Kehlkopfpfeifen zugeordnet. In der überwiegenden Anzahl der Fälle wird dieses – man spricht auch vom Ton oder vom Rohren – auch durch eine Kehlkopflähmung hervorgerufen, in einigen Fällen kann es jedoch auch durch andere Krankheitszustände des Kehlkopfes verursacht werden.

Ursache: Der einseitigen Kehlkopflähmung liegt die Lähmung des Kehlkopfnervs Nervus recurrens zugrunde. Über das Zustandekommen der Nervenlähmung gibt es eine Vielzahl von Theorien: Bakteriellen Infektionen wird ebenso die Schuld gegeben wie auf den Nerv einwirkenden Dehnungskräften oder bestimmten Giften.

Symptome: Die Kehlkopflähmung ist gekennzeichnet durch ein Atemgeräusch, welches vorwiegend in einer höheren Gangart zu hören ist. Da der Luftstrom durch den verengten Kehlkopf strömen muß, blähen sich bei erhöhtem Luftbedarf die Stimmbandtaschen beim Einatmen noch weiter auf und verengen zusätzlich das Lumen. Dies kann man an einem mehr oder weniger lauten Atemgeräusch erkennen, welches sich meist wie ein laut gesprochenes ›CH‹ anhört und stets mit der Einatmung verbunden ist.

Der Tierarzt kann durch eine Kehlkopfspiegelung die Diagnose bestätigen.

Behandlung: Obwohl die Lähmung unheilbar ist, kann man durch plastische Operationen versuchen, den verkleinerten Kehlkopfeingang zu erweitern. Dies geschieht entweder durch die Entfernung der Stimmtaschen und eine Fixation der Stimmbänder an der inneren Kehlkopfwand (Ventrikelektomie) oder durch Erweiterung des Kehlkopfes an der Außenseite mit Hilfe eines Kunststoffadens (Laryngoplastik). Meist gelingt es durch die Operation, das Lumen des Kehlkopfes zu erweitern, nicht immer verschwindet aber auch das Atemgeräusch.

Bei inoperablen Kehlkopfpfeifern kann auch ein Dauer-Luftröhrenschnitt gemacht werden.

Krankheiten der Bronchien

Bronchitis

Begriff: Unter einer Bronchitis versteht man eine Entzündung der Bronchien. Sowohl die großen wie auch die kleinen Bronchien können von den entzündlichen Veränderungen betroffen sein. Die Krankheit kann akut auftreten und innerhalb kurzer Zeit ausgeheilt sein, sie kann aber auch einen chronischen Verlauf nehmen, lange Zeit anhalten und ist dann nur schwer wieder auszuheilen. Dennoch heißt chronisch nicht unheilbar, sondern nur längere Zeit anhaltend.

Symptome: Husten ist ein unabdingbares Begleitsymptom jeder Bronchitis. Zugleich ist der Husten manchmal das einzige Symptom, welches für einen Laien erkennbar ist. Bei einer infektiös bedingten Bronchitis wird sich zusätzlich Nasenausfluß und in den ersten Tagen auch Fieber einstellen (siehe Influenza). Die Zahl der Atemzüge kann leicht erhöht sein. Eine sichere Diagnose kann nur durch Auskultation (Abhören) gestellt werden: Die ein- und ausströmende Luft erzeugt in verengten Bronchien ein verschärftes Atemgeräusch. Aufgrund der oft sehr unauffälligen Symptome wird eine Bronchitis manchmal nicht rechtzeitig erkannt oder bagatellisiert.

Ursache: Sowohl Viren wie auch Bakterien können eine Bronchitis bewirken

Abb. 34. Mit Hilfe des Endoskops, das durch die Nüstern in die Luftröhre eingeführt wird, kann das Ausmaß von Bronchial- oder Lungenkrankheiten festgestellt werden.

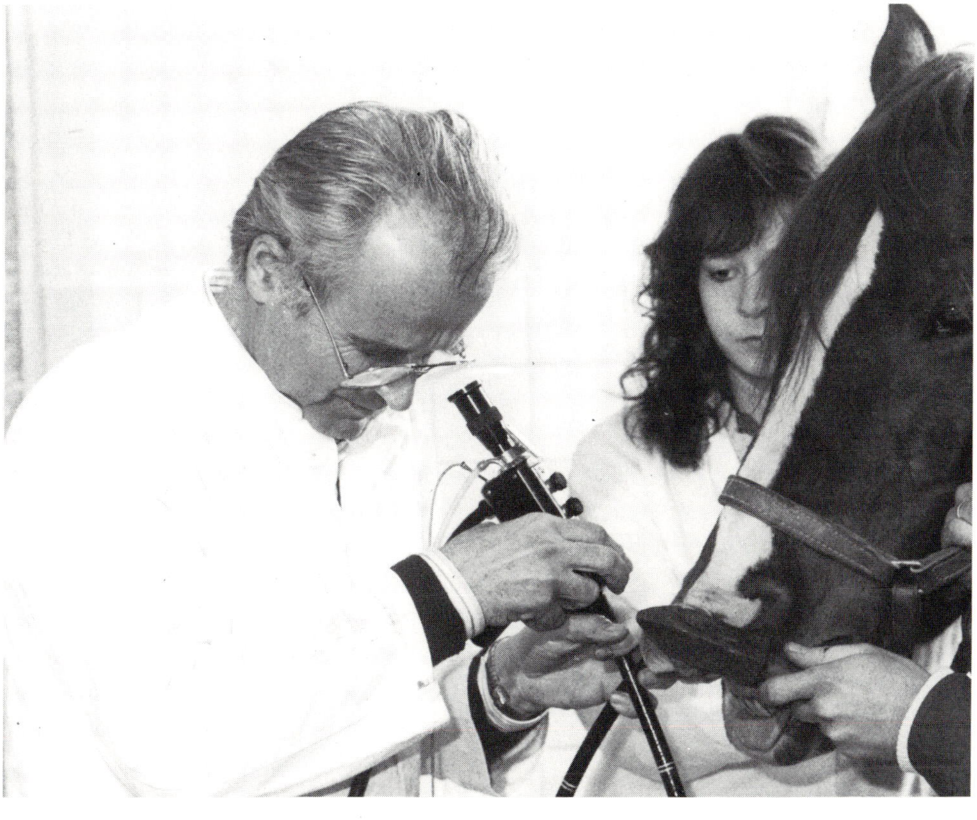

(siehe Influenza, Druse). Ebenso häufig dürfte jedoch die schlechte Stalluft Schuld an einer Bronchitis haben. Geschlossene Fenster und Türen, staubiges, schimmliges Heu und Stroh, mangelhafte Einstreuhygiene (Matratzenstreu!) sind der Feind jeder Pferdelunge.

Erkältungen oder Zugluft sind keine Krankheitsursachen. Das Pferd ist gegenüber Witterungseinflüssen so gut geschützt, daß es nicht an sogenannten „Erkältungskrankheiten" erkrankt.

Behandlung: Ist die Bronchitis durch Viren ausgelöst, so wird jede Therapie vergebens sein, da es kein Medikament gibt, welches die Viren direkt bekämpft. Bei einer bakteriellen Bronchitis kann der Tierarzt mit Antibiotika den Krankheitsverlauf günstig beeinflussen. Stets ist der Lufthygiene besondere Aufmerksamkeit zu widmen. Ein gut belüfteter Stall und staubarmes Futter werden jede Bronchitis schnell zum Abheilen bringen. In besonders hartnäckigen Fällen ist bei jedem Wetter ganztägiger Weidegang zu empfehlen.

Als besonders wirksame Medikamente sind Clenbuterol und Theophyllin zu erwähnen. Inhalationen mit Medikamenten haben nur wenig Einfluß auf die Bronchitis. Ebenso schwach wirken die üblichen Hustensäfte.

Chronisch-obstriktive Bronchitis – C.O.P.D. chronic-obstructive-pulmonal disease – Asthma bronchiale

Begriff: Eine chronische Bronchitis führt nach Verlust einer Schutzschicht in der Bronchialschleimhaut zu einem Verkleben dieser Schleimhaut und somit zu einer erheblichen Beeinträchtigung der luftzuführenden Wege: Es stellt sich hochgradige Atemnot ein. Vielfach werden solche Pferde fälschlicherweise als dämpfig bezeichnet. Da jedoch dieser Krankheitsprozeß heilbar ist und Dämpfigkeit laut gesetzlicher Definition eine unheilbare Krankheit ist, darf in diesem Zusammenhang nicht von Dämpfigkeit gesprochen werden.

Symptome: Ein trockener, quälender Husten ist ein sicheres Zeichen: Die Hustenstöße sind kurz und oberflächlich. Meist besteht kein Nasenausfluß. Die Atemfrequenz ist deutlich erhöht, die Ausatmung erschwert, die Bauchpresse wird zu Hilfe genommen. An schwülen Sommertagen kann auch anfallsweise schwere Atemnot auftreten, die in manchen Fällen sogar zum Erstickungstod führen kann. Beim Abhören des Pferdes ist ein deutliches Rasseln zu hören. Dieses Rasselgeräusch entsteht durch das Auseinanderreißen der verklebten Schleimhäute.

Ursache: Die langjährige Inhalation von Allergenen führt zu dieser chronischen Lungenerkrankung. Die beim Fressen gleichzeitig eingeatmeten Schimmelpilze aus Heu oder Stroh tragen fast allein die Schuld an der C.O.P.D., jedoch können schlechte Stalluft und unhygienische Einstreu (Matratzenstreu) den Krankheitsprozeß beschleunigen.

Behandlung: Die beste Therapie ist Weidegang für 6–12 Monate. Der Stallaufenthalt ist in dieser Zeit ganz zu verbieten. Auch im Winter können die Pferde bei gutem Kraftfutterangebot Tag und Nacht im Freien bleiben. In dieser Zeit wird auch die hartnäkkigste C.O.P.D. ausheilen. Anschließend ist jedoch dafür zu sorgen, daß nicht erneut Allergene das Aufflackern der Krankheit bewirken: Heu-Cobs oder nasses Heu, Sägemehl- oder Torfeinstreu und Außenboxen werden einen Rückfall verhindern. Mit Clenbuterol oder Theophyllin kann man den Heilungsprozeß beschleunigen. Cortison-Präparate können zwar vorübergehend eine rasche Besserung bringen, nach Abklingen der Wirkung stellt sich jedoch wieder der alte Zustand ein. Eine Dauermedikation ist wegen der Nebenwirkungen nicht zu empfehlen.

Andere Therapien, wie z. B. die Kochsalz-Infusions-Therapie, sind nur in den Fällen angezeigt, bei denen ein Weidegang nicht möglich ist. Auch bei dieser aufwendigen Therapie ist die staubarme Aufstallung nach der Behandlung für deren Erfolg ausschlaggebend.

Krankheiten der Lunge

Lungenentzündung – Bronchopneumonie – Pneumonie

Begriff: Unter einer Lungenentzündung versteht man eine entzündliche Erkrankung der Lungenbläschen (Alveolen), manchmal unter Mitbeteiligung der Bronchien. Beim erwachsenen Pferd tritt die Lungenentzündung sehr selten auf, beim Fohlen hingegen ist sie eine gefürchtete Krankheit, die unbehandelt rasch zum Tod führen kann.

Symptome: Hohes Fieber, Husten und Atemnot sind typische Anzeichen dieser Krankheit. Auch hier kann nur der Tierarzt durch Auskultation (Abhören) eine sichere Diagnose stellen: Die bronchialen Atemgeräusche sind für die Lungenentzündung kennzeichnend. Freßunlust und Apathie sind zusätzliche Anzeichen für die schwere Krankheit.

Ursache: Ähnlich wie bei der Bronchitis können Viren oder Bakterien die Lungenentzündung verursachen. Besonders abwehrschwache Fohlen sind für die Infektion sehr anfällig. Gelegentlich kommt es auch durch falsch eingegebene Medikamente zu einer Einguß-Pneumonie. Bei einer Schlundverstopfung können die eingeatmeten Futterpartikel und der eingeatmete Speichel eine Pneumonie bewirken.

Behandlung: Bei bakteriellen Infektionen ist eine sofortige Therapie mit hohen Antibiotikagaben angezeigt. Eine Unterbringung in staubarmer Umgebung bei ausreichender Luftzufuhr ist geboten. Bei sehr jungen Fohlen kann eine mehrmalige Sauerstoffinhalation pro Tag zusätzlich zur tierärztlichen Therapie helfen. Sobald als möglich ist den kranken Tieren wieder Weidegang zu gewähren, da nur auf der Koppel die optimalen Luftverhältnisse anzutreffen sind.

Vor einer Erkältung muß auch das junge Pferd nicht geschützt werden, da die Thermoregulation und der Nässeschutz schon beim Fohlen bestens funktionieren.

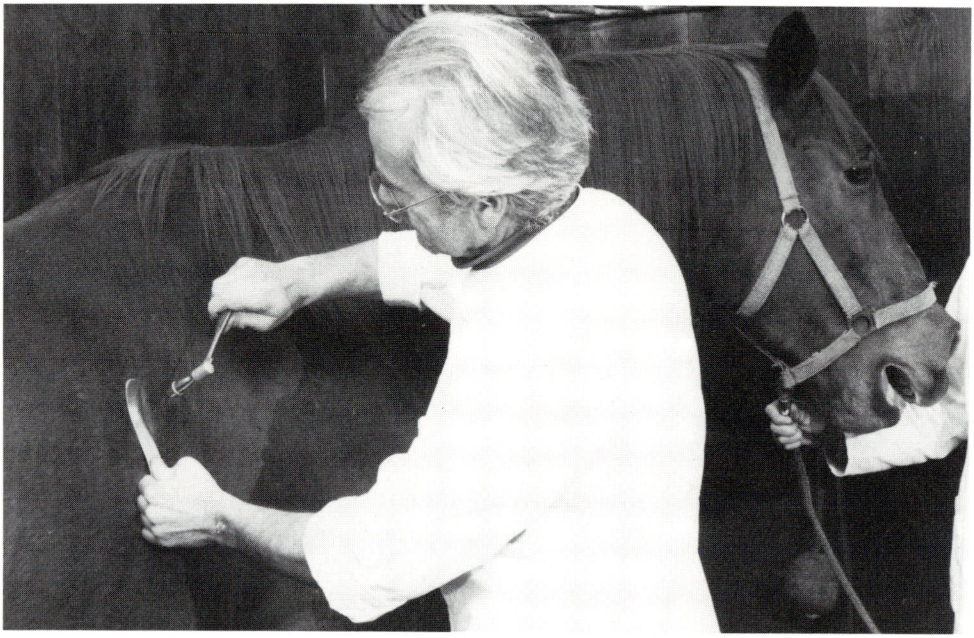

Abb. 35. Durch Beklopfen (Perkussion) wird die Größe und Qualität der luftgefüllten Räume der Lunge untersucht. Dämpfungsbezirke oder ein überlauter Schall weisen auf Erkrankungen hin. Bei einem Lungenemphysem ist das Perkussionsfeld erweitert.

Lungenemphysem

Begriff: Das chronisch-alveoläre Lungenemphysem fällt unter den Begriff der Dämpfigkeit. Unter einem Lungenemphysem versteht man eine irreversible Lungenerweiterung durch chronische Schäden an den Alveolen (Lungenbläschen) und dem Bindegewebe der Lunge (Interstitium).

Symptome: Chronischer trockener Husten, chronische Atemnot mit Zuhilfenahme der Bauchpresse bei der Ausatmung, Leistungsabfall, Abmagerung und Freßunlust sind die klassischen Symptome. Auch für einen Tierarzt kann es gelegentlich sehr schwer sein, ein Lungenemphysem von einer chronisch-obstruktiven Bronchitis zu unterscheiden. Hier kann nur eine „diagnostische" Therapie Klarheit schaffen: Sind z. B. nach einem halben Jahr Weidegang ohne jeden Stallaufenthalt die Symptome gebessert oder ganz verschwunden, so kann es sich um kein Lungenemphysem gehandelt haben.

Ursache: Ein Lungenemphysem entwickelt sich durch chronische Atemnot des Pferdes meist im Gefolge einer chronischen Bronchitis. Je älter die Pferde sind, um so schneller kann sich ein Lungenemphysem entwickeln. Aber auch jeder andere Sauerstoffmangel kann zum Lungenemphysem führen (z. B. nach einem Lungenödem).

Behandlung: Obwohl das Lungenemphysem selbst unheilbar ist, sollte dennoch ein Therapieversuch unternommen werden, um die Möglichkeit des Vorliegens einer chronischen Bronchitis auszuschließen (siehe C.O.P.D.).

Zucht: Pferde mit chronischen Erkrankungen des Respirationstraktes sollten unbedingt von der Zucht ausgeschlossen werden, um auch über den Weg einer Zuchtauslese die Zahl der chronisch hustenden Pferde zu verringern.

Erkrankungen der Verdauungsorgane

Zahnkrankheiten

Zahnstein

An den Schneidezähnen und an den Hakenzähnen sind des öfteren starke Zahnsteinbeläge zu beobachten. Eine Zahnfleischentzündung im Bereich der Beläge ist die Folge. Mit einer Pinzette oder einer kleinen Zange können die weichen Beläge leicht entfernt werden.

Kantengebiß

Scharfe Kanten und Spitzen an der Kaufläche der Backenzähne bilden sich am Oberkiefer auf der Backenseite und am Unterkiefer auf Zungenseite aus. Hierdurch kann es zu Verletzungen der Backen- oder Zungenschleimhaut kommen. Aus diesem Grund sollte von Zeit zu Zeit die Kan-

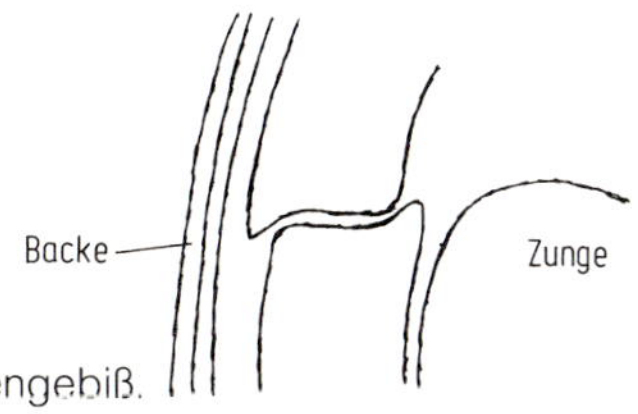

Abb. 37. Kantengebiß.

tenbildung kontrolliert und bei Bedarf durch den Tierarzt mit Hilfe einer Zahnraspel korrigiert werden.

Hakenbildung

Da nicht selten der erste Backenzahn des Oberkiefers den des Unterkiefers um eine halbe Zahnbreite zur Maulöffnung hin überragt (leichtes Karpfengebiß), bildet sich durch den fehlenden Abrieb ein mehr oder weniger starker Haken am oberen Zahn (P2). Beim Hechtgebiß ist der erste Backenzahn des Unterkiefers von dieser unnatürlichen Abreibung betroffen. Im Extremfall kann dieser Haken das Zahnfleisch des gegenüberliegenden Kiefers verletzen und so erhebliche Kaubeschwerden verursachen. Kurze Haken können mit der üblichen Zahnraspel abgeraspelt werden, längere Haken müssen abgemeißelt oder mit einer Spezialzange abgezwickt werden.

Zahnfachentzündung – Periodontitis

Die Zahnfachentzündung ist zwar eine seltenere Form einer Zahnerkrankung, sie kann jedoch sehr unangenehme Folgen haben. Sie kann durch eine Zahnfleischentzündung, eine Zahnwurzelhöhlenentzündung, durch Zahnbruch oder auch durch zu große Zahnzwischenräume entstehen. Da

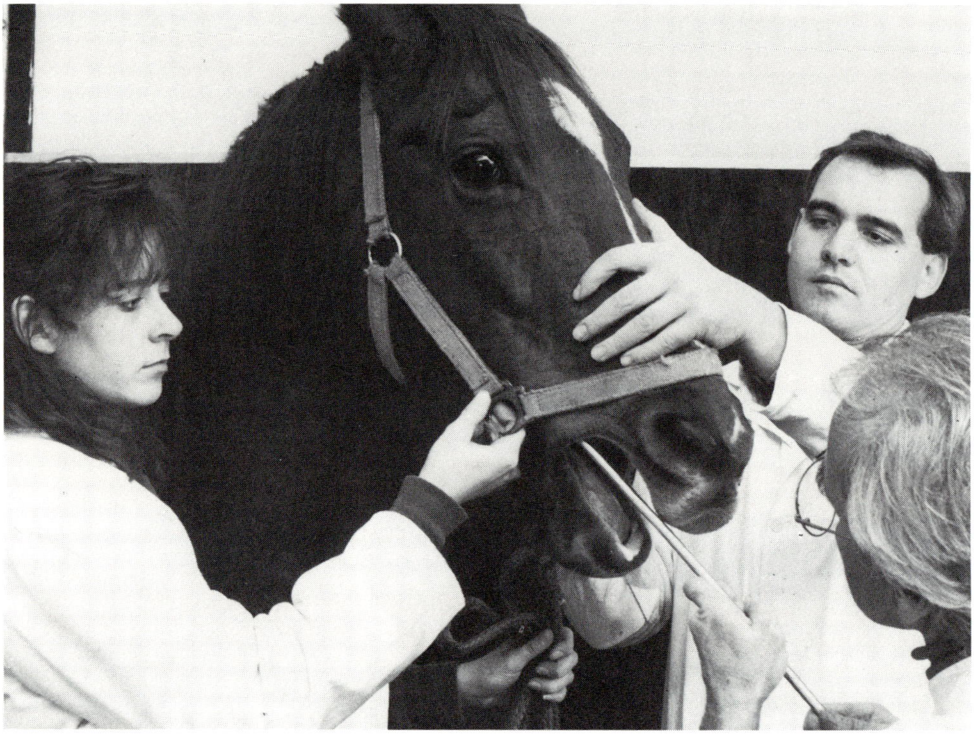

Abb. 38. Zweimal jährlich sollten die Zähne des Pferdes untersucht werden. Falls erforderlich, sind die scharfen Kanten der Backenzähne mit einer Raspel zu beseitigen. Da Pferdezähne besonders weich sind, genügt meist eine einfache Raspel, die mit der Hand geführt wird. Nur bei sehr langen Zahnspitzen sind zusätzliche Hilfsmittel erforderlich.

die Zahnfachentzündung nur allgemeine Symptome wie Appetitlosigkeit, häufiges Kopfschlagen oder zwar spezifische, aber meist schlechter zu erkennende Anzeichen wie üblen Mundgeruch und starken Speichelfluß aufweist, wird sie meist zu spät erkannt, oft erst, wenn der vom Zahnfach in die Kieferhöhle eingebrochene Eiter sich in solchen Mengen in der Kieferhöhle angesammelt hat, daß er zur Nüsteröffnung herausläuft. Liegt das Zahnfach allerdings nicht in der Kieferhöhle, sondern im massiven Knochen des Ober- oder Unterkiefers, so bahnt sich der Eiter auf dem Wege einer Knochenauflösung seinen Weg direkt nach außen.

Nur durch eine Röntgenuntersuchung oder eine thermographische Aufnahme kann die richtige Diagnose gestellt werden. Eine operative Entfernung des verursachenden Zahnes ist dann schnellstens zu veranlassen. Ist der Knochen bereits vom Entzündungsprozeß angegriffen, so kann sich die Heilung über Monate hinziehen.

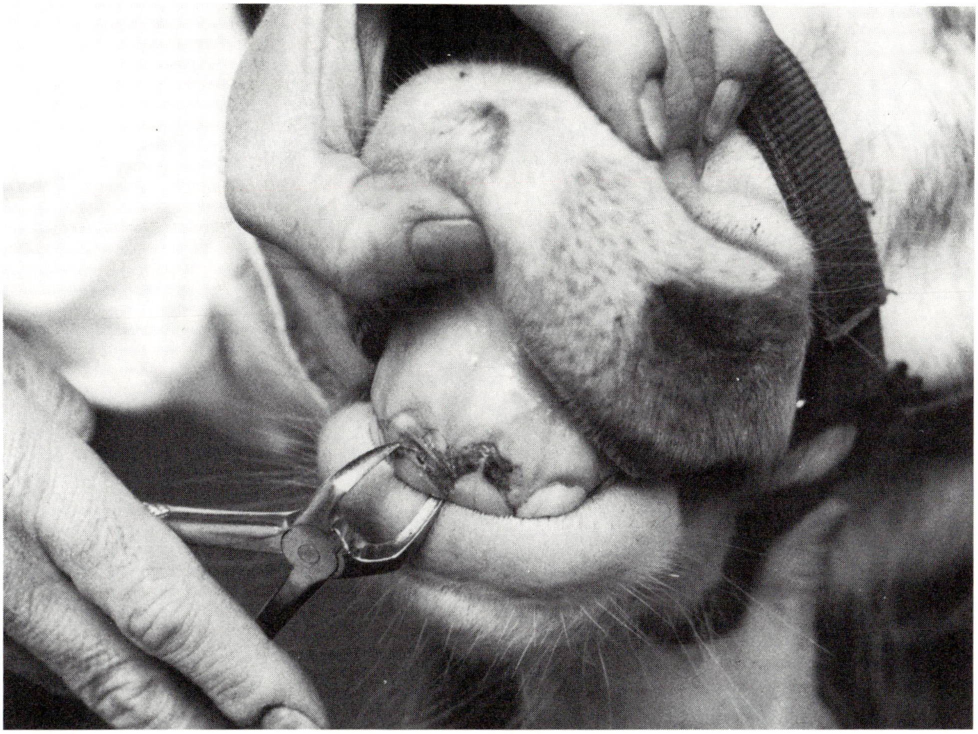

Abb. 39. Milchzähne, die das Durchstoßen des bleibenden Zahnes behindern, können meist ohne Schwierigkeiten gezogen werden.

Zahnwurzelhöhlenentzündung – Pulpitis

Dringen Bakterien über Risse im Zahn, über Zahnfäule (Karies) oder über eine Zahnfachentzündung in die Zahnwurzelhöhle ein, so entzündet sich diese. Das Pferd zeigt uns die so entstandenen Zahnschmerzen sehr schlecht: Die sogenannten Prieme oder Wickel sind Zeichen für einen unterbrochenen Kauvorgang. Nur einem sehr sorgfältigen Beobachter werden die Zahnschmerzen des Pferdes auffallen. Meist wird auch hier die Erkrankung erst erkannt, wenn das Zahnfach miterkrankt ist und sich die oben erwähnten Symptome einstellen. Auch hier bleibt dann nur noch die Entfernung des kranken Zahnes.

Zahnfäule – Karies

Die Zahnfäule ist nur durch eine gründliche Untersuchung der Zähne zu diagnostizieren. Nur in Vollnarkose kann jedoch Zahn für Zahn mit einem Spiegel untersucht werden. Aus diesem Grund wird die Karies meist erst erkannt, wenn sich schwerwiegende Komplikationen eingestellt haben.

Zahnbrüche – Zahnfrakturen

Frakturen der Schneide- wie Backenzähne kommen beim Pferd häufiger vor. Die Schneidezähne brechen vor allem, wenn die Pferde einen Sturz mit dem Ober- oder Unterkiefer abfangen.

Backenzähne brechen beim Kauen auf harten Futterpartikelchen oder bei laienhaftem Zähneraspeln mit ungeeigneten Zahnraspeln (Hufraspel!). Kleine Frakturen, die die Zahnhöhle nicht erreichen und auch nicht weit in das Zahnfach hineinziehen, können ohne jede Behandlung wieder ausheilen, da das Zahnwachstum bei gleichzeitigem Abrieb den Defekt von selbst zum Verschwinden bringt. Größere Frakturen haben erhebliche Folgen wie Zahnhöhlenentzündung, Zahnfachentzündung oder Kieferhöhlenvereiterung. Aus diesem Grund ist bei Frakturen eine tierärztliche Untersuchung dringend nötig, um rechtzeitig die nötigen Eingriffe durchführen zu können.

Wolfszähne

Der rudimentäre, meist nur als kleiner Stift sichtbare erste Backenzahn (P1) wird als Wolfszahn bezeichnet. Nur selten stört er das Pferd. Er kann ohne größeren Aufwand gezogen werden.

Gebißfehler

Karpfen- und Hechtgebiß
Brachygnathia inferior et superior

Karpfen- und Hechtgebiß sind häufig anzutreffende erbliche Mißbildungen. Vor allem beim Vollblut finden wir häufig das Karpfengebiß. Nur in extremen Fällen werden sich Kaubeschwerden einstellen. Obwohl mehr die Fehlstellung der Schneidezähne ins Auge fällt, sollte auch die Stellung der Backenzähne beachtet werden. Wenn die Backenzähne ebenfalls nicht korrekt übereinanderstehen, kommt es hier zur Bildung von Haken am ersten Backenzahn (P2).

Kopper- und Barrenwetzergebiß

Während beim Kopper immer nur die Schneidezähne des Oberkiefers durch das Aufsetzen abgewetzt sind, erkennt man beim Barrenwetzer meist auch an den Schneidezähnen des Unterkiefers Schleifspuren. Die Wiederherstellung der abgewetzten Zähne ist nicht möglich und in den meisten Fällen auch nicht nötig.

Erkrankungen der Speiseröhre

Schlundverstopfung – Ösophagusobstipation

Begriff: Unter einer Schlundverstopfung versteht man eine Verlegung der Speiseröhre durch Futterpartikel oder Futterbrei.

Ursache: Die hartnäckigsten Schlundverstopfungen werden durch getrocknete und vor der Fütterung nicht genügend eingeweichte Zuckerrübenschnitzel verursacht, aber auch hastig aufgenommene und zu wenig eingespeichelte Fertigfutterpellets können den Schlund verlegen. Nur selten sind zu große Futterbrocken (Äpfel oder Karotten) die Ursache.

Symptome: Eine Schlundverstopfung ist stets mit sehr auffälligen Krankheitserscheinungen verbunden: heftiges Würgen und Erbrechen, schleimiger Nasenausfluß, der aus einer Mischung von Speichel und Futterbrei besteht (Regurgitieren). Da immer wieder diese herausgewürgte und erbrochene Flüssigkeit auch eingeatmet wird, kommt es von Zeit zu Zeit zu Husten und Erstickungsanfällen. Auch kolikähnliche Symptome wie Unruhe, Schweißausbruch und Scharren können auftreten. Selten legen oder wälzen sich Pferde mit einer Schlundverstopfung.

Behandlung: Es ist selbstverständlich, daß bei diesen bedrohlichen Symptomen schnellstens ein Tierarzt zugezogen werden muß. Bei stundenlangem Bestehen einer Ösophagusobstipation nimmt die Gefahr einer Aspirationspneumonie (Lungenentzündung durch eingeatmetes Futter) zu. Der Tierarzt wird zunächst versuchen, mit einer Sonde die Futtermassen magenwärts zu schieben oder bei gesenktem Kopf den Schlund zu spülen. Gelingt dies nicht auf Anhieb, sollte man nicht zögern, das Pferd in eine Klinik zu verbringen, um die Schlundspülung am narkotisierten Pferd durchführen zu können.

Kolikerkrankungen

Begriff: Unter dem Begriff der Kolik werden alle Krankheitszustände im Bereich des Magen-Darm-Traktes zusammengefaßt, die mit Bauchschmerzen verbunden sind. Die Kolik ist somit keine einheitliche Krankheit. Der schmerzhafte Zustand in der Bauchhöhle kann harmlos sein und innerhalb von kurzer Zeit von selbst wieder abklingen, er kann aber auch innerhalb von wenigen Stunden zum Tod des Pferdes führen.

Symptome: Trotz unterschiedlichster Ursachen sind die Symptome der verschiedenen Koliken ähnlich. Sie können grundsätzlich in drei Grade eingeteilt werden:

Geringgradige Kolikschmerzen äußern sich in einer mäßigen Unruhe des Pferdes: unruhiges Hin- und Herlaufen in der Box, leichtes Scharren, ruhiges Hinlegen und baldiges Wiederaufstehen, Umsehen und Schlagen gegen den Bauch, Flehmen, Ablehnen von Futter und Wasser. Die Mundschleim-

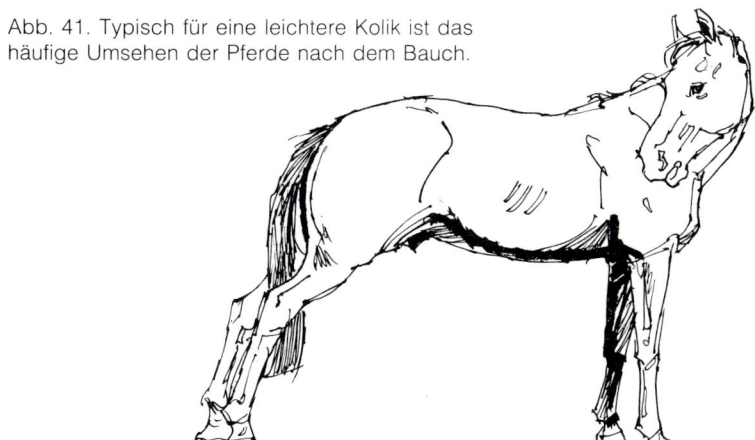

Abb. 41. Typisch für eine leichtere Kolik ist das häufige Umsehen der Pferde nach dem Bauch.

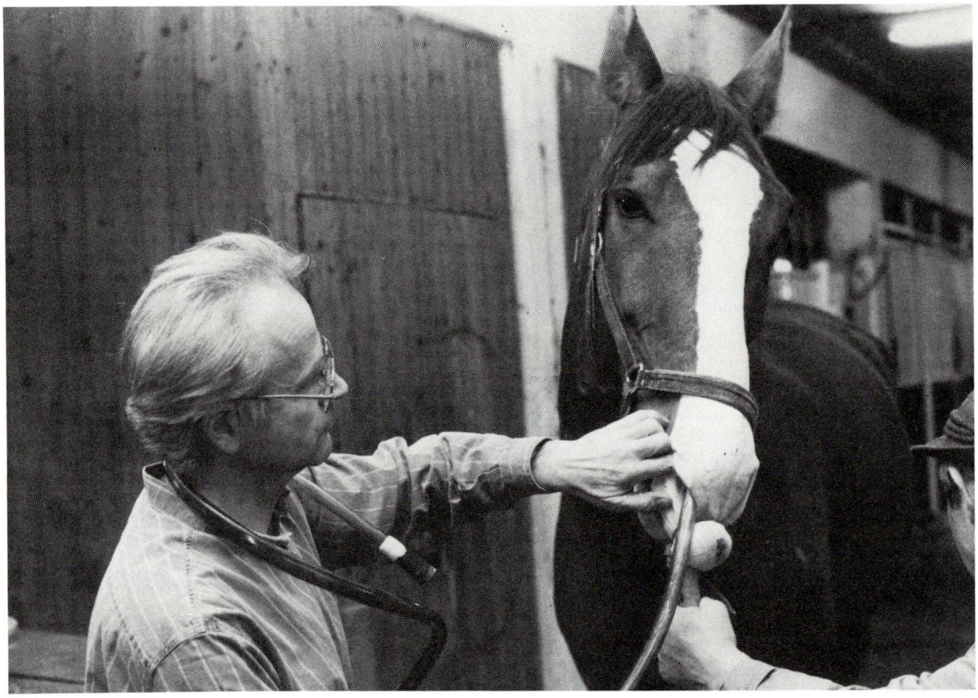

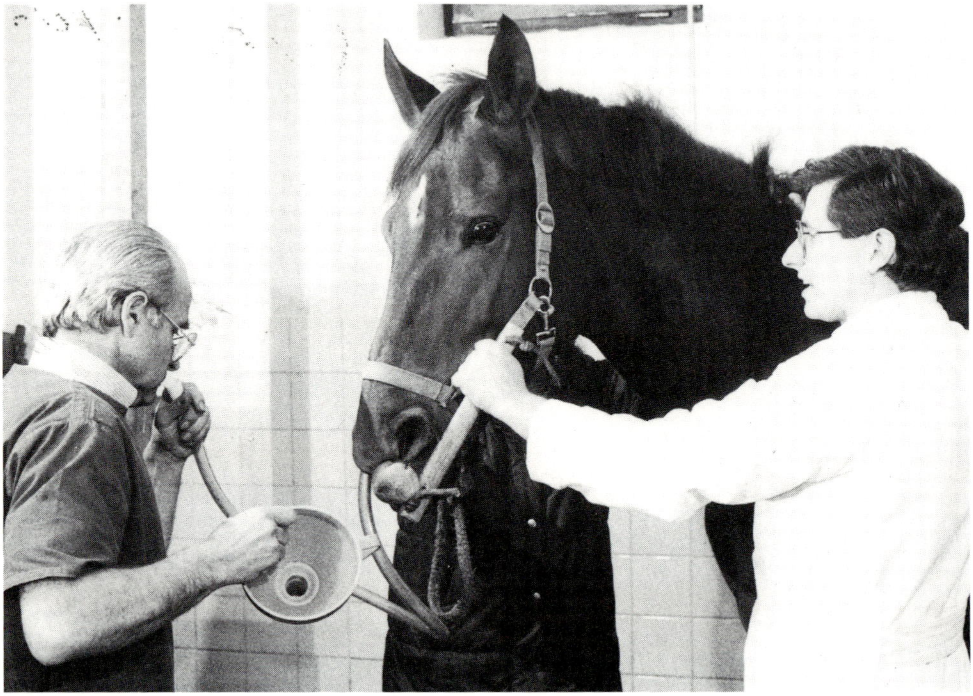

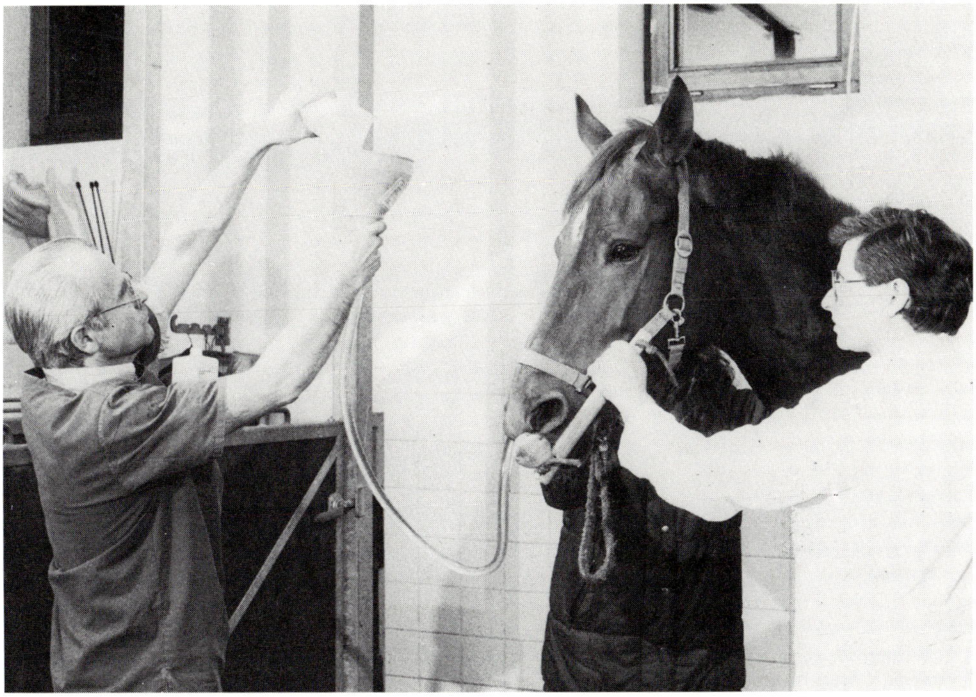

Abb. 40. Die Nasenschlundsonde ist bei Koliken ein unentbehrliches Hilfsmittel. Beim Einführen der Sonde ist es zweckmäßig, dem Pferd eine Nasenbremse anzulegen, um den Widerstand des Patienten zu reduzieren (Seite 70 oben). Der Geruch der ausströmenden Luft gibt Hinweise auf den Zustand des Mageninhaltes (Seite 70 unten), anschließend kann über einen Trichter das gewünschte Medikament eingegeben werden (oben).

haut fühlt sich manchmal trocken an.

Bei mittelgradigen Kolikschmerzen ist die Unruhe entsprechend stärker, das Scharren wird heftiger, die Abstände von einem Wälzen zum anderen werden kürzer, manchmal verharren die Pferde für einige Minuten in Rückenlage, der erste Schweißausbruch stellt sich am Hals ein.

Hochgradige Kolikschmerzen äußern sich in rücksichtslosem Niederwerfen, starkem Schweißausbruch an der ganzen Körperoberfläche. Der Gesichtsausdruck der Pferde spiegelt die hochgradigen Schmerzen wider: große aufgerissene Augen, stoßweise Atmung. Oft ist auch ein leises Stöhnen zu vernehmen, nur selten wird es lauter, in vereinzelten Fällen können die Pferde jedoch auch Schmerzschreie ausstoßen. Als Ausdruck eines Kreislaufversagens stellt sich allmählich eine Abkühlung der Hautoberfläche ein, die ihren Höhepunkt in kaltem Schweißausbruch findet. Nach einem Magen- oder Darmriß kann es zu einer scheinbaren Beruhigung und sogar zu Wasser- und Futteraufnahme kommen. Die Heftigkeit der Schmerzen gibt also keinen sicheren Hinweis auf die Bedrohlichkeit der Krankheit. So kann ein

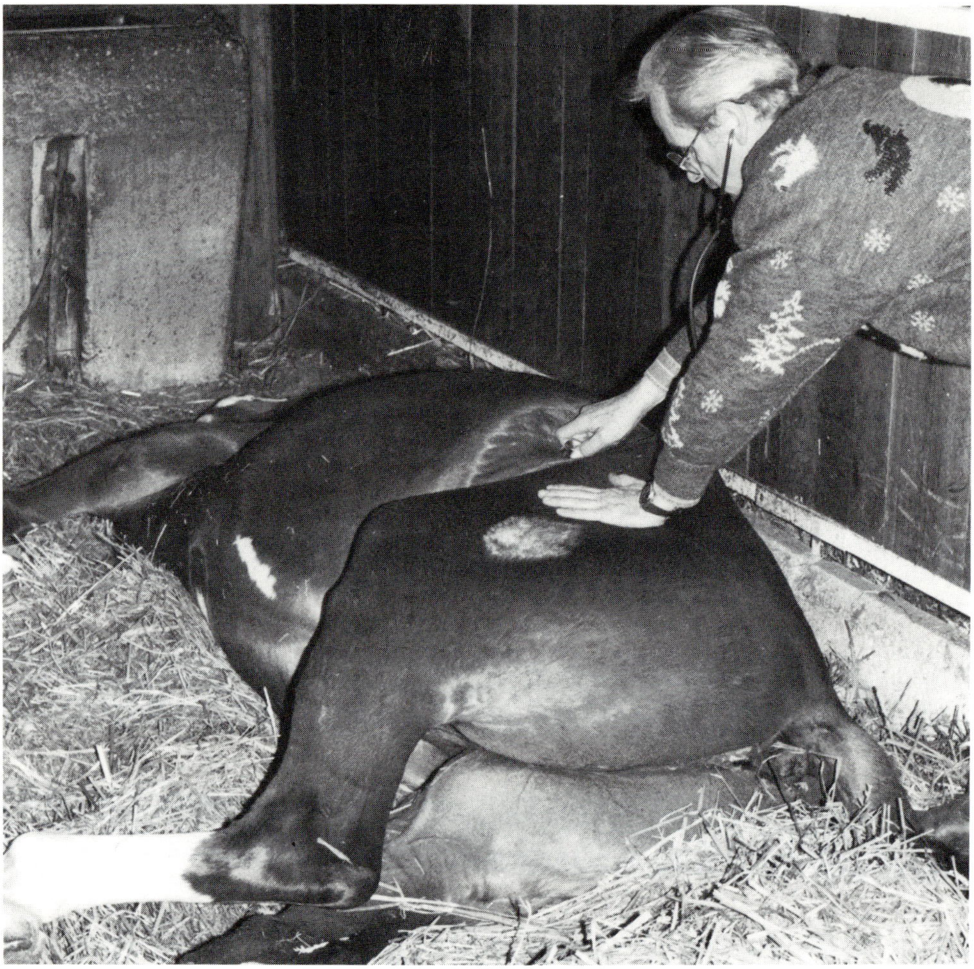

Abb. 42. Bei mittleren und schweren Kolikanfällen wälzen sich die Pferde häufig in der Box, bei Verstopfungskoliken nehmen sie nicht selten die Seitenlage ein.

katarrhaler Darmkrampf heftigste Schmerzen auslösen und plötzlich von selbst ausgeheilt sein, während beim Magenriß die bisherigen Schmerzen schlagartig nachlassen und das Pferd dennoch bald sterben wird.

Ursachen: Es sind vor allem drei Gründe zu nennen:

1. die unphysiologische Fütterung des Pferdes
2. die unphysiologische Haltung und übermäßige Belastung des Pferdes
3. der Parasitenbefall des Magen-Darm-Traktes und des Blutgefäßsystems des Darmes.

Von vielen Autoren wird der komplizierte anatomische Bau der Verdauungsorgane für die Koliken verantwortlich gemacht. Dies ist jedoch nur bedingt richtig: In seiner natürlichen

Umgebung, auf der Weide oder der Steppe, zeigt sich der Verdauungsapparat nämlich nicht mehr anfällig. Durch die unnatürliche Stallhaltung (ständiger Boxenaufenthalt) und die unnatürliche Fütterung (konzentriertes Kraftfutter und getrocknetes Rauhfutter) hat der Darm des Pferdes jedoch Anpassungsschwierigkeiten.

Bedingt durch die Konzentration der Pferdehaltung hat natürlich auch der Parasitenbefall zugenommen. Das Freisein von Würmern ist bis heute eine Ausnahme. Die Parasiten können sowohl die Durchblutung des Darmes stören wie auch dessen Motorik empfindlich beeinflussen. Auch übermäßige Belastung und Streß können zu Koliken führen. Allein die Geräusche einer Turnier- oder Rennveranstaltung etwa können eine Kolik auslösen.

Behandlung: Da der Laie aufgrund der Koliksymptome die Gefährlichkeit einer Kolik nicht abschätzen kann, muß bei jeder Kolik schnellstens ein Tierarzt zugezogen werden. Bis zum Eintreffen des Tierarztes kann das Pferd ruhig an der Hand geführt werden. Jede Futteraufnahme ist zu verhindern, Wasser kann jedoch angeboten werden. Über das Wälzen während einer Kolik gibt es verschiedene Meinungen: Während einige Tierärzte das Wälzen erlauben, da die Pferde hierdurch eine Schmerzlinderung erfahren und manchmal dabei auch Winde abgehen, befürchten andere Veterinäre eine Darmverlagerung.

Obwohl ein mäßiger Streß gelegentlich auch zur Heilung führt – schon mancher Koliker kam nach einem eiligen Transport in die Klinik gesund an –, so erscheint es nicht ratsam, kolikkranke Pferde in der Halle zu hetzen oder anderweitig zu belasten, da ihre Kreislauf sehr labil ist. Während der Kolik ist das Pferd in eine geräumige und gut eingestreute Box zu bringen. Zur Kontrolle der Wasseraufnahme sollte die Selbsttränke abgestellt und ein Wassereimer in die Box gehängt werden; am Wassereimer kann nämlich besser der Wasserverbrauch kontrolliert werden. Um eine eventuelle Futteraufnahme zu verhindern, muß das Pferd einen Maulkorb umgehängt bekommen. Selbstverständlich ist eine Nachtwache aufzustellen, um bei erneuter Kolikunruhe rechtzeitig wieder den Tierarzt benachrichtigen zu können.

Erkrankungen des Magens

Magenüberladung

Begriff: Eine Magenerweiterung entsteht durch eine übermäßige Füllung des Magens. Hierbei unterscheidet man die primäre Magenerweiterung, die durch übermäßige Futteraufnahme entsteht, von der sekundären Magenerweiterung. Diese wird durch den Rückfluß des Darminhaltes vom Darm in den Magen hinein verursacht.

Symptome: Heftige Kolikerscheinungen sind ein Zeichen für die starken Schmerzen, die von dem überladenen Magen ausgehen. Manchmal kann man ein Rülpsen oder Würgen hören. Nur selten werden kleine Mengen flüssigen Mageninhalts erbrochen, die aus der Nüsternöffnung abfließen.

Manchmal nehmen Pferde mit einer Magenüberladung eine hundesitzige Stellung ein.

Ursache: Die Magenüberladung kommt in erster Linie durch die Unfähigkeit des Pferdes zu erbrechen zustande. Zwar können kleine Mengen an Flüssigkeit erbrochen werden, doch reicht dies zur Magenentleerung nicht aus. Während die primäre Magenüberladung selten vorkommt und keine allzu große Gefahr für das Pferd bedeutet, stellt die sekundäre Magenüberladung eine gefährliche Komplikation mancher Kolikformen dar.

Behandlung: Durch das Einführen einer Nasenschlundsonde und durch eine Magenspülung kann der Tierarzt eine Magenüberladung diagnostizieren und gleichzeitig behandeln.

Erkrankungen des Darmes

Krampfkolik – Katarrhalischer Darmkrampf

Begriff: Die Krampfkolik ist ohne Zweifel die häufigste Kolikart. Sie ist gekennzeichnet durch eine Hypermotorik (übermäßige Darmtätigkeit) und vermehrte Sekretion, der Darm befindet sich in einem Krampfzustand und produziert zu viel Flüssigkeit.

Symptome: Kurze, aber äußerst heftige Kolikanfälle, die auch von selbst wieder abklingen können, sind typisch für den Darmkrampf. Der Kot ist sehr weich, gut durchsaftet, manchmal auch wässerig.

Ursache: Fütterungsfehler, Überanstrengung, psychische Überforderung oder Angst sind die häufigsten Ursachen.

Behandlung: Eine frühzeitige tierärztliche Behandlung wird rasch zu einer Lösung des Krampfes führen. Zwar kann der katarrhalische Darmkrampf auch ohne tierärztliches Zutun abklingen, dennoch muß eine sichere Diagnose gestellt werden. Außerdem kann auch eine unbehandelte Krampfkolik lebensgefährliche Folgen haben.

Darmentzündung – Enteritis

Begriff: Die Enteritis stellt eine Entzündung der Darmschleimhaut dar, die meist mit mehr oder weniger starkem Durchfall verbunden ist.

Symptome: Durchfall, der jedoch nicht immer mit Kolikschmerzen verbunden ist. Die Kolikanfälle können von einer milden Verlaufsform bis zur stürmischen Krampfkolik variieren.

Ursache: Darmparasiten, verdorbenes Futter, eine gestörte Darmflora und Streß sind die wichtigsten Gründe für eine Darmentzündung.

Behandlung: Nahrungsentzug und milde Abführmittel sind die einfachste Art der Behandlung. Bei heftigen Durchfällen muß der gestörte Flüssigkeitshaushalt durch Infusionen ausgeglichen werden. Chronische Darmentzündungen bedürfen einer langen Behandlungszeit, in der sich die geschädigte Darmschleimhaut wieder regenerieren kann.

Gaskolik – Windkolik – Meteorismus

Begriff: Durch Gasbildung im Darmlumen kann es zu einer Aufblähung einzelner Darmabschnitte kommen. In günstigen Fällen kann der Darm die Gase aus eigener Kraft zum Enddarm befördern; vermehrt abgehende Winde kennzeichnen dann diese Kolikform und gaben ihr den Namen „Windkolik".

Symptome: Je nachdem welcher Darmabschnitt von der Blähung betroffen ist, werden die Gase leichtere oder schwerere Kolikschmerzen verursachen: Ist der große Dickdarm oder der Blinddarm mäßig gebläht, wird die Kolik milder ausfallen, ist der Dünndarm aufgegast, so zeigt das Pferd heftigere Schmerzen. Aufgasungen von Dick- und Dünndarm nennt man einen allgemeinen Meteorismus.

Bei starken Schmerzen werden die Pferde immer wieder versuchen, eine Rückenlage einzunehmen, möglichst mit Anlehnung an eine Boxenwand. Dies darf nicht fälschlich zu der Annahme führen, das Pferd hätte „sich verlegt". Vielmehr wird diese Stellung bewußt eingenommen, um die Schmerzen zu verringern. Manchmal gehen in dieser Stellung auch Winde ab. Aus diesem Grund sollte man das Pferd nicht hindern, diese Rückenlage einzunehmen.

Ursache: Neben der primären Aufgasung durch stark gasbildende Futtermittel (welkes Grünfutter, Klee, frisches Brot, Obst) ist noch die sekundäre Gasansammlung im Darm zu beobachten. Diese gilt als Zeichen für ein Passagehindernis im Darm. Auch eine hartnäckige Verstopfung kann zu einer Blähung führen.

Behandlung: Wegen der Gefährlichkeit dieser Kolikform ist schnellstens ein Tierarzt zuzuziehen. Bei Verdacht auf einen Darmverschluß ist die Einweisung in eine Pferdeklinik zu empfehlen.

Verstopfungskolik – Obstipatio coli – Anschoppungskolik

Begriff: Neben der Krampfkolik ist die Verstopfungskolik am häufigsten anzutreffen. Durch eine Anschoppung von Futtermassen, meist im Dickdarm, kommt es zu mäßig schmerzhaften Koliken.

Symptome: Eine Verstopfungskolik hat meist einen sehr milden Verlauf und wird deshalb manchmal nicht gleich erkannt. Ein ungewöhnlich häufiges Liegen sollte schon als Hinweis auf eine milde Kolikform angesehen werden. Häufiges Umsehen nach dem Leib, gelegentliches Scharren und das Einnehmen einer Streckstellung sind weitere Hinweise. Fast immer kann man diese Kolik an der trockenen Unterlippe des Pferdes erkennen: Sie ist ein Zeichen für den gestörten Wasserhaushalt des Kolikers. Manchmal zeigen die Pferde noch mäßigen Appetit, Wasser wird jedoch nicht mehr aufgenommen.

Ursache: Verstopfungen entstehen gehäuft an Ruhetagen, die offensichtlich auch die Darmtätigkeit reduzierend beeinflussen. Ebenso kann jedoch die übermäßige Aufnahme von rauhfaserreichem Futter (Stroh) eine Verstopfung hervorrufen.

Behandlung: Die Diagnose kann nur durch die rektale Untersuchung gestellt werden (Tierarzt!). Die Behandlung erfolgt mit Abführmitteln bei gleichzeitiger Injektion schmerzstillender Medikamente.

Darmverschluß – Ileus

Begriff: Unter einem Ileus versteht man den vollständigen Verschluß des Darms.

Symptome: Vor allem die Dunkelfärbung der Schleimhäute sowie der frequente Puls und die Eindickung des Blutes sind deutliche Symptome. Selbstverständlich wird sich der Tierarzt zusätzlich durch eine rektale Untersuchung und eine Messung des Hämatokrits (Blutdicke) um eine Diagnose bemühen. Obwohl die Heftigkeit der Kolikschmerzen nicht immer einen Hinweis auf die Schwere der Erkrankung gibt, so ist sie dennoch in Verbindung mit der Erfolglosigkeit von krampflösenden Spritzen und der raschen Verschlechterung des Allgemeinbefindens ein bedenkliches Anzeichen für einen Darmverschluß.

Ursachen: Der Ileus kann verschiedene Ursachen haben: Beim **inneren** Bruch wird der Darm in einer Lücke, der Bruchpforte, eingeklemmt. Derartige Bruchpforten sind nicht selten im Gekröse des Darms (Aufhängung des Darms) zu finden. Aber auch verschiedene Bänder zwischen den einzelnen Bauchorganen können zum Ort der Einklemmung werden. So ist z. B. das Milz-Nierenband eine gefürchtete Stelle, an der sich der große Dickdarm aufhängen kann.

Die Darmverdrehung oder Darmverknotung (Volvulus) führt unter den heftigsten Kolikschmerzen zum Darmverschluß. Eine Torsion ist eine Längsachsendrehung des Darms und kommt beim Blinddarm oder beim großen Dickdarm vor. Auch hier stellt sich sofort ein Ileus ein. Auch ein Abknicken eines großen Darms (Flexio) kann zum Darmverschluß führen. Schließlich kennt man noch die Invagination (Darmeinstülpung), die häufiger Fohlen und Kleinpferde befällt.

Behandlung: Die rechtzeitige Operation ist die einzig lebensrettende Maßnahme, die bei einem Ileus zu ergreifen ist. Lediglich die Milz-Nierenband-Verlagerung kann auch durch gezieltes Wälzen des Pferdes in Vollnarkose behoben werden.

Auch die Operation ist jedoch nicht immer vom Erfolg gekrönt. Nicht selten ist die exakte Diagnose schwer zu stellen, und Komplikationen bei der postoperativen Heilung können den Erfolg in Frage stellen.

6. Embolisch-thrombotische Kolik

Begriff: Unter einem Embolus versteht man ein durch die Blutbahn hinweggeschwemmtes Blutgerinnsel. Bleibt der Embolus in einem Engpaß stekken, spricht man von einer Thrombose. Bei der embolisch-thrombotischen Kolik kommt es zu einem Verschluß von Darmarterien und im Verlaufe von Stunden zum Absterben des betroffenen Darmabschnittes.

Symptome: Auch hier kann man von den heftigen Kolikschmerzen nicht direkt auf die Art der Darmerkrankung schließen. Ist nur ein kurzer Darmteil betroffen, so kann sich Selbstheilung einstellen. In allen anderen Fällen treten die Symptome eines Ileus auf.

Ursache: Als Schuldige an dem Embolus werden Strongylidenlarven angesehen, die in den Blutgefäßwandungen parasitieren.

Behandlung: Auch hier ist die rechtzeitige Operation die einzig sinnvolle erfolgversprechende Maßnahme.

Magen-Darm-Parasiten

Strongyliden – Palisadenwürmer

Beschreibung: In der großen Gruppe der Strongyliden unterscheidet man die großen Strongyliden (strongylus edentatus – vulgaris – equinus) von den kleinen Strongyliden. Während die großen Strongyliden mit 2–4 cm Länge im Kot noch gut sichtbar sind, sind die kleinen Strongyliden mit einer Länge von 1–2 cm nur schlecht zu erkennen.

Vorkommen: Diese Wurmart kommt nicht nur überall vor, wo es Pferde gibt, man kann auch davon ausgehen, daß jedes Pferd Strongylidenträger ist bzw. sich in der Jugend mit diesen Parasiten infiziert hat.

Ansteckung: Die Infektion erfolgt durch die orale Aufnahme infektionsfähiger Larven mit dem Futter oder Wasser. Im Dickdarm häuten sich die Larven zum 4. Larvenstadium. Von hier aus wandert die Larve dann in die Blutgefäße oder die inneren Organe. Besondere Schäden richtet der Strongylus vulgaris an, da dieser in die großen Blutgefäße des Darms einwandert und diese schwer schädigt. Schwere, oft tödliche Koliken können die Folge sein.

Symptome: Starker Wurmbefall führt zu struppigem Haarkleid, Blutarmut und Leistungsabfall. Je nach Organbefall können noch anderweitige Sym-

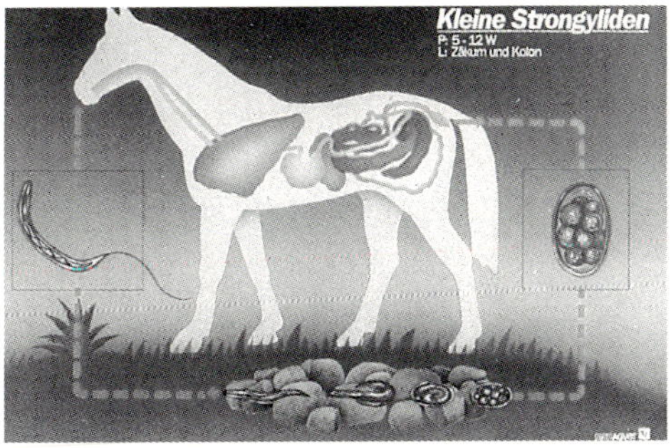

a

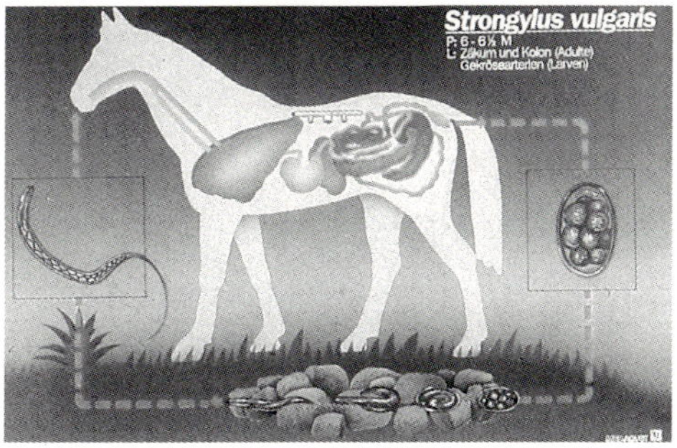

b

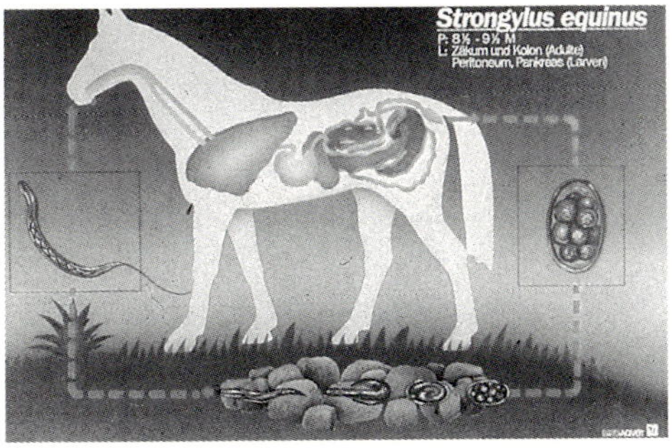

c

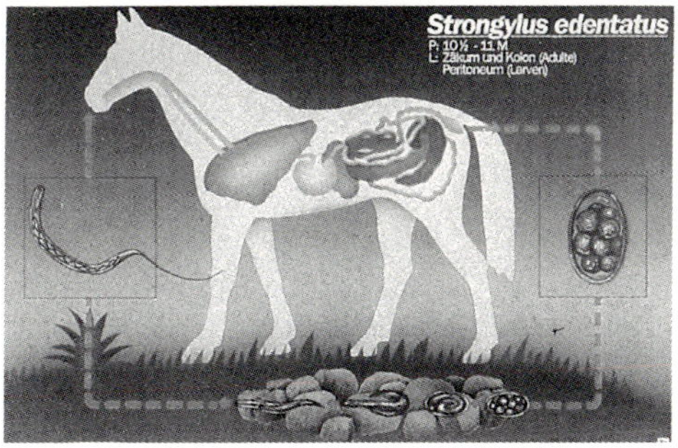

d

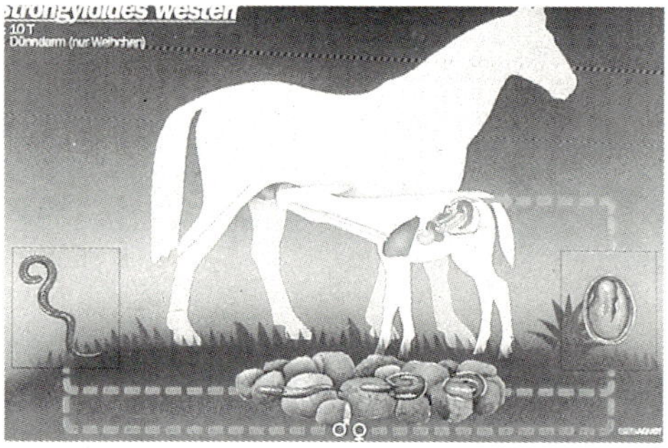
Dünndarm (nur Weibchen)

e

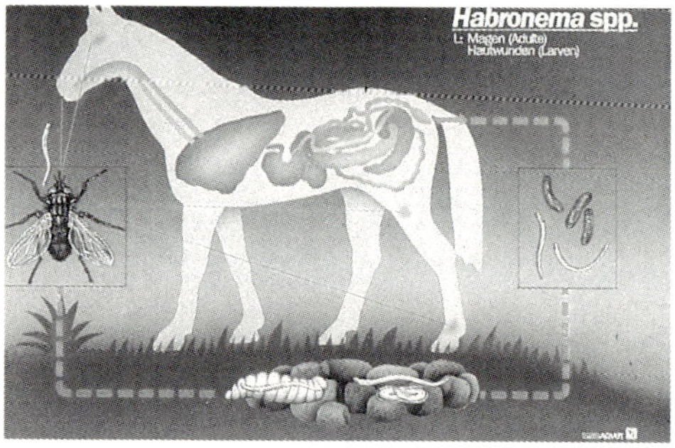
Habronema spp.
L: Magen (Adulte)
Hautwunden (Larven)

i

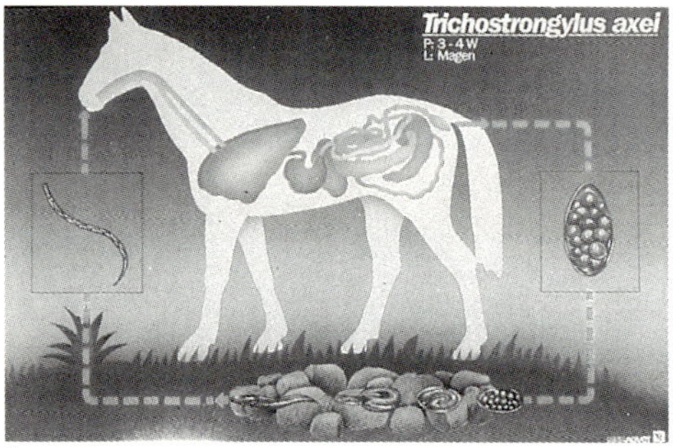
Trichostrongylus axei
P: 3 - 4 W
L: Magen

f

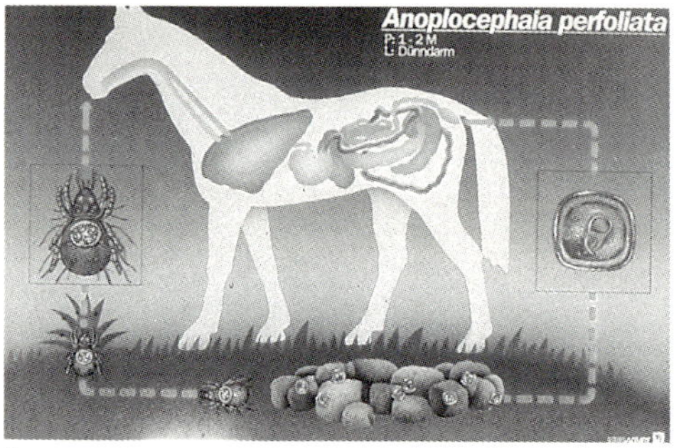
Anoplocephala perfoliata
P: 1 - 2 M
L: Dünndarm

k

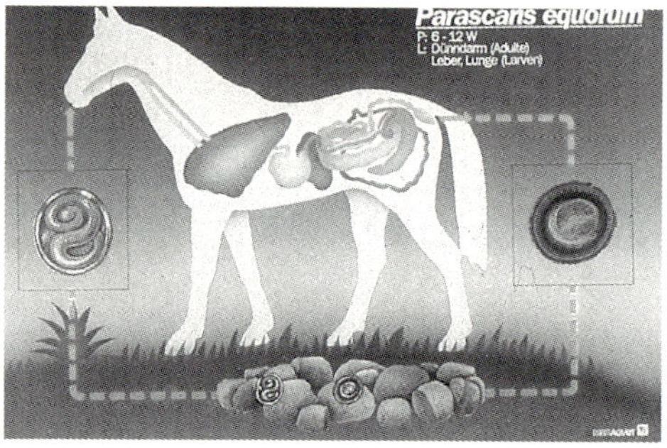
Parascaris equorum
P: 6 - 12 W
L: Dünndarm (Adulte)
Leber, Lunge (Larven)

g

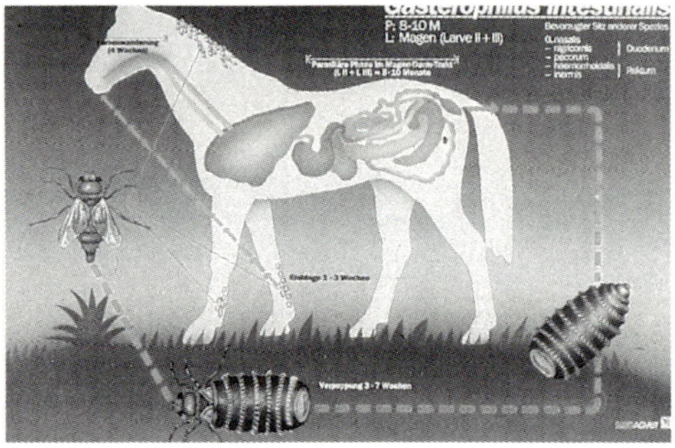
P: 8-10 M
L: Magen (Larve II + III)
Duodenum
Rektum

l

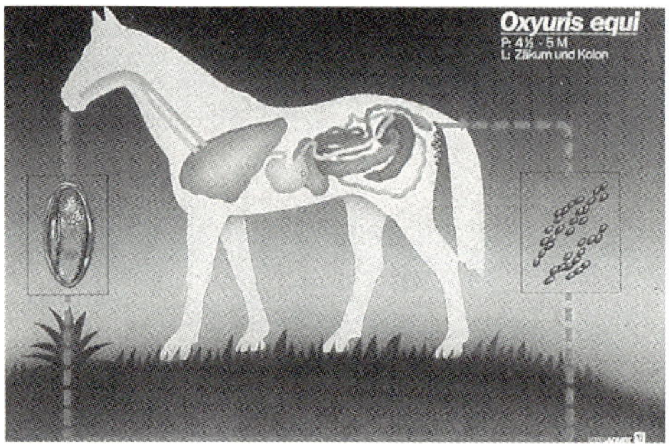
Oxyuris equi
P: 4½ - 5 M
L: Zäkum und Kolon

h

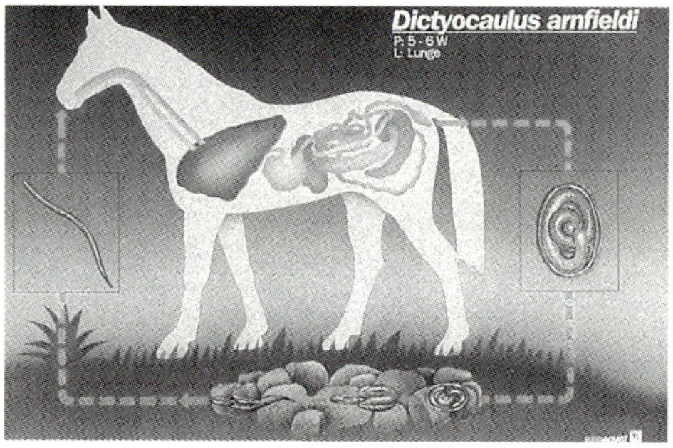
Dictyocaulus arnfieldi
P: 5 - 6 W
L: Lunge

m

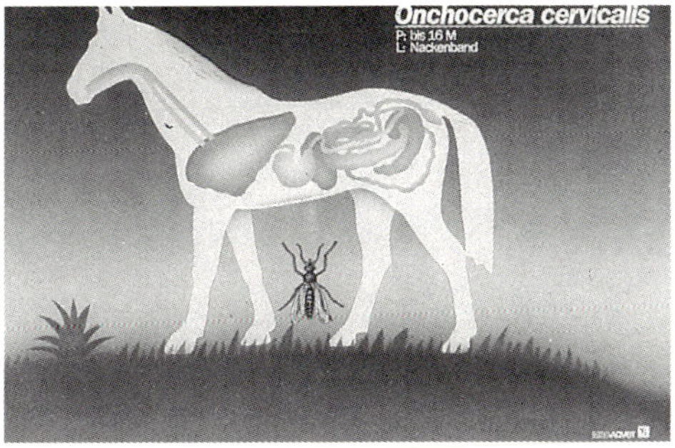

n

Abb. 43. Entwicklungszyklen der wichtigsten Magen-Darm-Parasiten des Pferdes: a–d Palisadenwürmer, e Zwergfadenwürmer, f Magenfadenwürmer, g Spulwürmer, h Pfriemenschänze, i Magenwürmer, k Pferdebandwurm, l Magenbremsen, m Lungenwürmer, n Fadenwürmer. Abdruck mit freundlicher Genehmigung der Firma MSD AGVET.

ptome (z. B. Koliken) auftreten. Vor allem jüngere Pferde leiden darunter.

Diagnose: Eine regelmäßige mikroskopische Kotuntersuchung ist die wichtigste diagnostische Maßnahme bei fast allen Darmparasiten. Vor allem Mutterstuten und Fohlen sollten auf diese Weise überwacht werden. Aber auch der Kot von Sportpferden, vor allem von Hochleistungspferden, ist routinemäßig zu kontrollieren.

Behandlung: Moderne Wirkstoffe (Ivermectin) haben einen entscheidenden Fortschritt in der Wurmbekämpfung gebracht. Mit diesem Wirkstoff können erstmals auch Wurmlarven in den Blutgefäßen bekämpft werden. Vor allem Mutterstuten und Fohlen sind zu entwurmen: Die Stute sollte wurmfrei sein, wenn sie abfohlt. Das Fohlen ist regelmäßig in Abständen von 6–8 Wochen zu entwurmen.

Strongyloides westeri – Zwergfadenwürmer

Beschreibung: Der Zwergfadenwurm ist nur wenige Millimeter lang.

Vorkommen: Der Parasit tritt weltweit auf. Vor allem bei Fohlen ist er ein häufiger Dünndarmparasit.

Ansteckung: Beim Fohlen erfolgt die Ansteckung über die Muttermilch. Vor allem bei Massenbefall wird das Fohlen geschädigt. Beim erwachsenen Pferd können die Larven über die Haut in den Wirt eindringen und gelangen auf dem Wege der Lymphbahn oder Blutbahn in die Lunge.

Symptome: Beim Fohlen kann sich schon 9 Tage nach der Infektion Durchfall einstellen. Larven, die in die Lunge gelangen, können gefährliche Lungenentzündungen hervorrufen, die manchmal tödlich enden. Bei älteren Pferden sind die Folgen geringer.

Diagnose: Unter dem Mikroskop ist das Parasitenei nur nachweisbar, wenn es aus einem frisch entnommenen und sofort untersuchten Kot stammt. Sind bereits Wurmlarven aus dem Ei geschlüpft, so bedürfen diese eines besonderen Untersuchungsverfahrens.

Behandlung: Die üblichen Wurmmittel eignen sich gut zur Bekämpfung der Zwergfadenwürmer. Die Stute sollte vor der Geburt und zusammen mit dem Fohlen nach der Geburt in Abständen von 10–20 Tagen entwurmt werden. Die erste Entwurmung des Fohlens hat am 10. Tag nach der Geburt zu erfolgen. Weidehygiene und Stallhygiene sollen eine Reinfektion verhindern.

Trichostrongylus axei – Magenfadenwurm

Beschreibung: Der nur wenige Millimeter lange Wurm hat die Form eines Fadens oder Haares.

Vorkommen: Der Parasit kommt in vielen Ländern vor. Neben dem Pferd werden noch andere Haustiere (Rind, Schwein, Schaf, Ziege) von dem Wurm befallen. In Deutschland trifft man den Magenfadenwurm allerdings selten an.

Ansteckung: Die mit der Nahrung aufgenommenen Larven setzen sich in der Magenschleimhaut fest.

Symptome: Nur bei starkem Befall des Magens kommt es zu einer Magenschleimhautentzündung. Diese ist jedoch beim Pferd schwer zu diagnostizieren. Leistungsabfall, Abmagerung und Blutarmut treten nur beim Massenbefall auf.

Diagnose: Eine sorgfältige Kotuntersuchung ist nötig, da die Eier der Palisadenwürmer denen der Magenfadenwürmer sehr ähnlich sind. In unklaren Fällen sind spezielle Kotuntersuchungen nötig.

Behandlung: Die üblichen Wurmkuren sind zur Bekämpfung der Magenfadenwürmer geeignet. Eine gemeinsame Beweidung von Pferden und Rindern birgt die Gefahr der Übertragung dieser Parasiten.

Ascariden – Spulwürmer

Beschreibung: Die Spulwürmer sind mit bloßem Auge im Kot gut zu erkennen: Sie sind 10–40 cm lang, strohhalmdick und von weißlich-gelblicher Farbe.

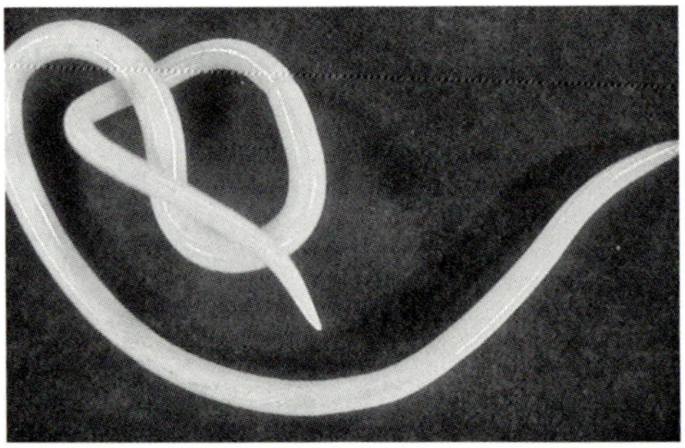

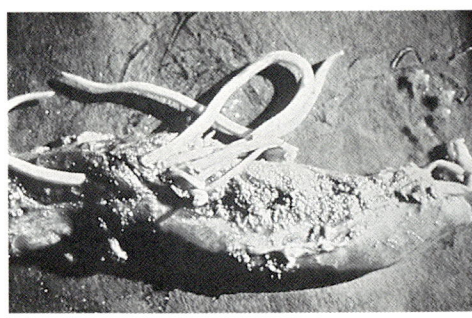

Abb. 44. a ausgewachsener Spulwurm, b bei einer Masseninfektion mit Spulwürmern kann der Darm durch die Würmer verstopft sein.

Vorkommen: Der Parasit ist über die ganze Welt verbreitet. Im Pferd befindet sich der Wurm im Dünndarm.

Ansteckung: Die Eier des Wurmes werden mit dem Futter aufgenommen. Im Dünndarm schlüpfen die Larven aus und wandern über die Blutbahn in die Lunge. Geschlechtsreif werden die Würmer erst, wenn sie wieder in den Darm zurückgewandert sind. Sind also Eier im Kot nachweisbar, so haben die Würmer ihr zerstörerisches Werk bereits vollendet. Mit zunehmendem Alter entwickeln die Pferde eine Immunität gegen die Ascariden. Während Fohlen bis zum Alter von einem

Jahr bis zu 66% infiziert sind, beherbergen nur 23% der erwachsenen Pferde den Parasiten.

Die mit dem Kot ausgeschiedenen Eier brauchen zu ihrer Entwicklung Feuchtigkeit und Schatten (feuchte, dunkle, schlecht ausgemistete Stallungen, sumpfige Weiden). Die Larven verbleiben bis zur Aufnahme durch das Pferd in ihrer schützenden Eihülle.

Symptome: Während ältere Pferde nur ausnahmsweise durch die Ascariden erkranken, magern jüngere Pferde ab, bekommen ein struppiges Haarkleid, Blutarmut stellt sich ein. Die Pferde bleiben im Wachstum zurück.

Diagnose: Obwohl manchmal ganze Würmer mit dem Kot abgehen, muß man dennoch zur exakten Diagnosestellung eine Kotuntersuchung durchführen lassen.

Behandlung: Die in der Blutbahn und im Darm befindlichen Würmer können mit dem Wurmmittel Ivermectin gut erfaßt werden. Im Lungenstadium ist der Wurm jedoch nicht zu erreichen.

Neben regelmäßigen Entwurmungen (3–4mal pro Jahr) sollte gründliche Stall- und Weidehygiene betrieben werden.

<u>Oxyuren – Pfriemenschwänze</u>

Beschreibung: Der Parasit, der im Enddarm seinen Sitz hat, ist 1–18 cm lang und kann viele tausend Eier am After des Pferdes ablegen.

Vorkommen: Der Wurm hat weltweite Verbreitung.

Ansteckung: Die Infektion mit Oxyuren erfolgt über das Futter. Vom Dünndarm wandern die Larven in den Dickdarm und setzen sich dort in der Schleimhaut fest.

Symptome: Das typische Anzeichen für einen Oxyurenbefall ist die Eiablage am After, die als weißer, eingetrockneter Schaum zu erkennen ist. Das Pferd selbst zeigt großen Juckreiz am After. Vorsicht: Nicht jeder Juckreiz am After ist jedoch mit einem Wurmbefall gleichzusetzen.

Diagnose: Während eine normale mikroskopische Kotuntersuchung nur selten die Eier von Oxyuren erkennen läßt, ist die Tesastreifenmethode die erfolgreichere Untersuchung: Der Tesastreifen muß zunächst an den After geklebt und anschließend unter dem Mikroskop untersucht werden.

Behandlung: Die üblichen Wurmmittel zeigen gute Wirksamkeit.

<u>Habronema – Magenwürmer</u>

Beschreibung: Drei verschiedene Habronemaarten verursachen parasitäre Schäden am Pferd. Die Würmer sind so klein, daß sie mit bloßem Auge kaum zu entdecken sind.

Vorkommen: Der Parasit tritt vor allem im Mittelmeergebiet auf. Der Wurm ist sowohl im Magen wie auch in der Lunge, in der Haut und der Lidbindehaut anzutreffen.

Ansteckung: Die Stubenfliege oder die Stechfliege übertragen die Larven auf das Pferd: Durch die Fliegen gelangen die Larven entweder in den Magen, in die Lunge, auf die Lidbindehaut oder auf die Haut.

Symptome: Je nach Ort der Infektion treten entsprechende Krankheiten auf: Über einen Magenbefall werden Koli-

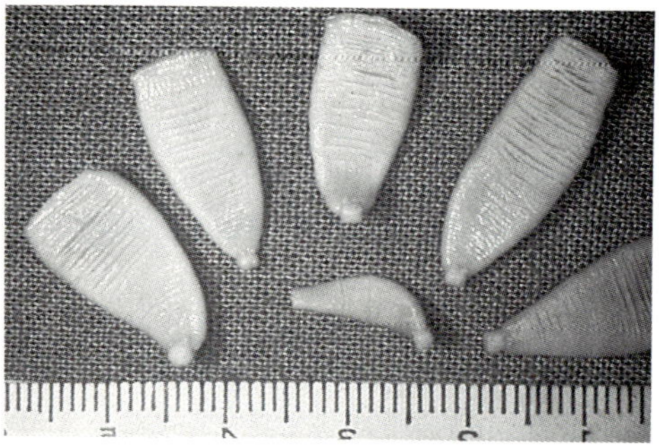

Abb. 45. Ausgewachsene Bandwurmglieder.

ken ausgelöst, der Lungenbefall führt zu chronischen Lungenleiden, in der Haut treten schlecht heilende Geschwüre auf und am Auge stellen sich hartnäckige Lidbindehautentzündungen ein.

Diagnose: Die Eier sind unter dem Mikroskop nur schlecht nachweisbar. Vielmehr muß aus einem seuchenartigen Auftreten von Sommerwunden oder Lidbindehautentzündungen auf diesen Parasiten geschlossen werden.

Behandlung: Neben einer gezielten Entwurmung muß auch die Folgekrankheit behandelt werden. Fliegenbekämpfung im Stall ist eine der wichtigsten vorbeugenden Maßnahmen.

Anaplocephala perfoliata – Pferdebandwurm

Beschreibung: Der Bandwurm des Pferdes ist nur etwa 2–8 cm lang und 1 cm breit. Er erinnert in seiner Form an einen Kürbiskern.

Vorkommen: Er ist über die ganze Welt verbreitet.

Ansteckung: Als Zwischenwirt für das Finnenstadium des Bandwurms gilt die Moosmilbe: Diese wird vom Pferd auf der Weide aufgenommen.

Symptome: Bei massivem Befall treten chronische Verdauungsstörungen, Durchfall und auch Koliken auf. Gelegentlich kommt es auch zu Todesfällen durch Darmperforationen oder Darmverschluß.

Bei gering- bis mittelgradigem Befall kann sich Leistungsabfall, Blutarmut und Abmagerung einstellen.

Diagnose: Da nur selten ein ganzer Bandwurm oder einzelne Glieder im Kot gefunden werden, ist zur Feststellung in der Regel eine mikroskopische Kotuntersuchung nötig. Hierbei können die Bandwurmeier nachgewiesen werden. Die Untersuchung ist mehrmals in Abständen von einigen Tagen durchzuführen, da die Eier unregelmäßig ausgeschieden werden.

Behandlung: Eine Bandwurmkur ist mit einem bandwurmwirksamen Mittel heute problemlos.

Gastrophilus intestinalis – Magendassellarven – Magenbremsen

Beschreibung: In Europa kommen sechs verschiedene Gastrophilusarten vor. Die erwachsenen Fliegen sind hummelartig groß und dicht behaart. Ihre Lebenserwartung beträgt 2–3 Wochen. In dieser kurzen Lebensspanne nehmen die Fliegen keine Nahrung zu sich. Die Larven und Puppen erreichen eine Größe von ca. 2 cm. Die Gestalt der Puppen ist länglich, durch Ringe unterteilt, ihre Farbe ist erdbraun.

Vorkommen: Die Mehrzahl der Gastrophilusarten kommt in fast allen Pferdezuchtländern vor.

Ansteckung: Die Pferde werden von

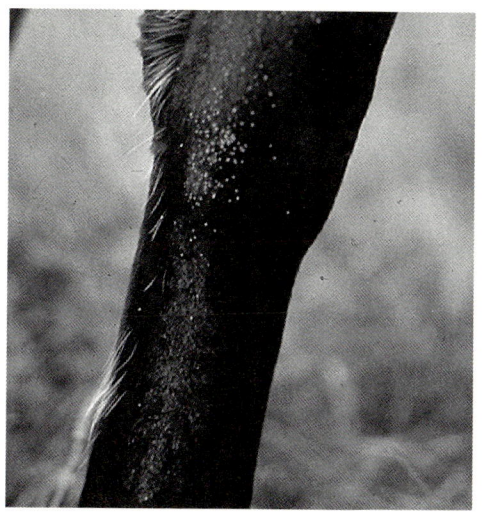

Abb. 46. Magenbremseneier am Pferdebein.

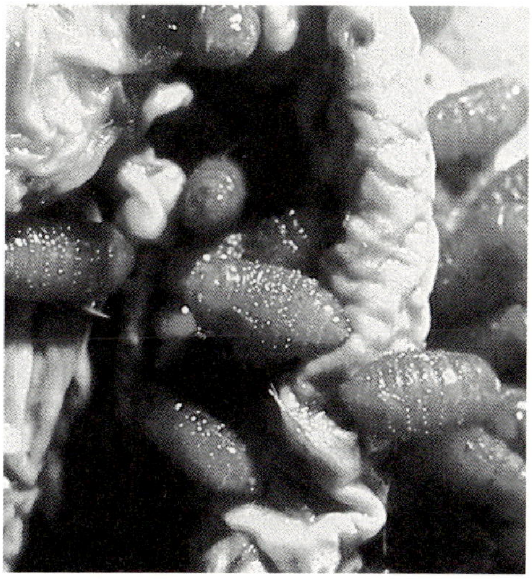

Abb. 47. Magendasselarven in der Magenschleimhaut.

den eierlegenden Fliegenweibchen zur Ablage der Eier angeflogen, vorwiegend an den Extremitäten werden die Eier an die Deckhaare geklebt. Die ausgeschlüpften Larven wandern entweder an Ort und Stelle in die Haut ein oder sie werden abgeleckt und dringen dann in die Mundschleimhaut ein. Das zweite Larvenstadium wandert in den Magen oder den Darm. Erst im dritten Larvenstadium wird der Parasit nach 8–10monatigem Aufenthalt im Magen-Darm-Trakt ausgeschieden, um sich im Erdboden erneut zu verpuppen.

Symptome: Während die Larven, die die Haut im Kopfbereich durchwandern, ein Ekzem oder ein Geschwür in der Haut verursachen, kann der Parasit als Magen- oder Darmbewohner Verdauungsstörungen oder Kolikanfälle hervorrufen.

Diagnose: Pferde, die während der Sommermonate auf der Weide gewesen sind, sind immer als infektionsverdächtig anzusehen. Der Befall mit den Fliegeneiern, die schon mit bloßem Auge als weiße Pünktchen zu erkennen sind, muß als Beweis für eine spätere Infektion gesehen werden. Ebenso ist das Abgehen von verpuppungsreifen Larven mit dem Kot als sicherer Beweis für einen Befall des Pferdes mit diesen Parasiten anzusehen.

Behandlung: Die Entwurmung dieser Pferde ist heute kein medizinisches Problem mehr: Sowohl Ivermectin wie auch organische Phosphorverbindungen vernichten die Parasiten. Ebenso können die Larven, die aus der Eiablage auf der Haut stammen, durch Waschungen mit Insektiziden vernichtet werden.

Dictyocaulus arnfieldi – Lungenwurm

Beschreibung: Der fadenförmige Wurm kann eine Länge von 2–6 cm aufweisen.

Vorkommen: Obwohl der Parasit selten vorkommt, liegen doch Berichte aus allen Teilen der Welt vor. Befallen werden Pferde, Esel und Maultiere.

Ansteckung: Die Ansteckung erfolgt hauptsächlich über das Weidegras, auf dem sich die Larven befinden. Da Esel öfters Lungenwurmträger sind, sollten diese besonders sorgfältig auf Lungenparasiten untersucht werden, bevor sie mit Pferden auf eine Weide gebracht werden.

Symptome: Bei chronischen Erkrankungen der Atemwege und der Lunge muß auch an eine parasitäre Ursache gedacht werden.

Diagnose: Im frischen Kot können die Eier des Lungenwurms nachgewiesen werden.

Behandlung: Verschiedene moderne Wirkstoffe können erfolgreich gegen diesen Parasiten eingesetzt werden.

Abb. 48. In der aufgeschnittenen Lunge sind die Lungenwürmer deutlich zu erkennen. Die Abbildungen 44 bis 48 sind dem MSD AGVET-Handbuch „Parasites of Horses" entnommen, Copyright Merk & Co. Inc. 1982.

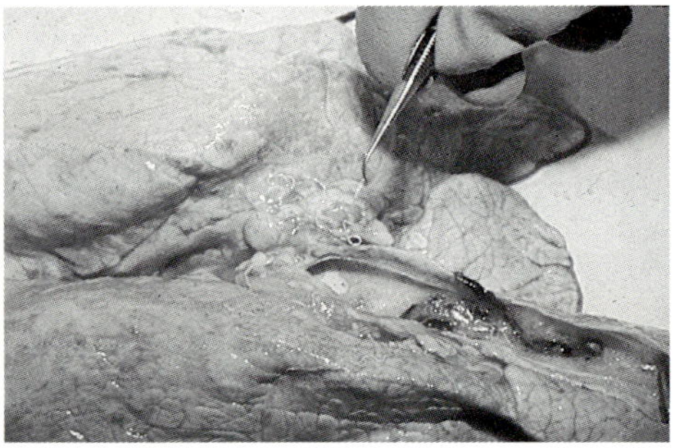

Onchocerca cervicalis – Fadenwürmer

Beschreibung: Der vorwiegend im Bindegewebe parasitierende Wurm kann eine beachtliche Länge von 6–7 cm erreichen.

Vorkommen: Der Wurm ist in allen Ländern anzutreffen, in Mitteleuropa gehört er aber zu den eher seltenen Parasiten.

Ansteckung: Der Überträger der Würmer ist die Stechmücke, die als Zwischenwirt fungiert.

Symptome: Wie der Name schon sagt, parasitiert die Mikrofilarie im Nackenband des Pferdes und verursacht dort sehr therapieresistente Nackenband- oder Widerristgeschwüre. In Ausnahmefällen können auch die Augen oder die Sehnenscheiden befallen werden.

Diagnose: Das Erkennen dieser Parasitenkrankheit ist nicht einfach. Gelegentlich sind die Mikrofilarien unter dem Mikroskop zu erkennen, wenn ein Ausstrich vom ausgetretenen Blut gemacht wird.

Behandlung: Bestimmte Wurmmittel (Imidazol-Derivate und organische Phosphorverbindungen) können zur Bekämpfung der Mikrofilarien eingesetzt werden.

Erkrankungen des Herz-Kreislaufsystems

Erkrankungen des Herzens

Das Pferd als „Hochleistungssportler" hat ein äußerst leistungsfähiges Herz, welches dennoch wenig krankheitsanfällig ist und Defekte und Mängel in erstaunlichem Grad kompensieren kann. Einige Zahlen sollen die Leistungsfähigkeit des Herzens aufzeigen:
Pro Minute pumpt das Herz in Ruhe 30 Liter Blut durch den Körper, unter Belastung steigt das Minutenvolumen auf 500 Liter (!) an. Je nach geforderter Leistung steigt die Herzfrequenz von 27–44 Schlägen pro Minute in Ruhe auf 200 Schläge an.
Das Herz sorgt für die Durchblutung des Körpers. Es ist autonom, das heißt, es bildet die Reize für seine Tätigkeit, unabhängig vom Zentralnervensystem, selbst. Das Herz hat ein eigenes Reizbildungs- und Reizleitungssystem.

Abb. 49. Mit Hilfe eines Elektrokardiogrammes (EKG) werden die Herzströme des Pferdes aufgezeichnet. Sie lassen Rückschlüsse über die Herztätigkeit und eventuelle Erkrankungen des Herzens zu.

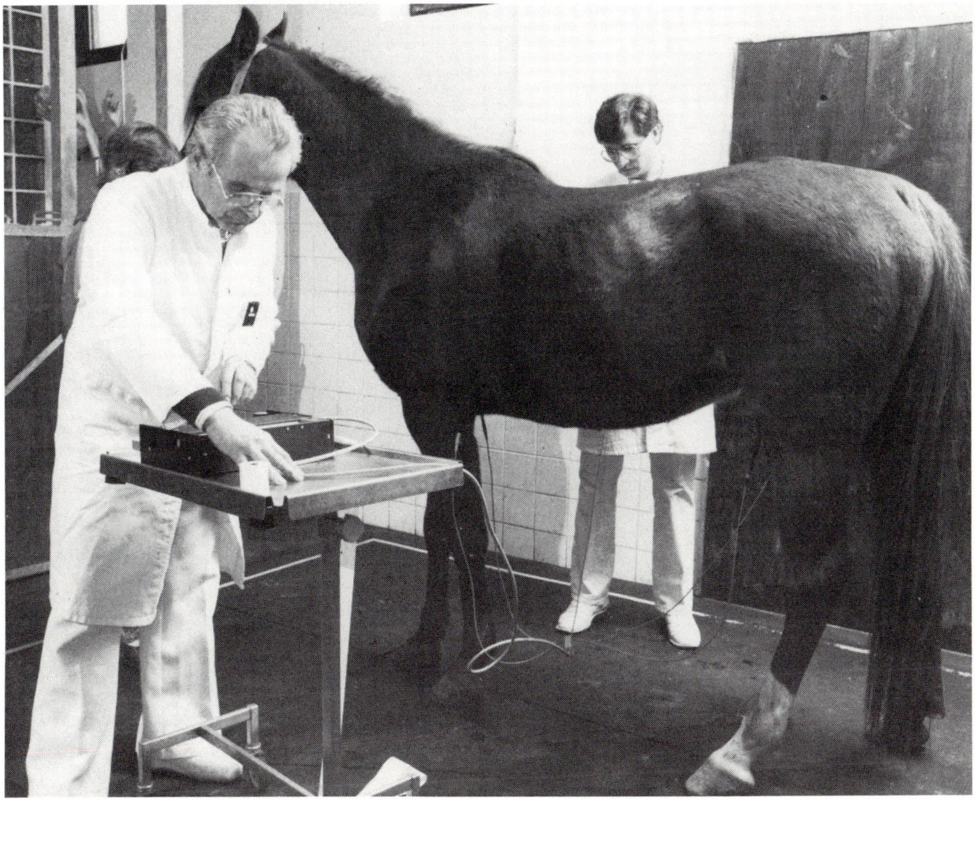

Störungen in der Reizleitung stellen die erste Gruppe der Herzkrankheiten dar.

Vorhofflimmern, Vorhofflattern

Begriff: Das Herz besteht aus 2 Vorkammern und 2 Hauptkammern. Stets kontrahieren sich zuerst die Vorkammern und dann die Hauptkammern. Bei Reizleitungsstörungen ist der Reiz, der die Vorkammer- und Hauptkammerkontraktion koordiniert, gestört. Es kommt zu einer unvollständigen Kammererregung in unregelmäßigen Abständen.

Symptome: Nicht immer ist diese Störung auch mit einem Leistungsdefizit verbunden. Dennoch ist bei längerem Bestehen des Leidens allmählich mit einem Nachlassen der Herzkraft zu rechnen (Herzdekompensation). Eine sichere Diagnose kann nur mit Hilfe des EKG gestellt werden.

Ursache: Die Ursache dieser Krankheit ist bisher unbekannt.

Behandlung: Chinidinpräparate und Digitalis-Glycoside sind die Medikamente der Wahl.

Atrio-ventrikulärer Block – A-V-Block

Begriff: Bei Störungen der Erregungsleitung zwischen Vorhof und Hauptkammer unterscheidet man entweder nur die Verlängerung der Überleitungszeit oder den gänzlichen Ausfall der Erregungsleitung mit Ausbleiben einer Kammerkontraktion. In letzterem Fall wird sich nur die Vorkammer kontrahieren.

Man spricht hier von einem A-V-Block zweiten Grades.

Symptome: Da man diese Störung besonders bei älteren Sportpferden öfter beobachten kann, darf man sie nicht als krankhaft bewerten. In Ruhe wird nach einigen normalen Pulswellen ein Pulsschlag aussetzen, unter Belastung muß der Puls allerdings regelmäßig werden.

Behandlung: Da es sich um keine krankhafte Erscheinung handelt, erübrigt sich eine Behandlung.

Herzfehler – Vitia cordis

Begriff: Anomalien der Herzklappen oder Defekte der Herzscheidewände können angeboren sein. Klappenfehler können aber auch als Folge einer Herzinnenhautentzündung erworben werden.

Symptome: Beim Abhören des Herzens können diese Herzfehler als zischende, schabende, schwirrende oder stampfende Geräusche gehört werden. In einigen seltenen Fällen können Herzfehler so laute Geräusche erzeugen, daß man sie, ruhig neben dem Pferd stehend, hören kann.

Ursachen: Angeborene Herzfehler haben ihre Ursache meist in einer Fehlentwicklung des Embryos. Erworbene Klappenfehler können durch Festsetzen von Bakterien an der Herzinnenhaut zustandekommen. Sie bewirken dann entweder eine Verengung der Klappen oder einen undichten Verschluß derselben. In beiden Fällen wird das hindurchfließende Blut ein Geräusch erzeugen; bei einer Verengung spricht man von einem Stenosengeräusch, bei einer schlußunfähigen Klappe von einem Insuffizienzgeräusch.

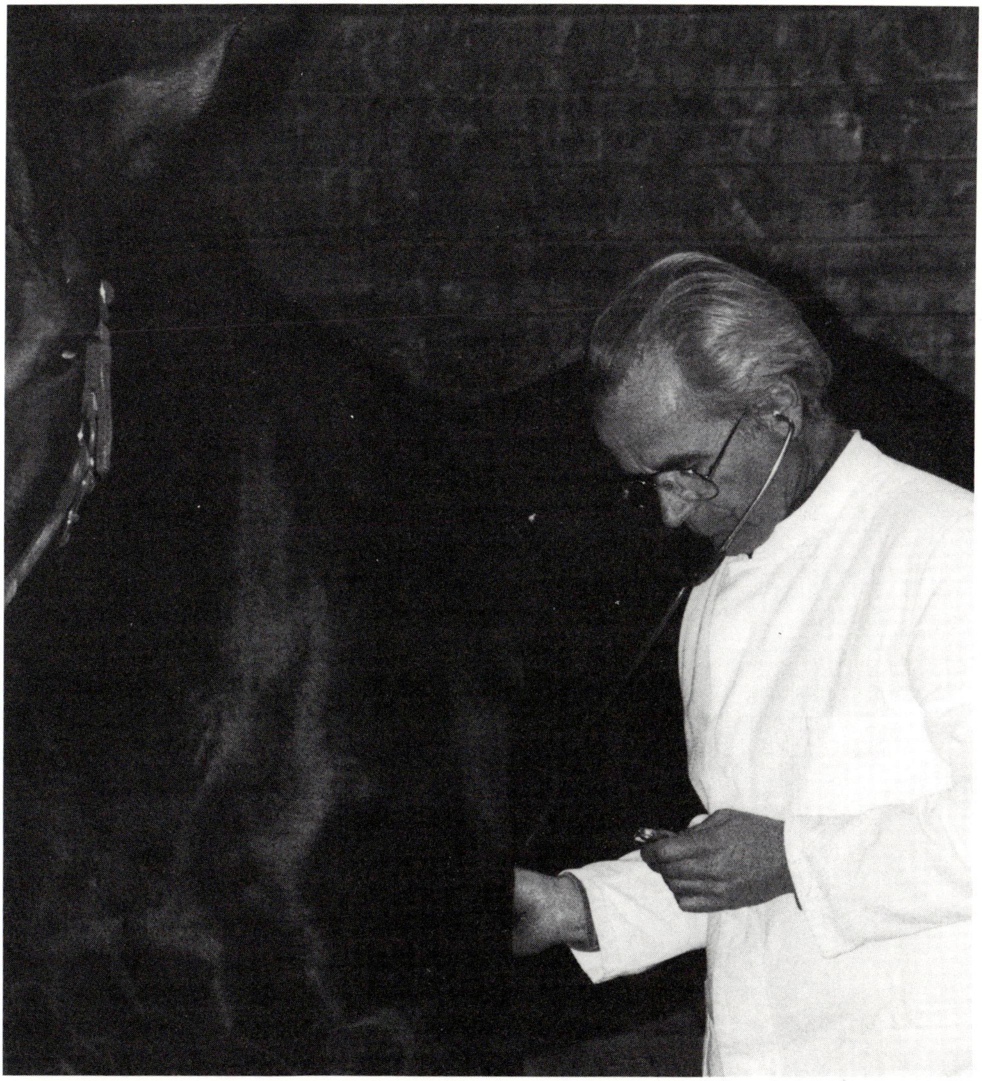

Abb. 50. Auch die mit Hilfe des Stethoskopes abgehörten Herztöne geben Auskunft über die gesunde oder krankhafte Funktion des Herzens.

Behandlung: Solange Herzfehler kompensiert werden können, ist eine Behandlung nicht nötig. Stellt sich jedoch ein Nachlassen der Herzkraft ein, so muß der Herzmuskel mit Hilfe einer Digitalisbehandlung unterstützt werden. Allerdings muß dann auch auf jede weitere sportliche Nutzung des Pferdes verzichtet werden.

Prognose: Herzfehler kann das starke Pferdeherz jahrelang kompensieren, die Pferde sind dabei voll leistungsfähig. Im allgemeinen ist erst im fortgeschrittenen Alter mit einem Nachlassen der Schöpfkraft des Herzens zu rechnen.

Erkrankungen der Blutgefäße

Wurm-Aneurysma

Begriff: Unter dem Aneurysma versteht man eine lokalisierte Erweiterung einer Arterie. Beim Pferd kommt es vor allem durch wandernde Strongylidenlarven zu einer Entzündung der Gefäßinnenhaut der großen Bauchschlagader mit entsprechenden Fibrinauflagerungen und einer lokalen Erweiterung dieses Blutgefäßes. Da die Wurmlarven vom Darm her entgegen dem Blutstrom in Richtung Bauchschlagader wandern, wird meist die vordere Gekröseaterie von der Erkrankung betroffen.

Symptome: Das Aneurysma ist in der Regel symptomlos, das heißt, es macht keine direkten Beschwerden. Die Folgen dieser Gefäßaneurysmen bei gleichzeitig bestehender Gefäßinnenhautentzündung kann eine Thrombenbildung mit tödlich verlaufender Kolik sein. Aber auch Abmagerung, Appetitlosigkeit und schlechtes Wachstum der Fohlen kann ein starkes Aneurysma zur Folge haben.

Ursache: Jede starke Verwurmung mit Palisadenwürmern führt zu einem Befall der Bauchschlagader. Je stärker die Verwurmung ist, um so schwerer sind die zu erwartenden Schäden am Blutgefäß.

Behandlung: Eine regelmäßige Entwurmung mit Ivermectin sorgt für larvenfreie Gefäße. Junge Pferde sollten alle 6 Wochen entwurmt werden.

Thrombose der Arteria iliaca und Arteria femoralis – Intermittierendes Hinken

Begriff: Unter einer Thrombose versteht man den Verschluß eines Gefäßes durch einen Blutpfropf. Im Falle einer Thrombose der Arteria iliaca und der Arteria femoralis wird die Hauptblutversorgung des Hinterbeines unterbrochen.

Symptome: Je nach Lokalisation des Thrombus kommt es zu mehr oder weniger dramatischen Symptomen. Ist lediglich ein unterer Bereich der Extremität von der Mangeldurchblutung betroffen, so erscheinen die Symptome schwächer: Die Pferde zeigen eine während der Arbeit auftretende geringe bis mittelgradige Lahmheit, die bis zum nächsten Tag wieder abgeklungen ist. Sitzt der Thrombus weiter oben und wird ein größerer Teil des Beines nicht mehr durchblutet, so zeigt das Pferd schon nach kurzer Arbeit eine mittel- bis hochgradige Lahmheit. Das Pferd hat hochgradige Schmerzen und zeigt kolikähnliche Symptome mit starkem Schweißausbruch. Bei der Untersuchung der Extremität fällt auf, daß das betroffene Bein kalt ist und auch in Ruhe ständig entlastet wird.

Schon wenige Stunden nach dem

Schmerzanfall beruhigt sich das Pferd wieder und die Lahmheit bleibt bis zur nächsten Belastung verschwunden.

Ursache: Die eigentliche Ursache der Thrombose ist eine Arterieninnenhautentzündung der Bauchschlagader im Bereich der vorderen Gekrösewurzel durch Strongylidenlarven. Von hier aus löst sich ein Thrombus ab und wird in die Beinschlagader hineingeschwemmt. Allmählich wächst der Thrombus gegen den Blutstrom an und führt so zu der Minderdurchblutung des Beines. Es kann Wochen dauern, bis der Thrombus so lang geworden ist, daß er Ausfallerscheinungen hervorruft. Auffallend ist, daß Rennpferde wesentlich häufiger von dieser Krankheit betroffen sind als Warmblüter. Dies ist vermutlich darauf zurückzuführen, daß das Blut eines trainierten Rennpferdes dicker ist als das eines Warmblüters. Die Blutdicke jedoch erleichtert eine Thrombenbildung.

Behandlung: Da die Krankheit meist erst im fortgeschrittenen Stadium erkannt wird, ist weder eine konservative noch eine chirurgische Behandlung erfolgreich.

Erkrankungen des Blutes

Anämie – Blutarmut

Begriff: Die Anämie ist eigentlich keine Krankheit, sondern nur ein Symptom. Der Anämiebegriff umfaßt quantitative und qualitative Veränderungen der roten Blutkörperchen. Das gesunde Pferd hat 6–9 Millionen rote Blutkörperchen pro mm^3. Mit dem Sinken der Erythrozytenzahl wird die Sauerstoffversorgung des Körpers verschlechtert.

Ursache: Eine Anämie kann verschiedene Ursachen haben:

1. Blutverlust durch eine äußere Verletzung.

Bei einem Verlust von mehr als 30% des gesamten Blutes stellt sich ein Schock mit Kollaps des Kreislaufes ein. Verliert ein Pferd mehr als 50% seines Blutes, stirbt es.

2. Blutverlust durch eine innere Blutung.

Innere Blutungen sind wesentlich gefährlicher, da sie meist erst sehr spät erkannt werden. Verliert das Pferd mehr als 80% des Gesamtblutes in große Hohlräume des Körpers, so tritt der Tod ein.

3. Hämolytische Anämien

Hier zerfallen die roten Blutkörperchen, und neue Erythrozyten können nicht im selben Umfang produziert werden.

4. Hypoplastische Anämien

Durch ungenügende Neubildung von roten Blutkörperchen sinkt die Gesamtzahl.

Symptome: Blasse Schleimhäute und deutlicher Leistungsabfall sind die wichtigsten Anzeichen.

Behandlung: Die Therapie muß sich auch hier stets nach der Ursache richten. Bei starkem Blutverlust ist für sofortigen Blutersatz zu sorgen. Dieser kann in Form von Blutkonserven oder durch Blutersatzmittel gestellt werden. Bei der Hämolyse und der Hypoplasie gestaltet sich die Therapie schwieriger, da hierfür jeweils erst der Grund gefunden werden muß.

Leukose (Leukämie)

Begriff: Unter Leukose versteht man eine tumoröse Entartung des blutbildenden Gewebes. Bei der lymphatischen Form der Leukose ist die Anzahl der weißen Blutkörperchen im Blutbild stark erhöht: 20 000–100 000 Zellen pro mm^3 statt wie normal 6000–10 000.

Symptome: Die Leukose ist beim Pferd sehr selten: Abmagerung, Leistungsabfall und Appetitlosigkeit sind die allgemeinen Symptome. Es entwickelt sich eine Anämie mit Ödembildung und Schwellungen der tastbaren Lymphknoten.

Ursache: Ähnlich wie beim Menschen ist die Ursache der Leukose unbekannt. Man vermutet, daß Viren bei der Erkrankung eine Rolle spielen.

Behandlung: Eine erfolgversprechende Therapie ist bisher noch nicht entdeckt worden.

Leukozytose

Begriff: Unter einer Leukozytose versteht man eine Zunahme der weißen Blutkörperchen zum Zwecke der Krankheitsabwehr. Der Normalwert für das Pferd liegt bei 6000–10 000 Zellen pro mm^3. Bei mehr als 10 000 Leukozyten spricht man von einer Leukozytose.

Behandlung: Die Behandlung richtet sich stets nach der Ursache.

Morbus maculosus – Blutfleckenkrankheit

Begriff: Bei der Blutfleckenkrankheit kommt es zu einer Schädigung der Blutgefäße, und Blutwasser sammelt sich außerhalb dieser Gefäße in der Unterhaut, vorwiegend in der unteren Hälfte des Kopfes, am Bauch und im unteren Bereich der Extremitäten.

Symptome: Massive Schwellungen am Kopf, am Bauch und an den Beinen verändern das Aussehen des Pferdes vollständig: Der Kopf erinnert an den eines Nilpferdes (!). Nur in be-

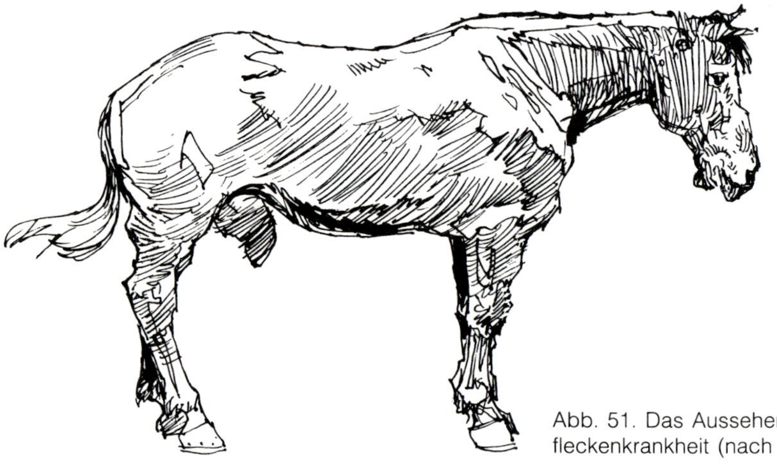

Abb. 51. Das Aussehen eines Pferdes mit Blutfleckenkrankheit (nach Wirth).

sonders schweren Fällen ist die Krankheit von Fieber begleitet. Die Ödeme behindern sowohl die Bewegung wie auch die Futteraufnahme des Pferdes.

Ursache: Die vermehrte Durchlässigkeit der Kapillargefäße für das Blutwasser wird durch Gifte und Entzündungsprodukte von Infektionserregern nach einer überstandenen Infektionskrankheit verursacht.

Behandlung: Obwohl die Krankheit dem Pferd ein erschreckendes Aussehen verleiht, können die Pferde bei entsprechender fachgerechter Therapie rasch gesunden. Gefäßabdichtende, entzündungshemmende und antiallergische Medikamente werden angewandt.

Hautkrankheiten

Entzündung der Haarbälge und Talgdrüsen – Folliculitis-Akne, Furunkulose

Begriff: Entzündungen der Haarbälge und Talgdrüsen können je nach Art des Infektionserregers vereitert sein oder infolge einer starken Narbenbildung als derbes Knötchen in Erscheinung treten.

Symptome: Die Entzündungen sind als erbsen- bis haselnußgroße, halbkugelförmige, mehr oder weniger harte Knötchen in der Haut leicht zu erkennen. Befinden sich die Knötchen in der Sattellage, so können sie durch das Reiben des Sattels noch zusätzlich von einer lädierten Haut bedeckt sein. Handelt es sich um eine eitrige Entzündung, so ist die Stelle vermehrt warm und hochgradig schmerzhaft. Oft sind diese Stellen dann mit einer Kruste bedeckt, bei deren Entfernung sich eine kraterförmige Vertiefung zeigt.

Ursache: In der Regel sind bakterielle Infektionserreger (Staphylokokkus aureus) schuld an dieser Entzündung. Meist findet man vorzugsweise die Haut der Sattellage von dieser Krankheit befallen. Nicht selten sind gleich mehrere derartige Knötchen vorhanden. Offensichtlich kommt es durch das Reiben des Sattels bei gleichzeitigem Schweißausbruch (Öffnung der Schweißporen) zu einer erhöhten Anfälligkeit. Über die Blutbahn kann jedoch in seltenen Fällen auch die Haut an anderen Körperstellen in Mitleidenschaft gezogen werden.

Behandlung: Bei einer eitrigen Infektion (Wärme, Schwellung, Schmerzen) darf das Pferd bis zur Heilung nicht mehr geritten werden. Warme Kompressen, Zugsalben oder Antibiotikasalben sind die Mittel der Wahl. Handelt es sich um narbige Knötchenbildungen, so helfen entzündungshemmende Salben oder Tinkturen. In hartnäckigen Fällen kann der Tierarzt durch Cortison-Injektionen das narbige Gewebe zum Abbau bringen.

Als vorbeugende Maßnahme muß der Satteldecke besondere Aufmerksamkeit gewidmet werden. Alle Kunststoffdecken, die den Schweiß nicht genügend aufsaugen, sind zu meiden. Vielmehr sind Wolldecken, mehrfach gefaltet, oder dicke Filzdecken, eventuell mit einer Leinenschabracke unterlegt, zu benutzen. Nach jedem Reiten ist die Sattellage mit klarem Wasser zu reinigen.

Ekzem

Begriff: Unter einem Ekzem versteht man eine Entzündung der oberflächlichen Schicht der Haut. Die Ursachen können unterschiedlichster Natur sein, immer ist jedoch die Haut in irgendeiner Weise vorgeschädigt oder sensibilisiert.

Symptome: Zunächst kann man an einer unbehaarten oder nur schwach behaarten Stelle eine Rötung beobachten, später treten Knötchen oder Bläschen auf, die entweder flüssigen oder eitrigen Inhalt haben. Nach dem Platzen der Bläschen wird das Ekzem eitrig oder nässend aussehen und im weiteren Verlauf Krusten bilden.
Stößt die Hautoberfläche kleine Epidermisteile ab, so spricht man von einem schuppigen Ekzem.

Ursache: Ein typisches Ekzem ist die Mauke oder auch die Raspe (siehe Seite 154). Die empfindliche Haut in den Gelenkbeugen leidet besonders unter Feuchtigkeit, Schmutz, bakteriellem oder parasitärem Befall. Auch eine Überempfindlichkeit gegen Insekten kann entweder zur sogenannten Sommerräude oder dem Sommerekzem führen. Ohren, Mähne, Vorderbrust, Rücken und Schweif sind davon betroffen. Durch einen starken Juckreiz wird die Hautentzündung noch verschlimmert. Das Leiden klingt erst wieder ab, wenn die Pferde aufgestallt werden. Mähnen und Schweifekzeme entstehen infolge Verschmutzung und Verklebung der Langhaare. Starker Juckreiz führt zum Haarausfall oder zum Abbrechen der Langhaare. Ebenso hat das Schmutzekzem auf der Kruppe seine Ursache in einer starken Verschmutzung der Haut, vor allem bei Weidetieren, die ständigem Regen ausgesetzt waren.

Behandlung: Wie bei vielen anderen Krankheiten steht auch hier das Abstellen der Ursache an erster Stelle. Die zweitwichtigste Maßnahme ist das Scheren der Haare. Dies erleichtert die Reinigung und Desinfektion der veränderten Hautpartien und gestattet gleichzeitig einen besseren Zugang für die Therapie. Oft genügt schon das Abstellen der Ursache und das Scheren der Haare, um das Ekzem zum Abheilen zu bringen. Auch das Anwenden von Salben, Lösungen und Bädern sollte sich möglichst nach der Krankheitsursache richten: Bakterielle Infektionen sind mit einem wirksamen Antibiotikum zu behandeln, Milben mit einem Parasitenbekämpfungsmittel, Pilzinfektionen mit einem Antimycotikum. In den Fällen, in denen die direkte Ursache unbekannt ist, muß man eine polypragmatische Therapie anwenden, das heißt, man muß mehrere Wirkstoffgruppen versuchsweise in die Behandlung einbeziehen.

Mechanische Schädigung der Haut: Satteldruck – Gurtendruck – Bandagendruck – Dekubitus

Begriff: Je nach Ursache des Hautschadens wird das Leiden seinen Namen erhalten. Ein schlecht sitzender

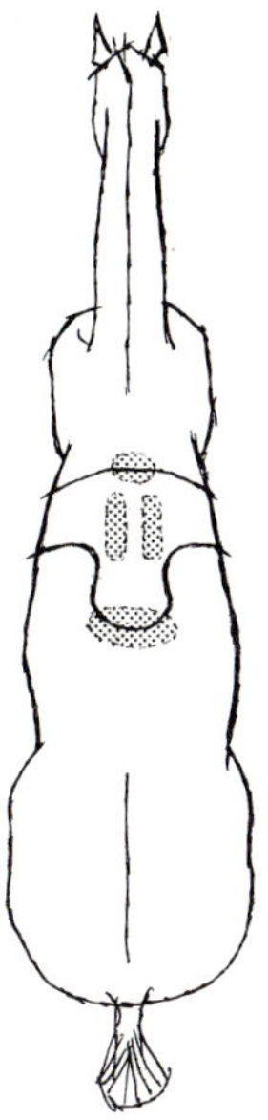

Abb. 52. Satteldruck. Die Haut am Widerrist, parallel zur Wirbelsäule und am hinteren Rand des Sattels ist besonders empfindlich.

Sattel wird die Haut ebenso schädigen wie ein fehlerhaft angepaßtes Geschirr oder eine zu stramm angelegte Bandage. Der Dekubitus wird durch ein Festliegen, häufiges Liegen oder Liegen auf harter Unterlage ausgelöst.

Ursache: Beim Satteldruck kann auch die besonders ungünstige anatomische Besonderheit des Pferdes (hoher Widerrist), ein fehlendes Fettpolster (magere Schulpferde) oder der ungünstig sitzende, häufig auch zu gewichtige Reiter mit dazu beitragen, daß der Sattel einen Druck erzeugt. Gefährdete Stellen sind hierbei der Widerrist, die Auflage des Sattels parallel zu den Dornfortsätzen und die hintere Begrenzung der Sattellage. Zugpferde leiden unter den Scheuerstellen des Kummets oder des Brustblattes, des Kammdeckels oder des Schwanzriemens. Schlecht gepolsterte und zu stramm angezogene Stallbandagen können schwere Schäden an der darunterliegenden Haut erzeugen. Jede Bandage, die für längere Zeit angelegt wird, muß mit Watte oder ähnlich weichen Stoffen gut gepolstert sein. Ein festliegendes Pferd wird sich an besonders gefährdeten Stellen Hautschäden zufügen: am Jochbogen (über den Augen), über dem Schultergelenk, am Hüfthöcker und am Kniegelenk. Pferde, die in einer zu sparsam eingestreuten Box liegen müssen, haben typische Druckstellen außen am Sprunggelenkshökker.

Symptome: Die Druckstellen äußern sich zunächst in einer schmerzhaften Schwellung, die nach einigen Tagen entweder wieder verschwindet oder nach außen aufbricht. Es entleert sich dann blutig-eitrige Flüssigkeit. Je nach dem Ausmaß des Schadens und der Tiefe der abgestorbenen Hautpartien wird sich der Defekt darstellen. Chronische Satteldrücke können auch zu einer starken Hautverdickung führen und großflächige, borkige Hautauflagerungen hervorrufen. Auch unter der Haut liegende Organe wie Schleimbeutel, Knochenhaut oder Knochen selbst können miterkranken.

Behandlung: Das Abstellen der Ursache ist die wichtigste Maßnahme, die in den meisten Fällen zur Heilung führt. Feuchtwarme Umschläge, leicht durchblutungsfördernde Salben, desinfizierende Bäder, antibiotische Salben, eventuell mit Cortisonzusätzen, können die Heilung beschleunigen. Bei tieferreichenden Hautschäden oder Beteiligung darunter liegender Organe ist eine fachtierärztliche Behandlung angezeigt.

Allergische Hautkrankheiten

Nesselfieber – Urticaria

Begriff: Unter Nesselfieber versteht man eine allergische Reaktion des Pferdes auf die verschiedensten Allergene, wobei vor allem die Hautreaktion ins Auge fällt. Gleichzeitig besteht kurzfristig auch Fieber.

Ursache: Sehr verschiedene Stoffe – nur ausnahmsweise werden diese auch identifiziert werden – können beim Pferd Allergien hervorrufen. Meist sind es im Futter enthaltene Allergene, nicht selten reagieren die Pferde aber auch auf injizierte Medikamente allergisch.

Symptome: Der auffällige Quaddelausschlag ist meist über die gesamte Körperoberfläche verteilt. Die pfennig- oder markstückgroßen Quaddeln können zu großflächigen ödematösen Platten zusammenfließen. Am Unterbauch und an den Extremitäten führen die herabsinkenden Ödeme zu starken Umfangsvermehrungen. Kurzfristig stellt sich zum Teil hohes Fieber ein.

Behandlung: Neben einer raschen Spontanheilung sind auch schwer beeinflußbare chronische Allergieformen bekannt. Die Behandlung ist zunächst antiallergisch. Gleichzeitig kann man versuchen, durch Calcium- und Vitamin-C-Injektionen eine Gefäßabdichtung zu erreichen. Mit Glaubersalz

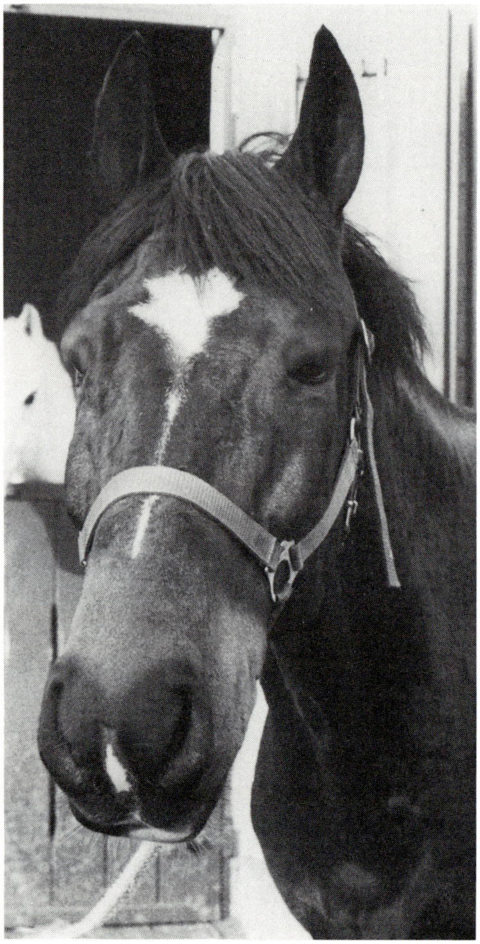

kann der Tierarzt für eine rasche Entleerung des Darms sorgen.

Hautpilzinfektionen – Dermatomycosen

Begriff: Der Hautpilz ist ein relativ häufig anzutreffender Hautparasit. Er gehört zu den Askomyzeten, Pilzen, die drei Generationen bilden: Trichophyton – Mikrosporum – Epidermophyton. Beim Pferd kommen mehrere Sorten von Trichophyten und Mikrosporen vor, die zum Teil auf andere

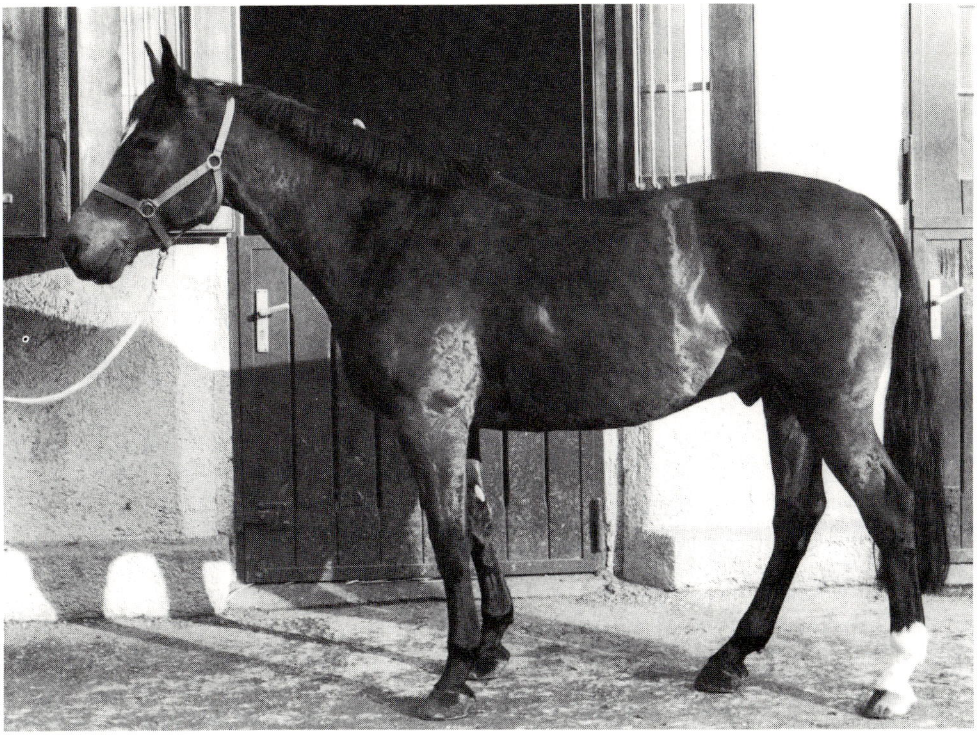

Abb. 53. Allergien sind beim Pferd nicht selten in Form eines Nesselfiebers zu beobachten: Am Kopf können die einzelnen Quaddeln zu größeren, teigigen Schwellungen (Ödemen) zusammenfließen (links). Meist kann man auch am ganzen Körper Quaddeln oder beetartige Erhebungen beobachten (oben).

Tiere und auch auf den Menschen übertragbar sind.

Symptome: In der Regel sind die Hautschäden sehr typisch: akut auftretende pfennig- oder markstückgroße Defekte im Haarkleid, manchmal als Pusteln beginnend, später nässend und Borken bildend. Die Defekte fließen allmählich zusammen, wobei immer wieder an neuen Stellen frische Infektionen auftreten. Im fortgeschrittenen Stadium kann sich die Haut stark entzünden und so starke und schmerzhafte Schwellungen bilden, daß die Bewegung des Pferdes behindert wird.

Ursache: Der Pilz wird durch das Putzzeug, das Geschirr oder den Sattel übertragen. Selbstverständlich ist auch eine Kontaktinfektion durch andere Pferde möglich.

Vorsicht: Der Pilz ist auch auf den Menschen übertragbar.

Behandlung: Ganzkörperwaschungen mit Antimycotika sind das Mittel der Wahl. Durch Salbenbehandlungen können besonders stark infizierte Hautpartien ebenfalls behandelt werden. In hartnäckigen Fällen ist eine orale Therapie mit Griseofulvin einzuleiten.

Räude

Begriff: Unter Räude versteht man den Befall der Haut mit Milben. Beim Pferd kennt man drei verschiedene Räudemilben: Sarkoptes-, Psoroptes- und Chorioptesmilben.

Symptome: Bei der Sarkoptesräude beginnen die Hautveränderungen in der Regel am Kopf und am Hals und breiten sich von hier auf den gesamten Körper aus. Die Psoroptesmilben befallen in erster Linie Mähne und Schweif, später Hals und Rücken. Die Chorioptesräude hingegen beschränkt sich auf die Hinterextremitäten. Bei allen drei Räudearten fällt der starke Juckreiz der Pferde auf. In chronischen Fällen kommt es zum Haarausfall und zu der typischen Faltenbildung der Haut.

Ursache: Die Räude ist eine anstekkende Krankheit, die von Pferd zu Pferd übertragbar ist, jedoch auch über das Putzzeug, den Sattel, die Decke oder ähnliches mehr verbreitet werden kann. Geschwächte Abwehrkräfte des Pferdes leisten der Infektion Vorschub.

Behandlung: Waschungen des ganzen Pferdes mit entsprechenden Parasitenmitteln sind die Therapie der Wahl. Die modernen Medikamente haben der Krankheit den Schrecken genommen. Zwar sind die Sarkoptes- und Psoroptesräude noch anzeigepflichtig, jedoch ist dies eine höchst überflüssige Bestimmung.

Lausbefall

Die Laus als Hautparasit ist zwar eine seltene Erscheinung, durch ihre Größe (sie ist mit bloßem Auge leicht zu erkennen) und durch ihre Auswirkung auf die Pferde bleibt die Krankheit aber in eindrucksvoller Erinnerung: Heftigster Juckreiz der Pferde veranlaßt diese zu größter Unruhe. Ein bis zwei Ganzkörperwaschungen mit Pa-

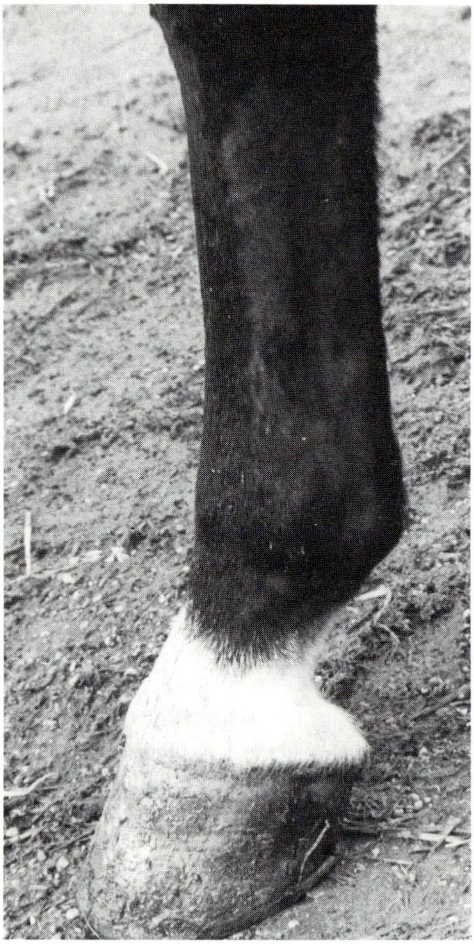

Abb. 54. Die Fußräude tritt vor allem an der Hinterhand auf. Starker Juckreiz, Haarausfall und ein schuppiges Ekzem sind stets als Anfangssymptome vorhanden.

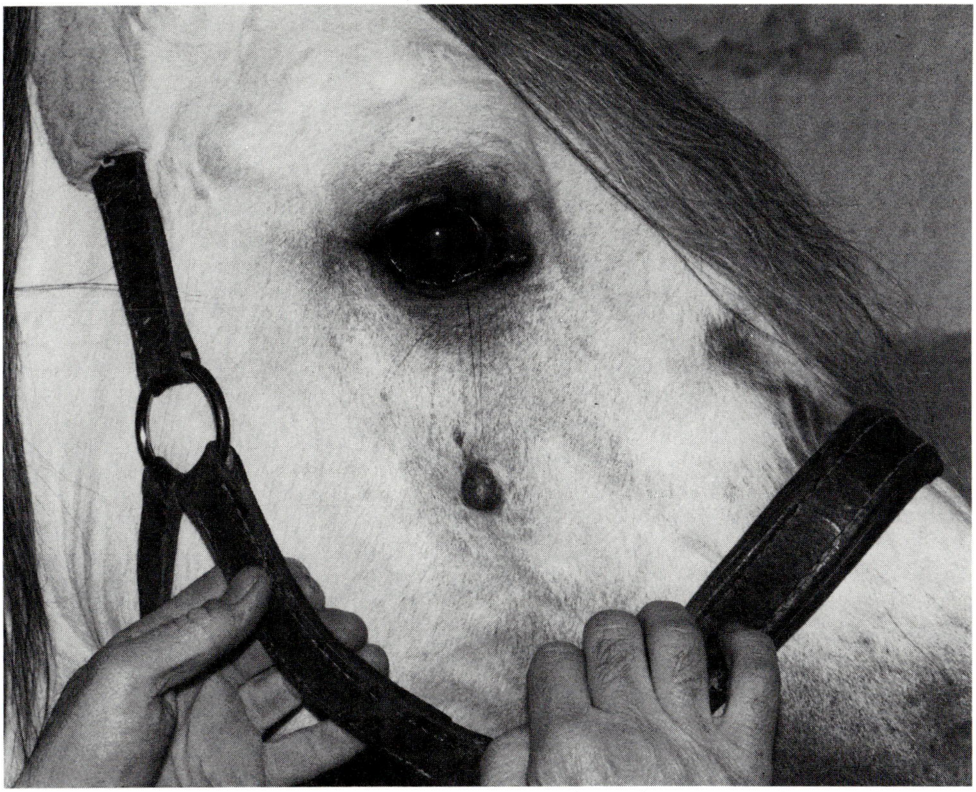

Abb. 55. Haselnußgroßes Melanom am Kopf eines Schimmels.

rasitenmitteln werden sehr schnell der Infektion ein Ende bereiten.

Haarlingsbefall

Die Haarlinge leben als Hautparasiten von den Schuppen und verursachen dabei kein Unbehagen beim Pferd. Nur wenn der Parasit in großen Mengen auftritt, zeigen die Pferde Juckreiz. Die von den Haarlingen am Haar festgeklebten Eier können mit bloßem Auge als kleine Pünktchen erkannt werden. Waschungen mit Parasitenmitteln sind sehr wirksam.

Hauttumore

Begriff: Unter einem Tumor, auch Neubildung oder Neoplasma genannt, versteht man eine Geschwulst.

Warzen sind beim Pferd die häufigsten Neubildungen. Diese Epithelgeschwülste treten vor allem am Kopf, am Bauch und am Schlauch auf. Je nach beteiligtem Gewebe tragen die Warzen unterschiedliche Bezeichnungen: Papillom, Fibropapillom oder Fibrom.

Sarkoide sehen zunächst wie Warzen aus, sie haben jedoch die Tendenz zu starkem Wachstum und zur Geschwürbildung. Nach der operativen Entfernung kommt es häufig zu Rezidi-

ven. Metastasen (Tochtergeschwülste) sind selten.
Melanome sind Tumore, aus schwarzem Farbstoff bestehend, die fast ausschließlich bei älteren Schimmeln auftreten. Ganaschengegend und After sind die bevorzugten Stellen. Die Melanome können in ungünstigen Fällen Tochtergeschwülste bilden.
Ursache: Während man bei Warzen und Sarkoiden eine Virusinfektion als Ursache annimmt, ist der auslösende Faktor der Melanome unbekannt.
Symptome: Die Warzen können länglich und stecknadeldünn sein, sie können sich aber auch flächenförmig ausbreiten und 5-Mark-Größe erreichen. Oft haben sie auch kugelige Gestalt von der Größe einer Erbse bis zum Umfang eines kleinen Apfels. Sie ähneln den Sarkoiden, oft kann man sie nur durch eine mikroskopische Untersuchung unterscheiden. Ein Melanom beim Schimmel ist, so es nicht von intakter Haut bedeckt ist, leicht an seiner schwarzen Farbe zu erkennen.
Behandlung: Die operative Entfernung eines Hauttumors ist die sicherste Behandlung. Eine anschließende histologische Untersuchung kann Aufschluß über die Art des Tumors geben. Lediglich die kleinen stecknadeldünnen Warzen – meist bei jungen Pferden – heilen in der Regel von selbst ab.

Erkrankungen der Augen

Lidverletzungen

Begriff: Die Lider sind die Schutzschilder des Auges, die sich bei drohender Gefahr blitzschnell über das Auge legen. Aus diesem Grund treten an den Lidern gehäuft Verletzungen auf. Da die Lider neben ihrer Schutzfunktion noch eine wichtige Rolle für die Benetzung der Hornhaut des Auges spielen, sind Defekte nach einer schlecht verheilten Wunde stets eine Gefahr für die Sehfähigkeit.
Symptome: Zusammenhangstrennungen werden infolge der Dramatik der Verletzung kaum übersehen: Blutung, Ängstlichkeit und Schmerzen des Pferdes und die Offensichtlichkeit des Defektes sind klare Symptome.
Behandlung: Eine möglichst rasche Wundversorgung durch den Tierarzt ist von großer Bedeutung. Meist ist dies sogar am stehenden Pferd, unter der Wirkung eines örtlichen Betäubungsmittels, möglich.

Lidbindehautentzündung (Conjunctivitis)

Begriff: An der Innenseite der Lider und am Übergang vom Lid zum Augapfel befindet sich die Lidbindehaut.
Symptome: Lichtscheue, wäßriger, schleimiger oder eitriger Augenausfluß sind klassische Symptome. Zusätzlich stellt sich noch Rötung und eine glasige Schwellung der Schleimhaut ein.
Ursache: Physikalische, chemische und infektiöse Einwirkungen können die Entzündung hervorrufen: So kön-

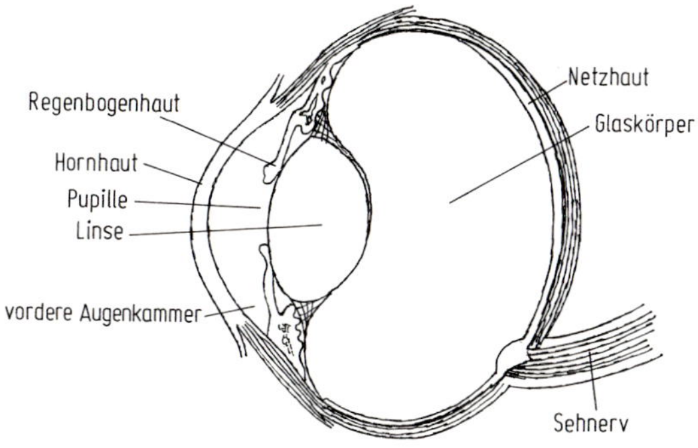

Abb. 56. Querschnitt durch das Pferdeauge.

nen Fremdkörper (Schmutz, Staub etc.) ebenso eine Bindehautentzündung hervorrufen wie eine bakterielle Infektion durch Insekten oder verdorbenes Heu (primäre Entzündung). Häufig ist die Lidbindehautentzündung jedoch auch ein Begleitsymptom für Erkrankungen anderer Organe des Auges: Bei Hornhautentzündungen, Hornhautverletzungen oder der periodischen Augenentzündung kommt es regelmäßig ebenfalls zu diesen Symptomen (sekundäre Entzündung).

Behandlung: Handelt es sich um eine primäre Lidbindehautentzündung, so wird die vom Tierarzt verordnete entzündungslindernde Augensalbe, die 3–4mal am Tag auf die Lidbindehaut aufgetragen werden muß, rasch helfen. Bei sekundären Entzündungen richtet sich die Therapie in erster Linie gegen das Grundleiden. Da vom Laien jedoch meist nicht unterschieden werden kann, ob es sich um eine primäre oder eine sekundäre Lidbindehautentzündung handelt, sollte in jedem Fall ein Tierarzt zur Diagnosestellung zugezogen werden.

Verlegung des Tränennasenkanals

Begriff: Ein Augen-Nasen-Kanal sorgt für den Abfluß der Tränenflüssigkeit. Da dieser Kanal vorwiegend im knöchernen Teil des Schädels verläuft, ist er wenig dehnungsfähig und verstopft sehr leicht. In seltenen Fällen kann die untere Öffnung von Geburt an fehlen.

Symptome: Ein meist einseitiger hartnäckiger Tränenfluß ohne entzündliche Erscheinungen an der Bindehaut oder am Auge rechtfertigt den Verdacht einer Verlegung des Tränennasenkanals. Endgültige Sicherheit kann man erst nach Spülung des Kanals erhalten.

Behandlung: Zunächst muß der Tierarzt versuchen, von der Nase her den Kanal zu spülen. Gelingt dies nicht, muß dieselbe Behandlung vom Auge aus versucht werden. Dies ist jedoch in der Regel nur in Vollnarkose möglich. Dennoch ist diese zweite Spülung meist erfolgreicher, da der Kanal nach unten hin breiter wird.

Hornhautentzündungen (Keratitis)

Begriff: Die Hornhaut ist eine zwar derbe, aber dennoch durchsichtige Schicht, die den vorderen Augenabschnitt des Augapfels schützt. Da die Hornhaut nicht durch Blutgefäße versorgt wird, ist ihr Stoffwechsel auf Diffusion über die Tränenflüssigkeit oder das Augenkammerwasser angewiesen. Entzündungsvorgänge beeinflussen die Durchsichtigkeit (Trübung und Schwellung der Hornhaut), in besonders schweren Fällen wird dennoch das Blutgefäßsystem durch Einwachsen kleinster Kapillargefäße zur Ent-

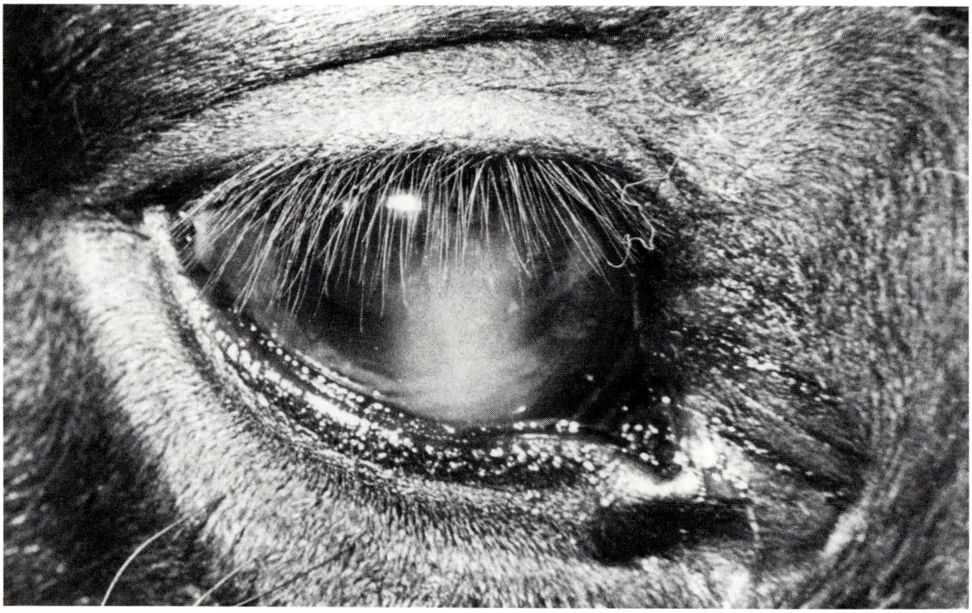

Abb. 57. Hornhautverletzungen führen zunächst zu einer Trübung der geschädigten Stelle. Schon nach wenigen Tagen können oberflächliche Verletzungen jedoch wieder abgeheilt sein.

Abb. 58. Harmlos sind dagegen die weißen Flecken um das Auge. Sie sind Überbleibsel einer Hautinfektion.

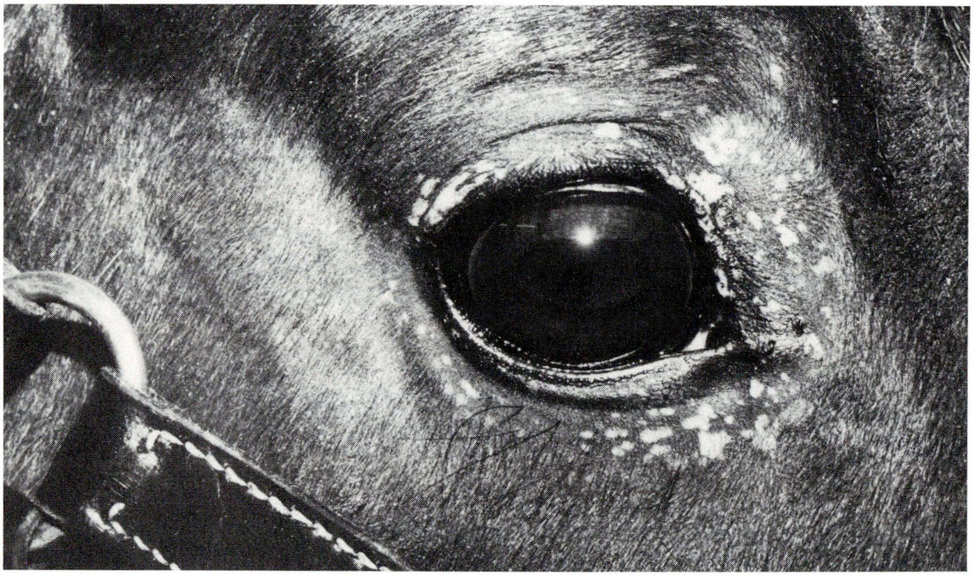

zündungsabwehr und Durchblutungssteigerung herangezogen.

Symptome: Neben den bereits erwähnten Symptomen wie Augenausfluß, Lichtscheue und Rötung der Lidbindehäute sind für eine Hornhautentzündung Schwellung und Trübung der Hornhaut kennzeichnend. In chronischen Fällen wird man auch das Einsprossen von kleinsten Kapillargefäßen erkennen können.

Ursache: Verletzungen der Hornhaut sind die häufigsten Ursachen dieser Entzündung. Je nach Art und Heftigkeit der Verletzung können tiefe oder oberflächliche Defekte an der Hornhaut entstehen. Aber auch bakterielle Infektionen spielen bei der Hornhautentzündung eine Rolle.

Behandlung: Da eine bleibende Hornhauttrübung die Sehfähigkeit des Auges gefährdet, ist eine rasche und fachgerechte Behandlung wichtig. Die Applikation der nötigen Augensalben hat 3–4mal am Tag zu erfolgen, feuchtwarme Umschläge mildern zusätzlich den Schmerz und bekämpfen ebenfalls die Entzündung. Eine Kapuze mit angenähter Augenklappe sorgt für eine Ruhestellung des Auges.

Linsentrübung – Grauer Star (Katarakt)

Begriff: Die Linse sorgt im Inneren des Auges für die Lichtbrechung und die Schärfe des Bildes auf dem Augenhintergrund. Erkrankungen der Linse können zu einer Trübung führen und somit eine Blindheit nach sich ziehen.

Symptome: Ohne Augenlampe kann der Star nur bei günstigem Lichteinfall vom Laien erkannt werden: Die Pupille erscheint nicht wie am gesunden Auge schwarz, sondern milchig-weiß.

Ursache: Neben der angeborenen Linsentrübung des Fohlens tritt beim Pferd der Star meist als Folgekrankheit der periodischen Augenentzündung auf.

Behandlung: Leider ist es bis heute noch nicht gelungen, durch eine operative Entfernung der Linse die Sehfähigkeit wiederherzustellen.

Periodische Augenentzündung – Mondblindheit – Irido-cyclo-chorioiditis

Begriff: Die periodische Augenentzündung wird vom Gesetzgeber als Entzündung der inneren Organe des Auges definiert und in die Reihe der Hauptmängel eingeordnet. Im medizinischen Sinne handelt es sich um eine Entzündung der Iris (Regenbogenhaut), des Ziliarkörpers und der Aderhaut.

Symptome: Für einen Laien reichen die für ihn zu erkennenden Anzeichen der Krankheit nicht aus, um dieses Leiden zu diagnostizieren. Augenausfluß, Lichtscheue und Rötung der Lidbindehäute sind auch für andere Augenkrankheiten kennzeichnend. Nur der erfahrene Tierarzt kann an den Veränderungen im Inneren des Auges diese Krankheit erkennen.

Ursache: Über die Ursache dieser relativ häufig auftretenden Augenentzündung wird noch diskutiert: Bakterielle Allgemeininfektionen, Augenpa-

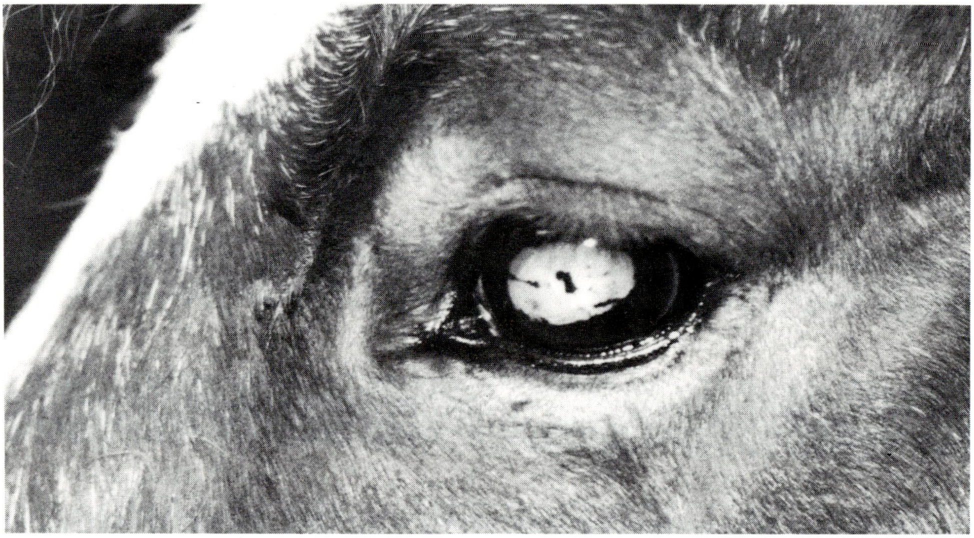

Abb. 59. Die periodische Augenentzündung führt unbehandelt zur Erblindung des Pferdes. Im Bild erkennt man an der Weißfärbung der Linse den Grauen Star. Die auf der Linse klebenden schwarzen Fetzen sind ausgerissene Teile der Regenbogenhaut.

rasiten und Autointoxikationen werden für die Entzündung verantwortlich gemacht. Auch allergische Reaktionen der mittleren Augenhaut werden als Ursache vermutet.

Behandlung: Nur durch rechtzeitige Behandlung schon des ersten Anfalles kann man einen bleibenden Schaden abwenden. Da jedoch die periodische Augenentzündung in mehr oder weniger großen Abständen wiederkehren kann, liegt die eigentliche Gefahr in diesen Rezidiven.

Im Laufe der immer wieder auftretenden Anfälle kommt es zu einer Verklebung der Regenbogenhaut mit der Linse und somit zu einer Linsentrübung und Erblindung des Pferdes. Leider sind keine Maßnahmen bekannt, um den Rezidiven vorzubeugen. Auch kann man nicht verhindern, daß die Krankheit im Laufe der Zeit unter Umständen auf das zweite Auge übergreift.

Erkrankungen des Gehirns und des Nervensystems

Nichtansteckende Erkrankungen des Gehirns

Dummkoller

Begriff: Unter Dummkoller versteht man eine Erkrankung des Gehirns, die durch den allmählich zunehmenden Druck der Gehirnflüssigkeit entsteht.

Obwohl das Krankheitsgeschehen im Zusammenhang mit dem Dummkoller umstritten ist und die Krankheit in der heutigen Pferdepopulation keine Rolle mehr spielt, gehört der Dummkoller immer noch zu den Hauptmängeln und wird vom Gesetzgeber wie folgt definiert: Dummkoller ist die allmählich oder infolge der akuten Gehirnwassersucht plötzlich entstandene unheilbare Krankheit des Gehirns, bei der das Bewußtsein des Pferdes herabgesetzt ist.

Ursache: Da der Dummkoller heute äußerst selten ist, ist man auf ältere Sektionsbefunde angewiesen: Der vermehrte Gehirnwasserdruck kann sich entweder an eine Gehirnhautentzündung anschließen, oder Geschwülste behindern den Abfluß des Gehirnwassers.

Symptome: Apathie und Schläfrigkeit sind die ersten Anzeichen des Dummkollers. Eine sich einstellende Bewußtseinstrübung führt zu trägem oder paradoxem Verhalten. Sinnesstörungen können durch bestimmte Reflexreaktionen getestet werden.

Ohrreflex: Das Pferd duldet das Einführen eines Fingers in die Ohrmuschel.

Beinstellung: Das Pferd korrigiert nicht das Überkreuzen der Beine.

Berührungsreflex: Das Pferd reagiert nicht schmerzhaft auf einen Kronentritt. Auch an anderer Stelle sind die Berührungsreflexe der Haut herabgesetzt.

Gleichgewichtsstörungen: Die Pferde zeigen im Schritt einen schwankenden Gang.

Ferner erscheinen Futter- und Wasseraufnahme gestört, die Kaubewegungen werden plötzlich während des Fressens unterbrochen, zum Saufen wird der Kopf bis weit über die Nüstern in den Wassereimer gesteckt.

Behandlung: Da die Diagnose Dummkoller gleichzeitig die Unheilbarkeit des Leidens beinhaltet, sollte sie sorgfältig überprüft werden. Nicht selten verbergen sich andere – zum Teil ansteckende – Gehirnerkrankungen hinter der Laiendiagnose Dummkoller.

Erkrankungen des Rückenmarks

Spinale Ataxie

Begriff: Unter einer Ataxie versteht man Koordinationsstörungen des Bewegungsablaufs der Gliedmaßen. Je nach deren Ursache unterscheidet man die cerebellare Ataxie von der spinalen. Während die cerebellare Störung vom Gehirn ausgeht, hat die spinale Ataxie ihre Ursache in einer Rückenmarkschädigung.

Ursache: Als Ursache können Mißbildungen der Gelenke der Halswirbelsäule beim Fohlen wie auch Verletzungen der Halswirbelsäule in Frage kommen. In beiden Fällen wird das Rükkenmark durch eine Verschiebung der Halswirbel gequetscht und motorische Nervenstränge werden geschädigt. Sehr häufig tritt die verletzungsbedingte Form der Krankheit bei Junghengsten auf, die sich nach dem Steigen überschlagen.

Symptome: Da vor allem die motorischen Bahnen des Rückenmarks, die die Hinterhand versorgen, von dem Trauma betroffen sind, hat das erkrankte Pferd Probleme, die Bewegungen der Hinterhand zu koordinieren. Während die Bewegungsstörung im

Schritt nicht so deutlich zu erkennen ist, erscheint der Trab deutlich gestört: Das Pferd trabt „wie zerbrochen", die Bewegungen sind taumelnd, schleppend oder schwankend. Im Galopp ist die Störung noch deutlicher zu erkennen: Die stark behinderten Galoppsprünge führen häufig zu Stürzen oder zumindest zum Einknicken des Pferdes.

Behandlung: Da das Primärleiden, nämlich die Subluxation eines Halswirbelgelenkes, in der Regel nicht behoben werden kann, muß die Krankheit als unheilbar angesehen werden. Mehrwöchige Boxenruhe in Verbindung mit Vitamin-B-Injektionen kann eine Besserung des Leidens bewirken. Dennoch kommt es danach meist wieder zu Rückfällen.

Nervenlähmungen

Lähmung des Gesichtsnervs – Facialislähmung

Begriff: Der Gesichtsnerv kann an verschiedenen Stellen eine Schädigung erfahren: So kann die erste Noxe schon an der ersten Abzweigung aus dem Gehirn auftreten. In diesem Fall spricht man von einer zentralen Facialislähmung. Ist der Nerv außerhalb des Schädels geschädigt worden, nennt man dies eine periphere Lähmung.

Ursache: Während die zentrale Form entweder tumorbedingt ist oder durch entzündliche Prozesse verursacht wird, liegen die Ursachen einer peripheren Facialislähmung meist in einer Quetschung der Nerven durch äußere Einflüsse wie Halfterdruck, Liegen auf harter Unterlage in der Narkose, Verletzungen bei heftigen Koliken etc.

Symptome: Je nach der Lokalisation der Nervenschädigung kann das Pferd die betroffenen Muskeln des Kopfes nicht mehr bewegen. Lippen, Nüstern, Augenlider und Ohrmuscheln können von der Lähmung erfaßt sein. Auch doppelseitige Lähmungen kommen vor. Da die Lippen und Nüstern bei der Krankheit fast immer in Mitleidenschaft gezogen sind, fällt den Pferden anfangs das Fressen und Saufen schwer; schon nach wenigen Tagen können die Pferde es jedoch lernen, mit der Behinderung auszukommen. Sind beide Nüstern gelähmt, kann dies zu Atemstörungen führen.

Behandlung: Mit einer Heilungsdauer von mehreren Wochen oder Monaten muß gerechnet werden. Je nach Ursache sind Wärmebestrahlungen, Mikrowellen, durchblutungsfördernde Massagen und Salben anzuwenden. Auch Vitamin-B-Injektionen können die Heilung unterstützen. Die beste Medizin heißt jedoch Zeit.

Lähmungen der Nerven der Extremitäten

Lähmung des Nervus subscapularis – Schulterblattnerv

Begriff: Da der Nerv an einer exponierten Stelle am vorderen Rand des Schulterblattes von innen nach außen zieht, wird er bei Unfällen des öfteren geschädigt.

Ursache: Das Anstoßen der Pferde an einen Pfosten, der Boxen- oder Stalltür ebenso wie Hufschläge durch andere Pferde sind die häufigsten Ursachen.

Symptome: An dem Abblatten des Schulterblattes (fehlende Anbindung des Schulterblattes an den Brustkorb) und dem totalen Muskelschwund des Schulterblattes in Verbindung mit einer mittelgradigen Lahmheit ist diese Nervenlähmung leicht zu erkennen.

Prognose: Die Heilung kann einige Wochen bis mehrere Monate in Anspruch nehmen. Auch ein vollständiger Muskelschwund kann danach wieder behoben werden.

Abb. 60. Muskelschwund ist am besten von vorn zu sehen.

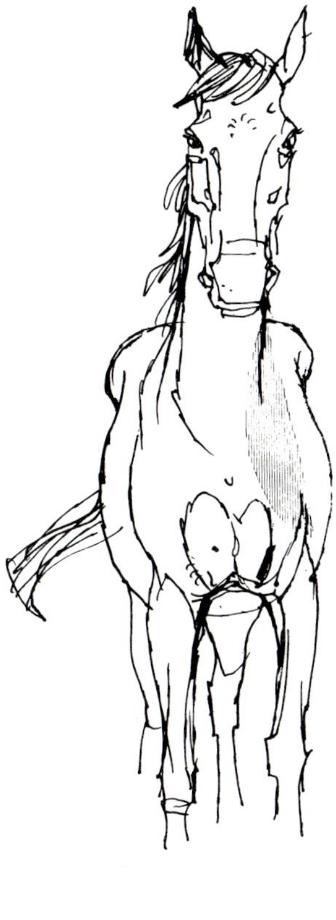

Lähmung des Nervus radialis

Begriff: Meist ist die Muskulatur der Vorhand von der Radialislähmung betroffen. Je nach Lage der Nervenschädigung unterscheidet man eine hohe oder tiefe Lähmung.

Ursache: Der Nerv wird vor allem durch äußere Einflüsse geschädigt, dies sind Hufschläge anderer Pferde, Stürze, Gegenrennen gegen Pfosten, Liegen auf harter Unterlage in Vollnarkose etc.

Symptome: Das betroffene Bein hängt tiefer herab und ist in den Zehengelenken gebeugt, so daß entweder die Hufspitze oder die vordere Hufwand den Boden berührt. Während bei einer unvollständigen Lähmung im Schritt nur ein unsicherer, stolpernder Gang auffällt, können die Pferde bei einer vollständigen Lähmung den Fuß nur schleifend und nur teilweise vorführen. Bringt man den Fuß in die korrekte Stellung, so überköten die Pferde bei Belastung.

Lähmung des Nervus fibularis – Wadenbeinnerv

Begriff: Die Wadenbeinnervenlähmung führt zu einem Funktionsausfall der Beugemuskeln des Sprunggelenkes und der Streckmuskeln der Zehengelenke.

Ursache: Diese relativ seltene Nervenlähmung kann vorübergehend nach Operation in Vollnarkose auftreten. Eine beiderseitige Lähmung kann zu Schwierigkeiten beim Aufstehen des Pferdes nach der Narkose in der Aufwachphase führen.

Symptome: Das Pferd stützt seine im

Knie- und Sprunggelenk stark gestreckte Gliedmaße mit dem gebeugten Fesselgelenk ab.

Prognose: Hier gilt ähnliches wie bei der Lähmung des Schulterblattnervs. Da jedoch nach langen Operationen manchmal beide Wadenbeinnerven gelähmt sind, muß die Aufstehphase unterstützt werden.

Penislähmung – Lähmung des Nervus pudendus

Begriff: Unter natürlichen Umständen schachtet der Hengst oder der Wallach zum Strahlen aus, das heißt, der Penis wird aus seiner Vorhaut herausgeschoben, ohne daß es jedoch zu einer Erektion kommt. Durch bestimmte, im Detail noch nicht ganz geklärte Ursachen kann es zu einer Lähmung des Penisnerven kommen, d. h., die Fähigkeit, den Penis in der Vorhaut zu halten, geht verloren.

Ursache: Infektionskrankheiten, Rükkenmarkschäden wie auch direkte Verletzungen des Penis können die Lähmung verursachen. Gelegentlich kann man Penislähmungen auch nach der Injektion eines Sedativums beobachten.

Symptome: Der vorgefallene Penis hängt schlaff herab und pendelt beim Gehen des Pferdes zwischen den Hinterextremitäten. Bei länger anhaltender Lähmung kann es zum Blutstau und zu Wunden am Penis kommen. Der Harnabsatz ist meist ungestört.

Behandlung: Je früher die Behandlung einsetzt, desto günstiger sind die Heilungsaussichten: Eine täglich mehrmalige Massage mit anschließenden feuchtwarmen Umschlägen ist in Verbindung mit einer zeitweisen Rückverlagerung äußerst wichtig. Erst wenn nach mehreren Wochen die konservative Behandlung erfolglos bleibt, muß an eine Operation (Amputation oder Rückverlagerung) gedacht werden.

Infektionskrankheiten

Grundsätzliches über Infektionserreger:

Bakterien sind einzellige Kleinlebewesen, die nur unter dem Mikroskop zu erkennen sind. Der Zellkern trägt das Erbmaterial, die DNS (Desoxyribonukleinsäure). Die Bakterien vermehren sich durch Zellteilung, weshalb sie auch Spaltpilze oder Schizomyceten genannt werden. Sie können sehr widerstandsfähige Dauerformen – die Sporen – entwickeln.

Viren sind Kleinstlebewesen, die auf künstlichen Nährböden nicht züchtbar und nur unter dem Elektronenmikroskop zu erkennen sind. Auch Viren haben in ihrem Zentrum eine DNS oder RNS.

Viren können sich nur in lebenden Zellen vermehren, sie benötigen zur Vermehrung die Energie der Wirtszelle. Nicht selten geht die Wirtszelle an dieser Virusinfektion zugrunde. Aus diesem Grund ist die Züchtung von Viren nur in lebenden Zellen (Zellkulturen) möglich.

Rickettsien sind einzellige Kleinlebewesen, die hinsichtlich Zellaufbau und Züchtbarkeit Übergangsformen zwischen Bakterien und Viren darstellen.

Die nachgenannten Infektionskrankheiten des Pferdes werden ausschließlich durch Bakterien oder Viren hervorgerufen.

Infektion: Unter einer Infektion versteht man das Eindringen von Mikroorganismen in das Gewebe eines Wirtes, wo sie ihre krankmachende Wirkung entfalten können.

Vermehrungsgeschwindigkeit und Giftproduktion bestimmen die Heftigkeit der Infektion (= Virulenz).

Als Resistenz oder natürliche Immunität bezeichnet man die Gesamtheit der natürlichen Abwehrmechanismen des Körpers. Man unterscheidet hier eine passive von einer aktiven natürlichen Immunität: passive Barrieren sind z. B. die Haut und die Schleimhaut. Die Aufgabe der aktiven Resistenz wird von Abwehrzellen erfüllt, die ein Bestandteil des Blutes oder eines speziellen Gewebes sind. Diese Zellen können fremde und feindliche Zellen vernichten.

Immunität: Eine einmal überstandene Infektionskrankheit schützt das betroffene Individuum vor einer erneuten Infektion. Man spricht von einer erworbenen Immunität. Hat ein Pferd z. B. eine Influenza soeben überstanden, so ist es für eine gewisse Zeit immun gegen eine erneute Infektion.

Antigene: Alle Stoffe, die körpereigene Abwehrstoffe hervorrufen, heißen Antigene. Die vom Körper produzierten und gegen die Antigene gerichteten Substanzen heißen Antikörper.

Antikörper: Die Ursache für die im Körper entstandene erhöhte Widerstandskraft liegt in den dort gebildeten Abwehrstoffen, den Antikörpern. Diese meist während der Krankheit gebildeten Abwehrstoffe dienen dazu, die Bakterien oder Viren zu vernichten und so die Heilung herbeizuführen. Das Verbleiben der Abwehrstoffe im Körper noch nach der Krankheit ist Ursache der Immunität. Eine Immunität kann aber auch passiv erworben werden: So enthält z. B. die Muttermilch in den ersten Tagen große Mengen spezifischer Antikörper, die das Fohlen vor Infektionen schützen sollen.

Impfung: Eine Impfung erfolgt

1. als aktive Impfung durch Injektion von Antigenen zum Zweck einer Antikörperproduktion
2. als passive Impfung durch Injektion von Antikörpern
3. als simultane Impfung durch Injektion von Antigenen und Antikörpern.

Zu 1.: Bei der aktiven Impfung muß der Impfstoff unschädliche, aber dennoch antikörpererzeugende Antigene enthalten. Das bedeutet, daß der Krankheitserreger soweit geschwächt sein muß, daß er nicht mehr krank macht, aber dennoch die Abwehrkräfte mobilisiert.

Zu 2.: Bei der passiven Immunisierung werden die Abwehrstoffe mit Hilfe von Serum von einem Individuum, welches diese Abwehrstoffe im Blut hat, auf ein anderes, welches gefährdet ist, übertragen. Im Fall der Muttermilch werden die Antikörper von der Mutter über den Weg der Milch auf das Fohlen weitergegeben. Bei dieser Art der Impfung stellt sich die Wirkung zwar sofort ein, sie ist aber nur von kurzer Dauer.

Zu 3.: Bei der Simultanimpfung werden die Nachteile beider Impfungen ausgeglichen: Der Impfschutz ist dank der passiv zugeführten Antikörper sofort vorhanden, und die zusätzlich verabreichten Antigene können langsam körpereigene Antikörper aufbauen.

(Siehe die ausführliche Impftabelle auf Seite 112.)

Tetanus – Wundstarrkrampf

Begriff: Unter Wundstarrkrampf versteht man eine Wundinfektion mit einem vorwiegend im Erdboden lebenden Bakterium, dem Clostridium tetani. Die Krankheit befällt vor allem Mensch und Pferd.

Ursache: Über den Weg einer Wunde – oft sind es kleine Verletzungen – gelangt der Erreger in den Körper. Da das Bakterium sauerstoffarmes Milieu zum Wachstum benötigt, sind vor allem Stichwunden (Nageltritte, Gabelstiche etc.) gefährlich. Die giftigen Stoffwechselprodukte (Toxine) des Keimes gehören zu einem der stärksten biologischen Gifte für Mensch und Pferd. Die Toxine sind die eigentlichen Verursacher der Krankheit.

Symptome: Nach einer Inkubationszeit von einigen Tagen oder mehreren Wochen fällt am Pferd eine am Kopf beginnende Starre auf, die sich allmählich über den Rücken zum Schweif hin ausbreitet: Kauen und Schlucken fallen dem Pferd schwer, beim passiven Hochheben des Kopfes schiebt sich das dritte Augenlid

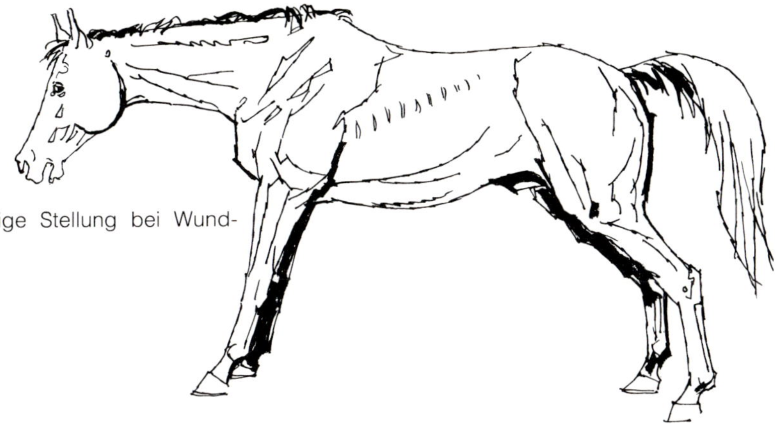

Abb. 61. Sägebockartige Stellung bei Wundstarrkrampf.

nicht selten bis zur Hälfte über den Augapfel (Vorfall der Nickhaut). Das Pferd nimmt eine sägebockähnliche Stellung ein und kann sich nur noch mit steifem, gespreiztem Gang fortbewegen. Der Bauch ist aufgeschürzt, der Schweif wird leicht abgespreizt gehalten. Infolge erhöhter Erregbarkeit können Krampfanfälle leicht ausgelöst werden. Im fortgeschrittenen Stadium kann es zum Festliegen des Pferdes kommen. Endet die Krankheit tödlich, so tritt der Tod im allgemeinen 3–10 Tage nach den ersten Krankheitserscheinungen ein. Während bei jungen Pferden die Sterblichkeit sehr hoch ist, überstehen ältere Pferde die Krankheit häufiger. Stets ist das Ende der zweiten Woche der kritische Zeitpunkt, an dem es zu einer Wende entweder zum Schlechteren oder zum Besseren kommt.

Behandlung: Angesichts der hohen Sterblichkeit der Krankheit sollte das kranke Pferd möglichst in eine Tierklinik gebracht werden. Eine ständige intensive tierärztliche Betreuung des Pferdes ist unbedingt notwendig. Das Pferd sollte in einer ruhigen, abgedunkelten Box untergebracht werden. Falls keine Wasser- oder Futteraufnahme mehr möglich ist, muß das Pferd mit einer Nasenschlundsonde ernährt werden. Pferde, die sich nicht mehr aus eigenen Kräften erheben können, sollten mit Hilfe eines Hebegurtes am Hinlegen gehindert werden. Medikamentös ist das Immunserum als Heilserum die wichtigste Therapie, daneben müssen jedoch ständig muskelentspannende Mittel verabreicht werden.

Vorbeugung: Eine Impfung der Pferde gegen Tetanus ist der beste Schutz gegen diese Krankheit. Es sind drei Impfungen zur Grundimmunisierung nötig. Zwei Impfungen im Abstand von 4–6 Wochen, eine dritte Impfung nach einem Jahr. Aus Sicherheitsgründen sollte alle zwei Jahre nachgeimpft werden. Hat sich ein Pferd verletzt und ist es unsicher, ob ein Impfschutz vorhanden ist, sollte eine passive Immunisierung vorgenommen werden (Tetanusserum).

Influenza – Pferdegrippe – Hoppegartener Husten

Begriff: Unter vielen Namen ist diese ansteckende Virusinfektion der Atemwege bekannt: seuchenhafter Husten, Influenza, Grippe, ansteckender Katarrh der Luftwege und Hoppegartener Husten nach der Berliner Rennbahn Hoppegarten, auf der der Husten erstmalig seuchenhaft aufgetreten ist. Es handelt sich um eine hochansteckende, fieberhafte Viruserkrankung.

Ursache: Der Erreger der Seuche ist das Influenza-A-Virus, welches sich in die zwei Typen A-equi 1 und A-equi 2 einteilen läßt.

Symptome: Nach kurzer Inkubationszeit von 2–3 Tagen kommt es zu einem kurzzeitigen, aber sehr hohen Fieberanstieg, der von kräftigem Husten abgelöst wird. Der charakteristische Husten ist trocken und tritt anfallsweise in kurzen Abständen auf. Selbstverständlich ist das Wohlbefinden der erkrankten Pferde auch allgemein reduziert, der Appetit nimmt ab, die Pferde sind apathisch. Muskelschwäche führt gelegentlich zu einem steifen Gang. Nach 2–3 Wochen geht der Husten zurück und die Virusinfektion heilt spontan ab. In einzelnen Fällen jedoch bleibt eine chronische Entzündung der Atemwege bestehen, der erste Schritt zur chronischen Bronchitis ist dann getan.

Behandlung: Da es bisher kein wirksames Medikament gegen eine Virusinfektion gibt, gilt es, bei der Bekämpfung der Influenza alle Abwehrkräfte des Körpers zu mobilisieren. Vor allem ist für sauerstoffreiche und staubfreie Luft im Stall zu sorgen, das heißt, staubfreies, am besten nasses Heu oder Fertigfutter ist zu verabreichen und durch offene Türen und Fenster ist für eine gute Frischluftzufuhr zu sorgen. Schonende Bewegung im Freien oder Koppelgang werden die Heilung beschleunigen. Bei anhaltendem hohen Fieber oder eitrigem Nasenausfluß muß an eine Komplikation der Infektion gedacht werden. Besonders bei Fohlen können tödlich verlaufende Lungenentzündungen im Anschluß an die Influenza auftreten.

Vorbeugen: Eine Impfung gegen Influenza ist heute bereits für alle Rennpferde und Turnierpferde Pflicht. Ein wirksamer Impfschutz ist jedoch nur bei korrekt eingehaltenen Abständen zur Wiederholungsimpfung zu erwarten (siehe Impftabelle). Die Influenzaimpfung kann entweder mit der Tetanusimpfung oder mit der Impfung gegen Virusabort kombiniert werden.

Druse – Streptokokkus-equi-Infektion

Begriff: Unter Druse versteht man eine Infektion der oberen Halsgegend mit dem Bakterium Streptokokkus equi. Die Infektion spielte früher aufgrund der höheren Pferdepopulationsdichte eine größere Rolle. Heute scheint die Krankheit jedoch wieder in zunehmendem Maße aufzutreten.

Erreger: Der Erreger der Druse ist ein Bakterium, Streptokokkus equi, das fast ausschließlich beim Pferd vorkommt. Der Erreger ist hochgradig ansteckend und befällt vorwiegend jüngere Pferde.

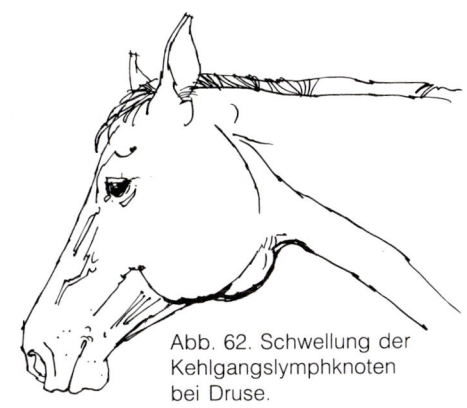

Abb. 62. Schwellung der Kehlgangslymphknoten bei Druse.

Symptome: Nach einer kurzen Inkubationszeit von nur wenigen Tagen stellen sich rasch die klassischen Symptome wie hohes Fieber, Husten und eitriger Nasenausfluß ein. Fast gleichzeitig kommt es auch zu einer Schwellung der Kehlgangslymphknoten (Mandibularlymphknoten) und der Lymphknoten der oberen Halsgegend. Auch die üblichen Begleitsymptome wie Appetitlosigkeit, Schluckbeschwerden und Rückfluß von Wasser oder Futter über die Nüstern kommen hinzu.

Als gefürchtete Komplikation kann sich eine Vereiterung der Luftsäcke einstellen. Auch die Lähmung des linksseitigen Kehlkopfnervs kann die Folge einer Druseinfektion sein (Kehlkopfpfeifen). Seltener stellt sich am Anschluß an eine Streptokokokkeninfektion die Blutfleckenkrankheit ein (Morbus maculosus).

Sehr häufig abszedieren die geschwollenen Lymphknoten. Eine Metastasierung (Tochtergeschwülste) im Brust- oder Bauchraum ist zwar sehr gefürchtet, aber doch eher selten.

Behandlung: Nicht nur wegen der Schwere der Krankheit, sondern auch wegen der möglichen Komplikationen gehört die Behandlung der Druse in die Hand des Tierarztes. In leichteren Fällen wird man sich zwar auf heiße Kompressen in der oberen Halsgegend und eine Zugsalbenbehandlung auf den geschwollenen Kehlgangslymphknoten beschränken, in der Mehrzahl der Fälle zwingt jedoch das hohe Fieber zu einer energischen Antibiotikabehandlung. Da die Erreger häufig auf Penicillin empfindlich sind, hat man hier das Antibiotikum der Wahl. Selbstverständlich ist für ausreichende Frischluftzufuhr und staubfreies Futter zu sorgen. Schonende Bewegung an frischer Luft wird die Heilung fördern. Je nach zusätzlicher Komplikation müssen entsprechende Maßnahmen ergriffen werden.

Vorbeugung: Da es gegen Druse keinen wirksamen Impfschutz gibt, kann man nur durch strenge seuchenhygienische Maßnahmen der Infektion vorbeugen: Die sofortige strenge Isolierung erkrankter Pferde ist dringend geboten.

Tollwut – Rabies

Begriff: Die Tollwut war schon im Altertum ebenso bekannt wie gefürchtet. Die Infektionskrankheit wurde jedoch erst zu Beginn des 19. Jahrhunderts als Virusinfektion erkannt.

Ursache: Der Erreger ist ein Virus, der über den Speichel, meist durch Biß, verbreitet wird.

Vorkommen: Die Tollwut ist über die ganze Welt verbreitet, nur manche In-

Impftabelle

Vaccine/Indikation	Grundimmunisierung	Wiederholungsimpfungen *
Resequin® ad us. vet. „Pferde-Husten“	ab 4. Lebensmonat; 3 Impfungen: 1. und 2. Impfung im Abstand von 8–10 Wochen, 3. 7 Monate nach der 2. Impfung	im Abstand von 9–10 Monaten; bei besonderen Terminplanungen, z. B. Rennsaison, im Abstand von 6–10 Monaten möglich
zu erwartende Wirkung gegen Virusabort	mit Beginn der Verwendung als Zuchtstute muß die o. g. Grundimmunisierung abgeschlossen sein	wie gegen „Pferde-Husten“; auf jeden Fall muß eine Impfung im 4. bis 6. Monat jeder Trächtigkeit erfolgen
Tetanus-Vaccine Behringwerke ad us. vet. Tetanus	ab 4. Lebensmonat; 3 Impfungen: 1. und 2. Impfung im Abstand von 4–8 Wochen, 3. 12 Monate nach der 2. Impfung	in Abständen von ca. 24 Monaten
Prevacun® F ad us. vet. Pferde-Influenza	ab 4. Lebensmonat; 3 Impfungen: 1. und 2. Impfung im Abstand von 4–6 Wochen, 3. 6 Monate nach der 2. Impfung	in Abständen von 6 bis maximal 9 Monaten
Prevacun® FT ad us. vet. Pferde-Influenza und Tetanus	ab 4. Lebensmonat; 3 Impfungen; 1. und 2. Impfung im Abstand von 4–6 Wochen, 3. Impfung gegen Pferde-Influenza mit Prevacun F 6 Monate nach der 2. Impfung mit Prevacun FT	gegen Pferde-Influenza in Abständen von 6 bis max. 9 Monaten; gegen Tetanus in Abständen von ca. 24 Monaten. Dies bedeutet in praxi; 1. Wiederholungsimpfung mit Prevacun FT (ist gleichztg. 3. Impfung der Grundimmunisierung gegen Tetanus), 2. und 3. Wiederholungsimpfung mit Prevacun F, 4. Wiederholungsimpfung mit Prevacun FT etc.
Prevaccinol® ad us. vet. Rhinopneumonitis	ab 3. Lebensmonat; 2 Impfungen im Abstand von 3–4 Monaten	in Abständen von 9 Monaten
Virusabort	Stuten werden in jeder Trächtigkeit 2mal geimpft: im 3./4. sowie im 7./8. Trächtigkeitsmonat	
Madivak® ad us. vet. Tollwut	ab 7. Lebenswoche; 1 Impfung (ca. 3 Wochen vor Weideauftrieb)	in Abständen von 12 Monaten (ca. 3 Wochen vor Weideauftrieb)

* Als Wiederholungsimpfungen sind nur solche Impfungen zu bezeichnen, die termingerecht nach vollständig durchgeführter Grundimmunisierung erfolgen.

seln wie Großbritannien sind davon verschont geblieben. Australien ist der einzige Kontinent, der die Krankheit nicht kennt.

Während die „urbane" Form der Wut vorwiegend den Hund befällt, kommt die „silvatische" Tollwut hauptsächlich bei wildlebenden Fleischfressern vor, die durch Biß das auf der Weide befindliche Pferd infizieren.

Symptome: Die Tollwut ist eine virusbedingte, ausnahmslos tödlich verlaufende akute Entzündung von Gehirn und Rückenmark. Beim Pferd verläuft die Tollwut meist als „stille Wut", das heißt, die beim Raubtier sich einstellende Aggressivität tritt beim Pferd nicht auf.

Nach einer Inkubationsfrist von 3 Wochen bis etwa 3 Monaten fällt beim Pferd zunächst nur Schreckhaftigkeit oder als Gegenteil ein schlafsüchtiger Zustand auf. Später stellen sich abnorme Verhaltensweisen ein, schwankender Gang und zunehmender Bewegungsdrang. Schließlich kommt es zum Festliegen des Pferdes. Der Tod tritt nach 2–4 Tagen ein.

Behandlung: Eine Behandlung bei Tollwutverdacht ist nicht nur unsinnig, sondern auch verboten. Der Verdachtsfall muß den zuständigen Amtsstellen gemeldet werden, die dann gemäß Tierseuchengesetz die erforderlichen Maßnahmen treffen.

Vorbeugung: Durch eine einmalige Impfung kann das Pferd 1 Jahr lang gegen Tollwut geschützt werden. Die Impfung erfolgt am besten 3 Wochen vor dem Weidegang.

<u>Bornasche Krankheit – Meningoencephalomyelitis enzootica</u>

Begriff: Die Bornasche Krankheit ist eine ansteckende Gehirn- und Rükkenmarkserkrankung. Sie hat ihren Namen nach dem Bezirk Borna in Sachsen, in dem sie 1894 besonders stark verbreitet war. Neben dem Pferd können vor allem Schafe an dieser Seuche erkranken.

Ursache: Als Erreger dieser Infektionskrankheit ist ein Virus gefunden worden, welches besonders das Nervengewebe schädigt. Als Infektionspforte kommt vor allem die Nasenschleimhaut in Frage, als Infektionsart wird eine Tröpfcheninfektion angenommen. Eigenartigerweise erkranken immer nur einzelne Tiere in einem Bestand. Dies läßt auf eine nur mäßige Ansteckungsgefahr schließen. Wegen des gebietsweise eng beschränkten Auftretens spricht man von einer Bodenkrankheit, obwohl der Boden kaum von direkter Bedeutung sein dürfte.

Symptome: Die Krankheit beginnt meist mit untypischen Symptomen wie Fieber, leichter Kolik, Schläfrigkeit, leichter Gelbfärbung der Schleimhäute. Schon wenige Tage später gesellen sich Symptome einer zentralnervösen Störung hinzu: schwankender unkoordinierter Gang, Gleichgewichtsstörungen, Bewußtseinsstörungen manchmal mit Zwangsbewegungen, schließlich Festliegen und Tod. Im Durchschnitt dauert die Krankheit 10–14 Tage, selten länger. Die Sterblichkeit beträgt 80–90%.

Da die beschriebenen Symptome bei allen Störungen des Zentralnervensystems zu beobachten sind, kann die Diagnose „Borna" in den seltensten Fällen sofort gestellt werden. Blutuntersuchungen und Untersuchung der Gehirn- oder Rückenmarksflüssigkeit müssen zur Diagnosestellung zu Hilfe gezogen werden.

Behandlung: Eine gezielte und wirkungsvolle Therapie ist nicht bekannt. Durch eine Liquorpunktion (Punktion des Rückenmarks) kann der durch die vermehrte Bildung von Hirnflüssigkeit entstehende Überdruck allerdings gemildert werden. Danach stellt sich nicht selten eine Besserung des Krankheitsbildes ein.

Vorbeugung: Da sich die Impfung nicht bewährt hat, ist man auf allgemeine seuchenhygienische Maßnahmen angewiesen: Das gemeinsame Benutzen der Weiden durch Schafe und Pferde ist zu unterlassen, da Schafe Dauerausscheider sein können. Die Meldepflicht der Seuche ist zu beachten.

Rhinopneumonitis – Virusabort

Begriff: Unter der Rhinopneumonitis versteht man eine meist akut verlaufende fieberhafte Virusinfektion. Da die Krankheit sowohl den Respirationstrakt des Pferdes wie auch den Geschlechtsapparat von Stuten befallen kann, hat die Seuche, je nach dem eingetretenen Schaden, zwei Namen erhalten: Stellt sich lediglich Husten ein, spricht man von Rhinopneumonitis (Nasen- und Lungenbeteiligung), verfohlen die Stuten, nennt man die Krankheit Virusabort.

Ursache: Der Erreger der Seuche ist das Equine Herpesvirus 1, welches weltweit verbreitet ist.

Symptome: Bei der Erkrankung der Atemwege zeigen die Pferde leichten Husten, in den ersten Tagen gelegentlich Fieber, schleimig-wäßriger Nasenausfluß, Freßunlust und eine bläschenförmige Schwellung der Rachen- und Kehlkopfschleimhaut. Die Infektion klingt schon nach zwei bis drei Wochen wieder ab, selten bleiben chronische Verlaufsformen bestehen. Bei Infektionen der Gebärmutter kommt es im 9.–10. Trächtigkeitsmonat zum Verfohlen. Der Abort geschieht ohne weitere klinische Symptome. In einigen Fällen wird auch ein lebensschwaches Fohlen nach normaler Trächtigkeitsdauer geboren, welches jedoch meist kurz nach der Geburt stirbt.

Therapie: Eine Behandlung der Virusinfektion ist nicht möglich. Bei der respiratorischen Erkrankung genügt eine staubarme Haltung der Pferde, möglichst in Verbindung mit ausgiebiger Koppelhaltung, um eine rasche Heilung zu erreichen. Der Virusabort ist nach erfolgter Infektion nicht mehr zu verhindern.

Vorbeugung: Der beste Schutz ist eine prophylaktische Schutzimpfung: Die Anwendung von Lebendimpfstoffen (Prevaccinol) hat sich ebenso bewährt wie der Kombinationsimpfstoff (Resequin), der gleichzeitig einen Impfschutz gegen andere Hustenerreger aufbaut. Die Impfintervalle sind sorgfältig einzuhalten, das Impfprogramm ist auf alle im Gestüt aufgestallten Pferde auszudehnen.

Infektiöse Anämie – Ansteckende Blutarmut, Sumpffieber

Begriff: Wie der Name infektiöse Anämie bereits ausdrückt, handelt es sich bei dieser Krankheit um eine ansteckende Infektionskrankheit des Blutes und der blutbildenden Organe. Die Seuche tritt nur in bestimmten Gebieten Bayerns, Baden-Würtembergs, um Kassel und Hannover auf.

Ursache: Der Krankheitserreger ist ein kleines Virus, welches weltweit anzutreffen ist. Sowohl blutsaugende Insekten werden für die Übertragung verantwortlich gemacht wie auch Futter und Wasser.

Symptome: Bei der ansteckenden Blutarmut kennt man die akut verlaufende Form wie auch den chronischen Krankheitsverlauf. Die akute Form verläuft unter dramatischen Symptomen: hohes Fieber, Blutungen auf den Schleimhäuten, starke Schwächung, rascher Tod.

Der chronische Verlauf ist weniger typisch, deshalb auch schwerer zu diagnostizieren. Wechselnde Fieberschübe, Ödeme am Bauch und an den Beinen, wechselnder Leistungsabfall. Der Krankheitsverlauf kann sich über Monate erstrecken.

Meist lassen die Symptome keine eindeutige Diagnose zu. Deshalb muß im Zweifelsfall eine serologische Untersuchung veranlaßt werden: Der Cogginstest ermöglicht heute eine zweifelsfreie Diagnosestellung.

Behandlung: Eine wirksame Behandlung ist nicht bekannt. Die infektiöse Anämie ist nach dem Viehseuchengesetz anzeigepflichtig. Virustragende Pferde müssen wegen der Seuchenverbreitungsgefahr getötet werden. Eine wirksame Impfung gegen die Krankheit ist bisher nicht entwickelt.

Rotz – Malleus

Begriff: Der Rotz ist eine chronisch verlaufende Infektionskrankheit der Einhufer, die jedoch auch auf den Menschen übertragbar ist. Im europäischen Raum konnte die Krankheit getilgt werden, sie kommt jedoch noch in einigen Ländern des Nahen Ostens vor.

Ursache: Der Krankheitserreger ist ein Bakterium, Pseudomonas mallei. Der Erreger wird durch Kontakt mit kranken Pferden verbreitet, auch über das Futter oder das Wasser kann das Bakterium übertragen werden.

Symptome: Je nach Lokalisation des Krankheitsprozesses unterscheidet man einen Nasenrotz, Lungenrotz oder Hautrotz. Obwohl es auch eine akut verlaufende Infektion gibt, tritt die chronische Krankheitsform häufiger auf. Nicht selten zieht sich die Krankheit über Jahre hin. Für diesen chronisch verlaufenden Prozeß sind Abmagerung, chronisches und rezidivierendes Fieber, Husten, Atembeschwerden und chronisch geschwollene Lymphknoten typische Symptome.

Behandlung: Eine Behandlung ist nicht erlaubt, vielmehr müssen erkrankte oder latent infizierte Pferde getötet und unschädlich beseitigt werden. Infizierte Menschen können durch eine intensive Therapie mit Sulfonamiden oder Antibiotika gerettet werden.

Erkrankungen des Bewegungsapparates

Die Lahmheiten und Bewegungsstörungen

Das wichtigste und anfälligste Gesundheitsgut des Pferdes sind seine Beine. Somit nimmt die Orthopädie die wichtigste Stellung in der Pferdemedizin ein. Lahmheiten oder Bewegungsstörungen zu beurteilen gehören zu den vordringlichen Aufgaben des Pferdetierarztes. Nicht selten ist der Laie allein schon darin überfordert, festzustellen, welche Extremität erkrankt ist oder an welchem Beinpaar eine Bewegungsstörung vorliegt. Reichlich Erfahrung und ein geschultes Auge sind nötig, um eine Lahmheit zu erkennen.

Definition: Unter Lahmheit versteht man eine Störung im Bewegungsablauf einer *einzelnen* Extremität, als Bewegungsstörung hingegen bezeichnet man die gleichmäßige Störung an einem Bein*paar.* Hat das Pferd z. B. eine Hufrollenentzündung, so wird es an einem Vorderbein lahm gehen, ist es hingegen an Hufrehe erkrankt, so zeigt es eine Bewegungsstörung an beiden Vorderhufen.

Arten der Lahmheit: Grundsätzlich werden drei verschiedene Lahmheiten unterschieden: Die Stützbeinlahmheit erkennt man an einer verkürzten Stützbeinphase, das heißt, das Pferd stützt sich mit dem kranken Fuß kürzer auf als mit dem gesunden. Die Hangbeinlahmheit tritt bei einem erschwerten Vorführen des Beines auf, der Fuß wird vorzeitig wieder auf den Boden aufgesetzt. Treten beide Arten gemeinsam auf, so spricht man von einer gemischten Lahmheit, die Stützphase ist verkürzt und das Vorschwingen wird vorzeitig beendet.

Grad der Lahmheit: Die Lahmheiten werden in drei Gruppen eingeteilt, geringgradige, mittelgradige und hochgradige Lahmheiten. Selbstverständlich ist diese Einteilung willkürlich, die Übergänge sind fließend und können sich auch während der Bewegung ändern. Die geringgradige Lahmheit wird nochmals unterteilt in eine undeutlich und deutliche Lahmheit. Die geringgradige Lahmheit ist im Schritt nicht sichtbar, sie kann erst im Trab erkannt werden. Die mittelgradige Lahmheit hingegen tritt bereits im Schritt auf. Belastet das Pferd seinen Fuß gar nicht mehr oder nur noch mit der Hufspitze, so spricht man von einer hochgradigen Lahmheit.

Naturgemäß bereitet das Erkennen der geringgradigen Lahmheit die größten Schwierigkeiten: Der Unerfahrene sollte darauf achten, welches Bein vermehrt belastet wird. An der Vorhand ist dies stets verbunden mit einem Nicken des Kopfes, an der Nachhand mit dem Senken der Kruppe. Hat man herausgefunden, welches Bein stärker belastet wird, so weiß man auch, daß das gegenüberliegende Bein lahm ist. Fällt das Pferd also vermehrt auf links, so ist es rechts lahm.

Ursachen von Lahmheiten und Bewegungsstörungen

Schmerzlahmheit

Die überwiegende Anzahl der Lahmheiten wird durch Schmerzen verursacht. Die Schmerzen können in der Extremität sitzen oder auch in anderen Teilen des Körpers (Wirbelsäule, Rükkenmuskulatur etc.). Das Reiten von lahmen Pferden ist deshalb als Tierquälerei zu verurteilen.

Mechanische Lahmheiten

Diese seltenere Form kann in Verbindung mit einer Schmerzlahmheit auftreten oder auch selbständig in Erscheinung treten.
Eine typische mechanische Lahmheit ist der Zuckfuß. Dieser ist schmerzfrei. Der Stelzfuß der Fohlen ist hingegen eine mechanische Lahmheit, die zugleich auch Schmerzen verursacht.

Lähmungen

Die Störung bestimmter Nerven des Rückenmarks oder eines Teils des Gehirns kann Lahmheiten oder Bewegungsstörungen zur Folge haben.

Krankheiten als Ursache von Lahmheit oder Bewegungsstörung

Innere Krankheiten: Schwere Infektionskrankheiten wie Fohlenlähme, Wundstarrkrampf, Tollwut können die freie Beweglichkeit eines oder mehrerer Gliedmaßen behindern. Auch Stoffwechselerkrankungen, Mangelzustände oder Vergiftungen führen zu einem behinderten Gang, man denke nur an Rachitis oder die Weißmuskelkrankheit der Fohlen. Ferner können Störungen innerer Organe sich in einer Bewegungsstörung äußern. Thrombosen von Arterien führen zum intermittierenden Hinken, Quetschungen des Rückenmarks zu Bewegungsstörungen der Nachhand.
Erkrankungen einzelner Organe an der Extremität: Huflederhautentzündung, Sehnenentzündung, Gelenksentzündung, Knochenhautentzündung u. ä. m. sind schmerzhafte Erkrankungen und veranlassen das Pferd, den Fuß zu schonen.

Untersuchungsmöglichkeiten

Aus dem oben Gesagten geht deutlich hervor, daß jede Lahmheit oder Bewegungsstörung eine Ursache haben muß. Es ist die manchmal nicht einfache Aufgabe des Tierarztes, diese Ursache herauszufinden. Dem

Tierarzt steht eine Palette von Untersuchungsmöglichkeiten zur Verfügung, um zu einer Diagnose zu kommen:
Vorbericht: Schon das Entstehen von Lahmheiten kann ein Hinweis auf die Ursache sein. Hier sollte sich der Pferdebesitzer um große Ehrlichkeit bemühen. Vielfach werden dem Tierarzt manche Vorfälle verschwiegen (z. B. Gabelstiche), die ihm das Auffinden der Lahmheitsursache wesentlich erleichtern würden.
Adspektion: Der Tierarzt wird von allen Seiten die Extremitäten sorgfältig begutachten.

Abb. 63. Die Beugeproben geben Auskunft über die Schmerzhaftigkeit in den Gelenken.

Vortraben: Der Bewegungsablauf und seine Störung wird überprüft. Bei undeutlichen Lahmheiten ist eine Untersuchung an der Longe oder unterm Sattel nützlich, da manche Lahmheiten hier deutlicher zu erkennen sind.
Pulsation: Bei akuten Entzündungen im Hufbereich tritt eine Pulsation der Mittelfußarterie auf. Diese Pulsation wird am Vorderbein innen an der Röhre, am Hinterbein außen an der Röhre ertastet.
Hufuntersuchungszange: Eine Schmerzhaftigkeit kann mit Hilfe der Hufuntersuchungszange durch Abdrücken des Hufes oder Beklopfen des Hufes festgestellt werden.

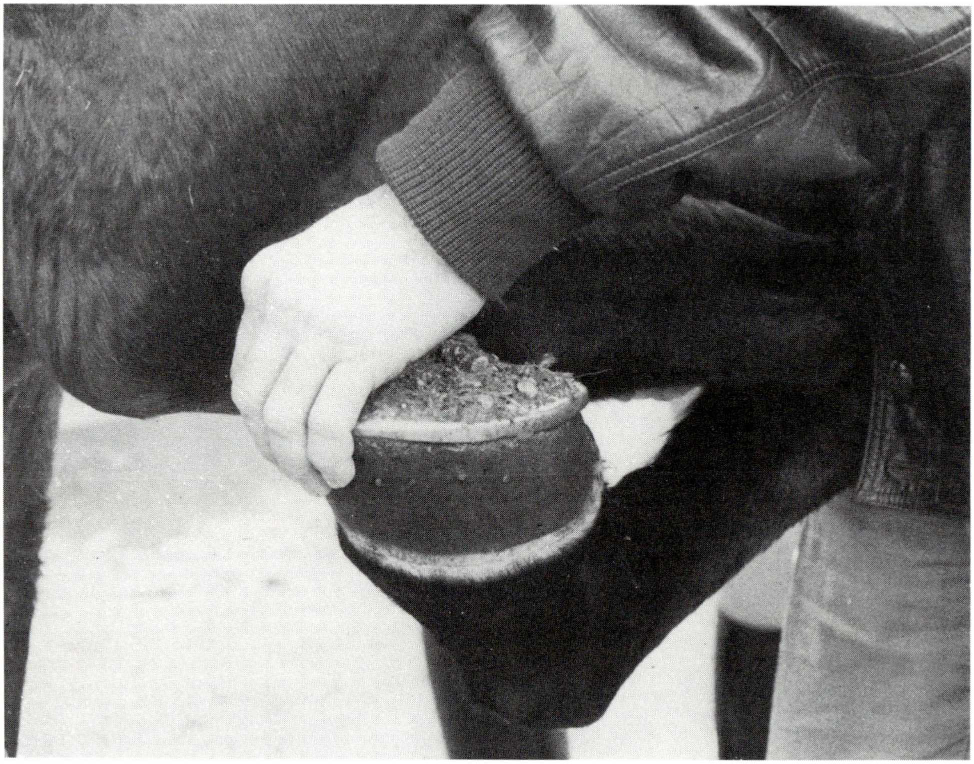

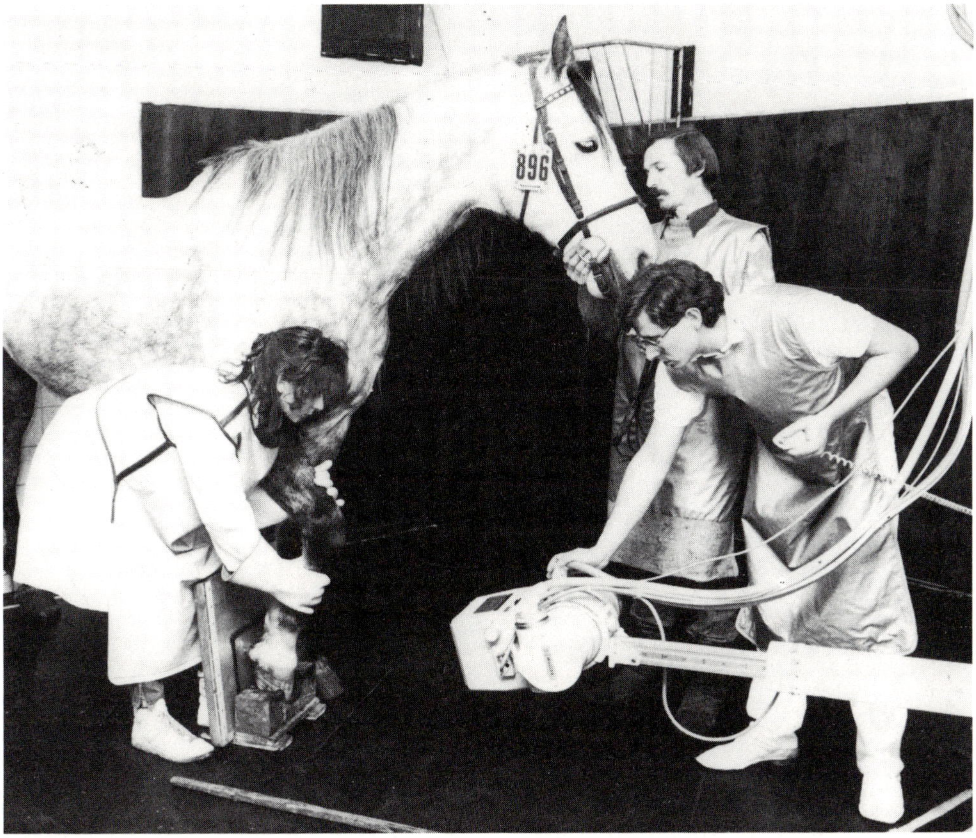

Abb. 64. Die Röntgenuntersuchung ist aus der Lahmheitsdiagnostik nicht mehr wegzudenken. Durch Fixierung der Gliedmaße in einer bestimmten Stellung können z. B. Veränderungen an den Gelenkrändern auf dem Röntgenfilm festgehalten werden.

Palpation: Ein Durchtasten der Organe des Beines, soweit dies möglich ist, kann wertvolle Erkenntnisse bringen. Es können schmerzhafte Punkte ertastet werden, Schwellungen sind zu erfühlen und abnorme Zubildungen werden hierdurch gefunden.

Oberflächentemperatur: Jede Entzündung verrät sich durch vermehrte Wärme an der entsprechenden Stelle. Diese Wärme kann ebenfalls grobsinnlich mit der Handfläche gefühlt werden.

Beugeprobe: Durch Beugen und Strecken von Gelenken können bereits vorhandene Schmerzen verstärkt werden. Nach den entsprechenden Proben gehen die Pferde stärker lahm, sofern schon vorher Schmerzen in den Gelenken bestanden.

Röntgen: Bei Lahmheiten, die durch die bisherigen Untersuchungen nicht geklärt werden konnten, ist eine Röntgenuntersuchung anzustreben. Hierbei darf der Pferdebesitzer jedoch nicht übersehen, daß man im allgemeinen nur Veränderungen am Knochen erkennen kann, selten jedoch an den Weichteilen. Außerdem ist nicht jede röntgenologische Veränderung auch Schuld an der Lahmheit.

Diagnostische Anästhesie: Hier hat der Tierarzt eine ausgezeichnete Möglichkeit, den Schmerz zu lokalisieren. Durch Betäubung der entsprechenden Nerven kann er den Ort der Lahmheit feststellen.

Thermographie: Mit Hilfe einer Infrarotkamera können Zonen vermehrter Wärme erkannt werden. Die Untersuchung ist so einfach wie Fotografieren, jedoch ist die Kamera sehr teuer, so daß diese Untersuchung nur größeren Pferdekliniken vorbehalten bleibt.

Arthroskopie: Durch Einführen eines Endoskopes in das Gelenk kann man das Gelenkinnere direkt betrachten. Dies ist in vielen Fällen eine wertvolle Untersuchungsmöglichkeit, jedoch sehr aufwendig, da die Untersuchung nur in Vollnarkose durchführbar ist.

Ultraschalluntersuchung: Mit Hilfe eines Ultraschallgerätes können vor allem die Strukturen der Sehnen sichtbar gemacht werden. Sehnenschäden können so sicherer diagnostiziert werden.

Erkrankungen des Hufes

Erkrankungen der Hornkapsel

Hornspalten

Begriff: Unter einer Hornspalte versteht man eine Zusammenhangstrennung der Hornwand oder der Eckstrebenwand in Richtung der Hornröhrchen. Je nach Lokalisation unterscheidet man Wand- (Zehen- oder Seitenwand) und Eckstrebenspalten. Ferner können die Hornspalten unterteilt werden in durchgehende Spalten, Tragrand- und Kronrandhornspalten. Ist die Hornspalte nur oberflächlich, spricht man von einem Windriß – sie betrifft nur die Glasurschicht –, ist sie durchdringend, so kann der Spalt bis zur Huflederhaut reichen.

Ursache: An erster Stelle aller möglichen Ursachen ist eine schlechte Hornqualität zu nennen. Das Reiten oder Fahren auf hartem Untergrund ist jedoch ebenso oft schuld an Hornspalten. Bei Trabern kann man diese Krankheit gehäuft beobachten. Schlechte Hufpflege oder schlechter Beschlag tragen ebenfalls dazu bei. Besondere Neigung zu Hornspalten haben fehlerhafte Hufe.

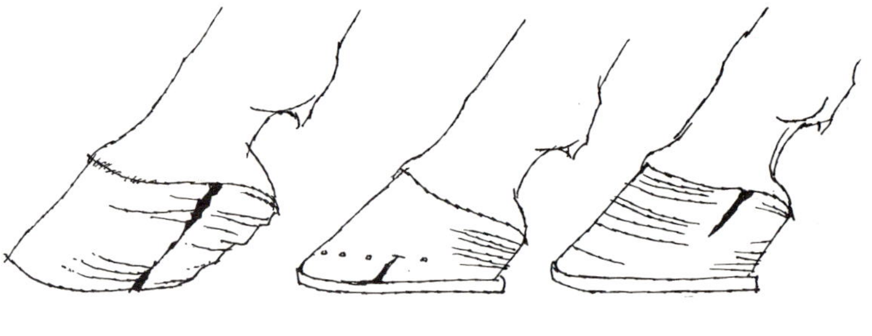

Abb. 65. Hornspalten. Von links Wand-Hornspalte, Tragrand-Hornspalte, Kronrand-Hornspalte.

Folgen: Während Windrisse nur Schönheitsfehler sind, können durchdringende Hornspalten eine Lahmheit nach sich ziehen, wenn die Huflederhaut in Mitleidenschaft gezogen ist. Tritt Blut aus dem Hornspalt aus, so ist dies stets als ernstes Signal zu werten, da die Huflederhaut offensichtlich durch den Hornspalt verletzt wurde.

Behandlung: Stets ist zunächst die Ursache abzustellen: Beschlag korrigieren, Hufpflege verbessern, geforderte Leistung reduzieren. Das Anbringen einer tiefen Querrinne allein wird nur bei kurzen Hornspalten zur Heilung führen. Bei längeren Hornspalten sollte der Schmied den Bereich des Hornspaltes am Tragrand schweben lassen und zur Stoßdämpfung eine Ledersohle unter das Eisen einbringen.

Bei durchdringenden und durchgehenden Hornspalten wird eine operative Entfernung eines Teils der betroffenen Wand unumgänglich sein.

Abb. 66. Ausgeprägte Hornspalte, verursacht durch einen Kettenhang. Hier ist ein orthopädischer Beschlag nötig, durch den der Tragrand im Bereich des Spalts schwebt.

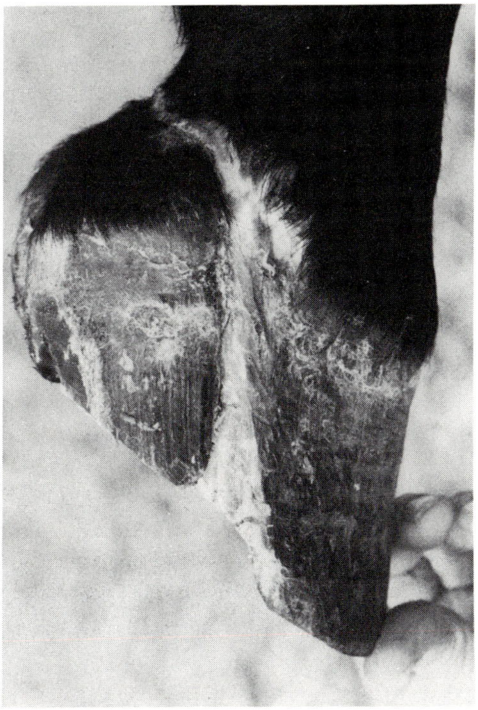

Lose Wand – Hohle Wand

Begriff: Ist innerhalb der weißen Linie die Hornwand von der Hornsohle getrennt, spricht man von loser Wand. Geht die Trennung hoch hinauf in die Wand, wobei der Hohlraum zwischen Blättchen und Röhrchenhorn entsteht, so wird dies als hohle Wand bezeichnet.

Ursache: Die lose Wand ist als Begleiterscheinung weiter oder flacher Hufe häufig zu beobachten. Feuchte Einstreu oder Torfeinstreu fördern die Auflösung des weichen Horns in der weißen Linie. Die hohle Wand hingegen bedarf zu ihrer Entstehung massive Erkrankungen innerhalb der Wand: eitrige Wandlederhautentzündungen, chronische Hufrehe oder Hufkrebs im Wandlederhautbereich.

Folgen: In beiden Fällen kann sich eine Lahmheit einstellen. Während sich in eine lose Wand Sand, Steinchen und andere Fremdkörper hochschieben können und auf diese Art die Huflederhaut irritiert wird, kann die hohle Wand den Aufhängungsmechanismus des Hufbeins schwächen und so eine Lahmheit hervorrufen.

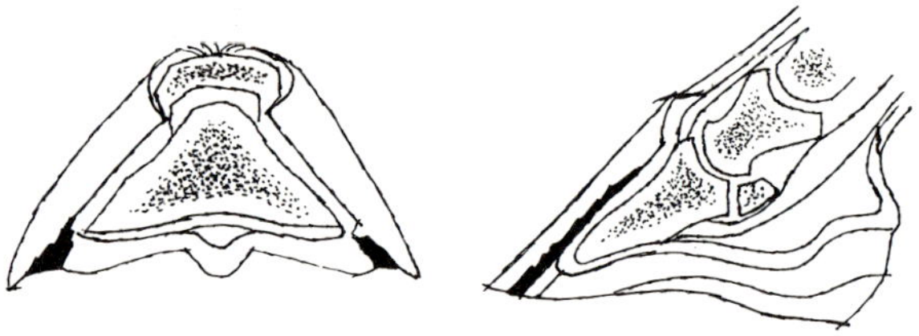

Abb 67. Lose Wand (links) und hohle Wand (rechts).

Behandlung: Während die Behandlung der losen Wand in der Regel durch einen korrekten Beschlag rasch zu beheben ist (breites Eisen mit Seitenaufzügen), wird die hohle Wand meist nur durch eine radikale Entfernung der losgelösten Wandteile zu beheben sein. Eine gute Zusammenarbeit zwischen Tierarzt und Schmied ist hier nötig. Da die Hufwand für die Aufhängung des Hufbeines verantwortlich ist, besteht stets die Gefahr der Hufbeinsenkung, wenn umfangreiche Wandteile entfernt werden müssen.

Hornkluft

Begriff: Ist die Hornwand quer zur Richtung der Hornröhrchen eingerissen, so nennt man dies eine Hornkluft.

Ursache: Meist haben schlecht verheilte Kronentritte schuld an dieser Zusammenhangstrennung. Manchmal kann jedoch auch ein an der Krone aufgebrochener Hufabszeß eine Hornkluft verursachen.

Folgen: Nur im akuten Stadium kann die Hornkluft eine Lahmheit hervorrufen. In den meisten Fällen wird sie keinerlei Beschwerden machen.

Behandlung: Liegt eine Lahmheit vor, wird der Tierarzt mit desinfizierenden Hufverbänden die Huflederhautentzündung behandeln. Eine Ausfüllung des Horndefekts ist nicht nötig.

Hornsäule

Begriff: Unter einer Hornsäule versteht man eine Hornwucherung an der Innenseite der Hornwand. Sie kann zylindrisch oder trichterförmig aussehen.

Ursache: Verletzungen der hornbildenden Kron- oder Wandlederhaut führen zu einer übermäßigen Hornbildung. Kronentritte, eitrige Prozesse in der Wandlederhaut oder Hornspalten können zur Hornsäule führen.

Symptome: Am leichtesten können Hornsäulen, so sie bis zum Tragrand heruntergewachsen sind, an einer halbmondförmigen Verbreiterung der weißen Linie erkannt werden. Sehr oft ist die Hornsäule mit einer chronischen Lahmheit verbunden.

Behandlung: Verursacht die Hornsäule eine Lahmheit, so muß der betroffene Streifen der Hornwand operativ entfernt werden.

Erkrankungen der Huflederhaut

Kronen- oder Ballentritt

Begriff: Je nach Schwere der Verletzung wird beim Kronentritt nur die Haut über dem Kronwulst oder auch die Kronlederhaut verletzt.

Beim Ballentritt können zusätzlich noch das Ballenpolster und der Hufknorpel zu Schaden kommen.

Ursache: Während der Kronentritt in der Regel durch den benachbarten Huf zustandekommt, wird der Ballen des Vorderhufes meist durch den Hinterhuf verletzt. Ein zweites Pferd kann jedoch auch durch Angaloppieren den Ballen des vor ihm laufenden Pferdes verletzen.

Folgen: Sind die Verletzungen nur oberflächlich, kann man mit einer raschen Heilung rechnen.

Bei einer Verletzung der Huflederhaut ist jedoch Vorsicht geboten, und eine tierärztliche Zuhilfenahme ist nötig. Besonders gefährlich sind Verletzungen des Ballens oder Hufknorpels. Aber auch Huflederhautverletzungen können zur Hornsäule oder zur Hornkluft führen. Stellt sich anschließend an einen Kronen- oder Ballentritt eine Lahmheit und (oder) Fieber ein, so ist dies als ernstes Symptom zu werten.

Behandlung: Jeder Kronen- oder Ballentritt sollte genau inspiziert werden. Im Zweifelsfall sollte ein Tierarzt zu Rate gezogen werden. Nur bei oberflächlichen Hautverletzungen ist eine Spray- oder Puderbehandlung ausreichend. In keinem Fall darf der Tetanusschutz außer acht gelassen werden.

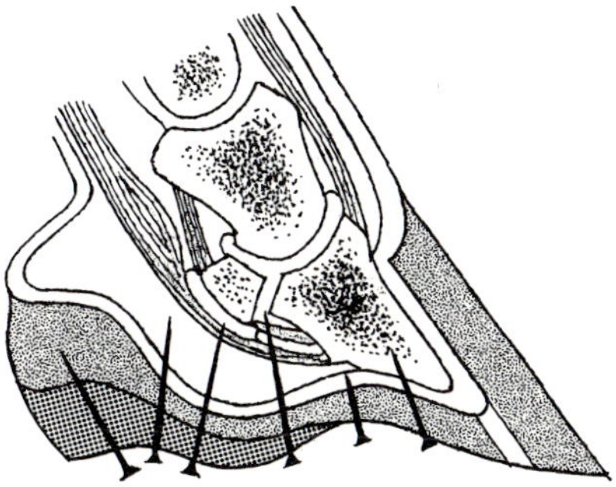

Abb. 69. Nageltritt, verschiedene Möglichkeiten der Verletzung: Von rechts Verletzung des Hufbeins, der Huflederhaut, des Hufgelenks, der Sehne oder des Hufrollenschleimbeutels, des Strahlpolsters, des Strahlhorns.

Abb. 68. Ballentritt (Greifen). Neigt ein Pferd ständig zu Ballentritten, so sollte man durch den Schmied ein Greifeisen (unten) aufnageln lassen.

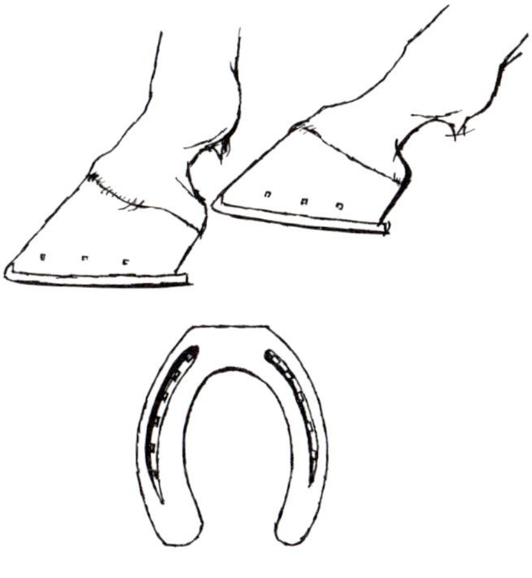

Nageltritt

Begriff: Jede Verletzung der Hufsohle oder des Strahles wird als Nageltritt bezeichnet, auch wenn sie nicht durch einen Nagel, sondern durch einen anderen Fremdkörper verursacht wird.

Ursache: Die meisten Nageltritte werden tatsächlich durch Nägel verursacht, die am häufigsten in die seitliche Strahlfurche eindringen. Manchmal sind es auch ein Eisenaufzug vom halb heruntergetretenen Eisen, Glassplitter, Eisenteile oder ähnliches.

Folgen: Je nach Eindringtiefe und Ort der Verletzung werden die inneren Teile des Hufes beschädigt, Huflederhaut, Hufbein, Hufgelenk, Strahlbein, tiefe Beugesehne oder Strahlpolster.

Von der Eindringtiefe und dem verletzten Teil des Hufes ist es abhängig, ob das Pferd in wenigen Tagen wieder einsatzfähig ist oder ob mit einer langwierigen Erkrankung zu rechnen ist. In einigen Fällen wird sogar eine unheilbare Lahmheit zurückbleiben.

Behandlung: Ein Nageltritt äußert sich in einer sofort auftretenden Lahmheit. Der eingedrungene Nagel muß sogleich entfernt werden, wobei man sich jedoch die Lokalisation und Eindringtiefe genau merken sollte, um sie später dem Tierarzt zeigen zu können. Jeder Nageltritt sollte baldmöglichst tierärztlich behandelt werden. Bis zum Eintreffen des Tierarztes ist ein trockener Hufverband anzulegen, um eine weitere Verschmutzung des Hufes zu verhindern. Der Tetanusschutz ist nicht zu vergessen.

Vernagelung

Begriff: Dringt beim Beschlagen eines Pferdes ein Hufnagel in die Huflederhaut des Hufes ein, so spricht man vom Vernageln des Pferdes.

Beim „direkten“ Vernageln wurde die Huflederhaut durch den Nagel verletzt, während bei der „indirekten“ Vernagelung der Nagel nur auf die Huflederhaut drückt.

Folgen: Die „direkte“ Vernagelung führt im allgemeinen zu einer eitrigen Huflederhautentzündung. Das Pferd geht nach dem Beschlag sofort lahm. Bei der „indirekten“ Vernagelung kann die Lahmheit erst nach einigen Tagen auftreten, da der Nagel nur einen Druck auf das empfindliche Gewebe der Huflederhaut ausübt.

Symptome: Bei der direkten Vernagelung treten die Begleiterscheinungen einer eitrigen Huflederhautentzündung auf, hochgradige Lahmheit, Pulsation der Mittelfußarterie, deutliche Schmerzreaktion auf die Hufuntersuchungszange. Die Symptome der indirekten Vernagelung sind weniger ausgeprägt: gering- bis mittelgradige Lahmheit, mäßige Pulsation der Mittelfußarterie und eine mittelmäßige Schmerzreaktion auf die Hufuntersuchungszange.

Behandlung: Im Beisein eines Tierarztes sollte das Eisen entfernt werden, wobei bei einem eitrigen Prozeß der Eiterherd freigelegt werden muß. Bei indirekter Vernagelung genügen, nach Entfernung des Nagels oder besser des ganzen Eisens, kühlende Hufverbände. Da stets an die Gefahr des Wundstarrkrampfes gedacht werden muß, ist eine Tetanusprophylaxe durchzuführen, falls das Pferd nicht korrekt gegen Wundstarrkrampf geimpft ist.

Nichteitrige Huflederhautentzündung – Pododermatitis aseptica

Begriff: Unter einer nichteitrigen Huflederhautentzündung versteht man eine in der Regel umschriebene Entzündung der Aderhaut des Hufes ohne Beteiligung von Eitererregern.

Ursache: Ausgangspunkt von Huflederhautentzündungen sind meist Irritationen der Huflederhaut durch schlechten oder überfälligen Beschlag, Reiten oder Fahren auf hartem Boden in schneller Gangart oder krankhafte Hufformen wie Flachhufe,

Zwanghufe etc. Der leider allgemein übliche Gebrauch von Stollen ist eine weitverbreitete Unsitte und trägt zum Krankheitsgeschehen der Huflederhautentzündung bei.

Symptome: Die Diagnosefindung stellt den Tierarzt im allgemeinen vor keine Probleme: Meist zeigen die Pferde eine gering- bis mittelgradige Stützbeinlahmheit. Beim Abdrücken der Hufsohle mit der Hufuntersuchungszange ist eine deutliche Schmerzreaktion des Pferdes auslösbar. Die Pulsation der Mittelfußarterie ist deutlich zu fühlen, und der erkrankte Huf ist wärmer als der gesunde.

Behandlung: Die Behandlung überläßt man besser einem Tierarzt. Dieser wird nach Abnehmen des Eisens mit feuchtwarmen Hufumschlägen die Entzündung zu bekämpfen versuchen. Diese Umschläge bewirken eine milde Steigerung der Durchblutung und somit einen verstärkten Abbau von Entzündungsprodukten. Ist die akute Lahmheit abgeklungen, so erhält das Pferd ein breites Eisen mit einer Ledersohle unterlegt. Die chronische Huflederhautentzündung ist am besten mit Hilfe eines orthopädischen Beschlages zu heilen, wie oben beschrieben. Bis zum völligen Abklingen der Lahmheit soll das Pferd auf weichem Boden im Schritt geritten werden.

Eitrige Huflederhautentzündung – Hufabszeß – Pododermatitis purulenta

Begriff: Nach dem Eindringen von Infektionserregern kommt es zur Eiteransammlung zwischen der Huflederhaut und der Hornkapsel des Hufes, dies bezeichnet man als Hufabszeß.

Ursache: Der Hufabszeß entwickelt sich meist durch eine Infektion über das poröse Horn der weißen Linie, aber auch durch einen eingedrungenen Fremdkörper (Nageltritt oder Vernagelung).

Symptome: Die Symptome sind derart deutlich, daß die Diagnose leicht gestellt werden kann:
mittel- bis hochgradige Stützbeinlahmheit, deutliche Schmerzhaftigkeit beim Abdrücken des Hufes mit der Hufuntersuchungszange, deutlich vermehrte Wärme der Hufwand und kräftige Pulsation der Mittelfußarterie.

Behandlung: An der Stelle der größten Schmerzhaftigkeit, die mit der Hufuntersuchungszange festgestellt wurde, muß das Sohlenhorn trichterförmig mit dem Rinnhufmesser ausgeschnitten werden. Nach Eröffnung des Hufabszesses legt man einen desinfizierenden Hufverband an, der bis zur Heilung alle 2 Tage zu wechseln ist. Etwa 1 Woche nach Eröffnung des Abszesses wird der Verhornungsprozeß soweit fortgeschritten sein, daß der Huf wieder mit Ledersohle beschlagen werden kann. Häufig kann man beobachten, daß der Schmied oder ein Laie einen Hufabszeß eröffnen, die nötige Nachbehandlung jedoch sehr vernachlässigt wird. Aus diesem Grund sollte die Behandlung besser einem Tierarzt überlassen werden.

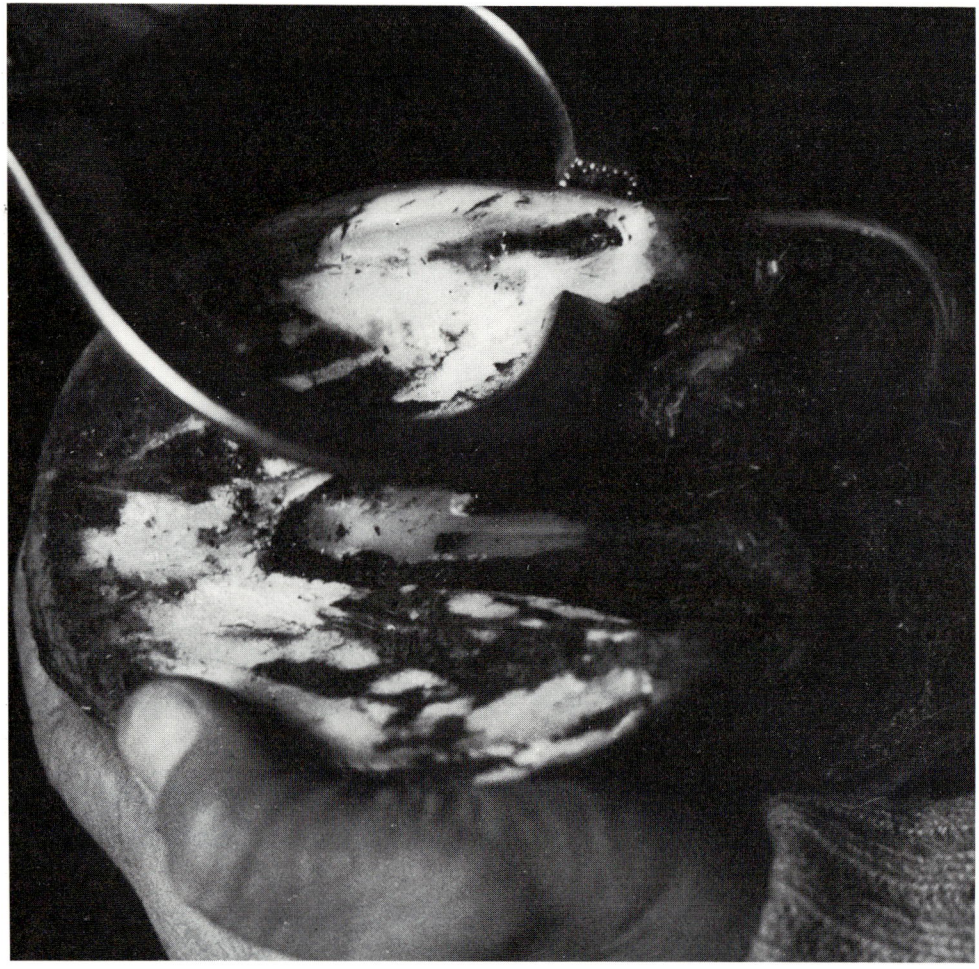

Abb. 70. Hufabszeß in der Trachtenwand.

Steingallen

Begriff: Blutungen der Huflederhaut verfärben das Horn der Hufsohle rotbraun. Diese Erscheinung wird Steingalle genannt.

Ursache: Zu Blutungen der Huflederhaut kommt es durch eine Quetschung der Aderhaut und Zerreißung einzelner feiner Kapillargefäße.

Symptome: Steingallen können als Begleiterscheinung von Huflederhautentzündungen auftreten oder auch als Zufallsbefund beim Ausschneiden der Hufe beobachtet werden. In jedem Fall sollen sie als Warnung verstanden werden (schlechter Beschlag, überfälliger Beschlag, Prellungen durch harten Boden usw.).

Behandlung: Ist eine Steingalle mit einer Huflederhautentzündung verbunden, so gilt dieselbe Therapie wie unter Huflederhautentzündung angeführt. Steingallen ohne Lahmheit bedürfen keiner Behandlung, jedoch ist besondere Sorgfalt beim Beschlag (keine Stollen) und bei der täglichen Arbeit mit dem Pferd walten zu lassen.

Hufrehe – Pododermatitis aseptica diffusa

Begriff: Unter Hufrehe, Hufverschlag oder Rehe versteht man eine ausgedehnte, nichtinfektiöse Erkrankung der Huflederhaut, die eine Sonderstellung unter den Huflederhautentzündungen einnimmt. Meist sind beide Vorderhufe hiervon betroffen, seltener alle vier Hufe. In besonderen Fällen (Belastungsrehe) kann auch nur ein Huf erkrankt sein.

Ursache: Durchblutungsstörungen der feinen Kapillargefäße der Huflederhaut führen zum Austritt von Blutwasser und zu einer Lockerung der Verbindung zwischen Huflederhautblättchen und Hornblättchen. Somit ist die Aufhängung des Hufbeines geschädigt, und es kann zu der gefürchteten Senkung und Drehung des Hufbeines kommen. Die auslösenden Faktoren für die verminderte arterielle Durchblutung der Huflederhaut sind vielfältig:

1. Belastungsrehe: Überanstrengung der Pferde durch Reiten oder Fahren auf hartem Boden, lange Transporte oder ausschließliches Stehen auf drei Beinen bei schwerer Verletzung eines Beines (z. B. Fraktur).

2. Futterrehe: krasser Futterwechsel, plötzlich einsetzende Überfütterung (Überangebot von Kohlehydraten),

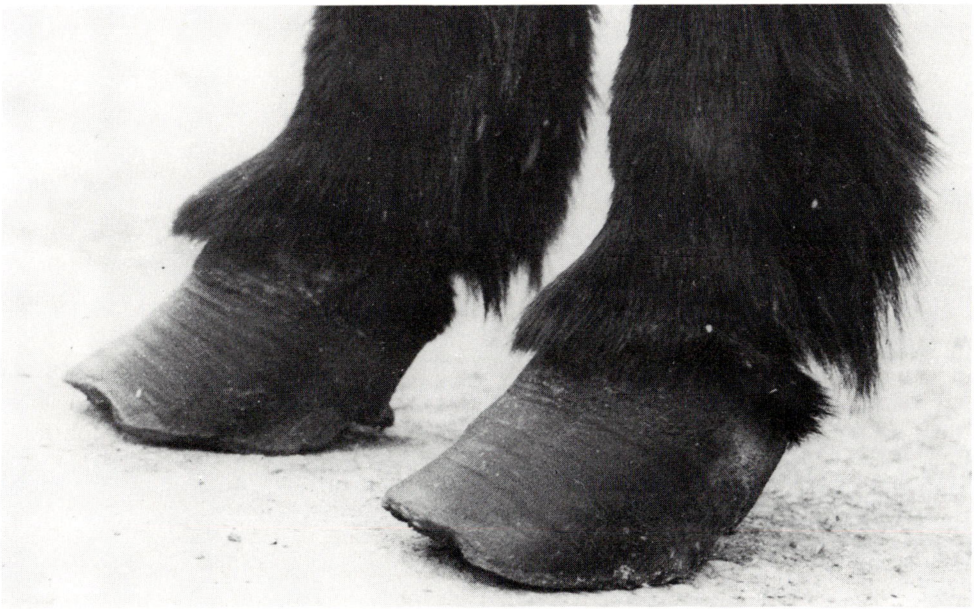

Abb. 71. Chronischer Rehehuf bei einem Esel.

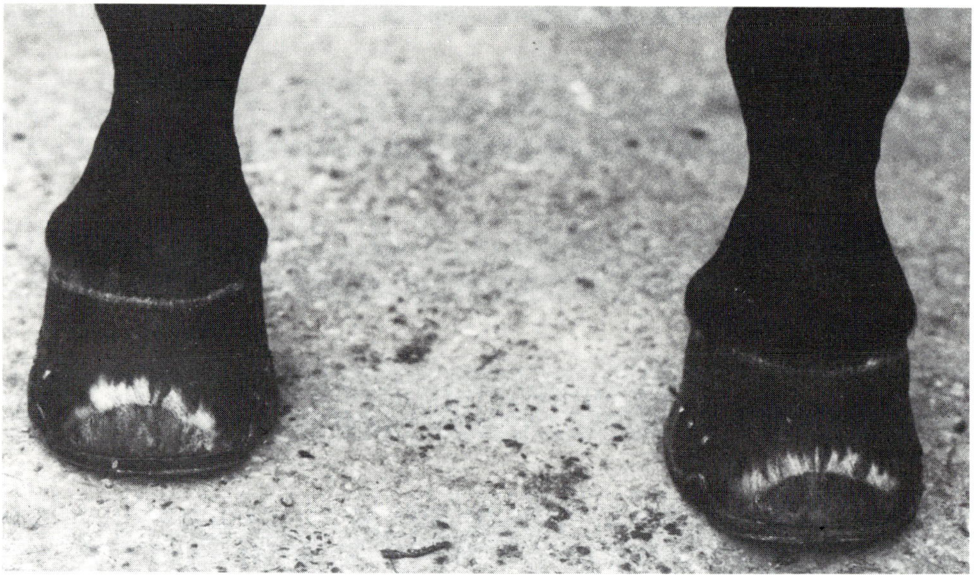

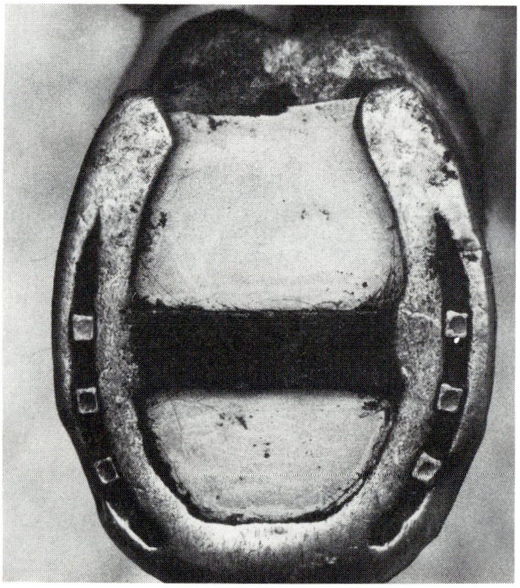

Abb. 72. Orthopädischer Beschlag bei chronischer Hufrehe. Beim Herrichten des Hufes muß die Zehenwand dünn geraspelt werden (oben), an der Sohle ist der Zehenteil zu schonen, die Trachten sind zu kürzen. Die Eisen werden mit Leder unterlegt, und ein Steg schützt den empfindlichen Teil der Sohle, an dem sich die Hufbeinspitze gesenkt hat (links).

Aufnahme von verdorbenem Futter oder giftigen Pflanzen.

3. Geburtsrehe und Rehe bei schweren inneren Krankheiten: Bei dieser Reheform sind durch Bakterien freigewordene Giftstoffe schuld an den Durchblutungsstörungen.

Symptome: Obwohl die Symptome in der Regel sofort erkannt werden, kommt es häufig zu Fehldeutungen und Verwechslungen mit anderen Krankheiten, die ebenfalls zu einer Bewegungsunfähigkeit des Pferdes führen. Die typischen Symptome der Rehe sind bei einer Rehe der Vorderhufe eine Verlagerung des Körpergewichts auf die Hinterhand und ein tappender Gang, der besonders in den Wendungen erschwert zu sein scheint. Sind alle vier Hufe von der Krankheit befallen, kann sich das Pferd kaum bewegen. In letzterem Fall wird es vorwiegend liegen. In leichteren Fällen zeigt das Pferd eine Trachtenfußung, das heißt, der Huf wird zuerst mit den Trachten aufgesetzt, und in einer zweiten Phase klappt der Huf auf die Sohle. Eine starke Pulsation der Mittelfußarterie ist ein deutlicher Hinweis auf die Erkrankung der Huflederhaut.

Bei chronischer Hufrehe sind die Symptome nicht so ausgeprägt: Dem erfahrenen Beobachter fällt ein auf hartem Boden besonders ausgeprägter klammer Gang auf, auch die Trachtenfußung ist deutlich zu erkennen.

Behandlung: Die möglichst rasche Zuziehung eines Tierarztes ist selbstverständlich, da nur eine rasche Heilung die folgenschwere Lageveränderung des Hufbeines verhindern kann. Neben der medikamentellen Versorgung des kranken Pferdes durch den Tierarzt kann der Pferdebesitzer folgende unterstützende Maßnahmen ergreifen:

Weiche Einstreu, am besten eignet sich Torfeinstreu oder eine Mischung von Torf und Sägespänen. Kühlende Wasserbäder helfen die Entzündung zu mildern. Ein schonendes Führen der Pferde auf weichem Untergrund fördert die Durchblutung. Allerdings erscheint ein gewaltsames Bewegen von Pferden, die noch starke Schmerzen haben, nicht ratsam. Bei chronischer Hufrehe oder einem Rehehuf ist ein orthopädischer Beschlag durch den Schmied nötig. Das breite, glatte Eisen sollte in Höhe der Strahlspitze einen Steg aufweisen. Eine unterlegte Ledersohle wirkt zusätzlich stoßdämpfend. Die Zehenwand ist dünn zu raspeln.

Hufkrebs

Begriff: Unter Hufkrebs versteht man eine meist chronische Erkrankung der Huflederhaut, wobei die Huflederhaut ihre Eigenschaft zur Hornbildung mehr und mehr verliert. Statt eines festen Hornes wird nur noch schmieriges, weiches Gewebe gebildet.

Ursache: Die eigentliche Ursache ist nicht bekannt. Neben einer erblichen Krankheitsbereitschaft, vor allem bei Pferden des schweren Schlages, dürften mangelhafte Hufpflege, Strahlfäule und schlechte, unhygienische Einstreu krankheitsfördernd sein.

Symptome: Vorzugsweise tritt der Hufkrebs an den Hinterhufen auf, vereinzelt jedoch auch vorne oder an allen vier Hufen. Da die Krankheit meist am Strahl ihren Ausgang nimmt, wird sie häufig anfangs mit einer Strahlfäule verwechselt. Erst nach Erkennen der Therapieresistenz und der Ausbreitung in die benachbarte Sohle wird die Diagnose gestellt. Im fortgeschrittenen Stadium kann auch die Wandlederhaut von der Krankheit befallen werden. Eine Lahmheit stellt sich erst bei einem ausgedehnten Hufkrebs ein.

Behandlung: Die Aussichten auf Heilung sind stets zweifelhaft, jedoch nicht ausgeschlossen.

Die besten Heilungsaussichten bietet eine Kombination von Radikaloperation und anschließender medikamenteller Behandlung. Mit einer Behandlung über mehrere Wochen oder Monate muß gerechnet werden. Auf saubere, weiche Einstreu muß auch nach Abschluß der Behandlung geachtet werden, da jederzeit ein Rückfall möglich ist.

Erkrankungen des Strahlbeines

Hufrollenentzündung – Podotrochlose

Definition: Bei der chronischen Hufrollenentzündung handelt es sich um einen degenerativ-entzündlichen Prozeß, der sich auf das Strahlbein mit seinen Aufhängebändern, die tiefe Beugesehne und den Schleimbeutel bezieht. Es handelt sich um eine typische Abnutzungserscheinung, bei der die Symptome einer Entzündung im Hintergrund stehen.

Ursache: Die Tatsache, daß die Hufrollenentzündung vorwiegend bei Reitpferden und selten bei Rennpferden auftritt, hat schon viele Theorien entstehen lassen. Sicherlich spielt beim Warmblut eine erbliche Komponente eine wichtige Rolle. Über die Krankheitsentstehung gibt es ebenfalls geteilte Meinungen: Während die einen

Abb. 73. Beim Nervenschnitt wird der die Hufrolle innervierende Nerv freipräpariert und ein drei bis fünf Zentimeter langes Stück dieses Nervs entfernt. Das Pferd spürt dadurch keinen Schmerz in diesem Bereich mehr, der Verschleiß am Strahlbein geht jedoch unvermindert weiter.

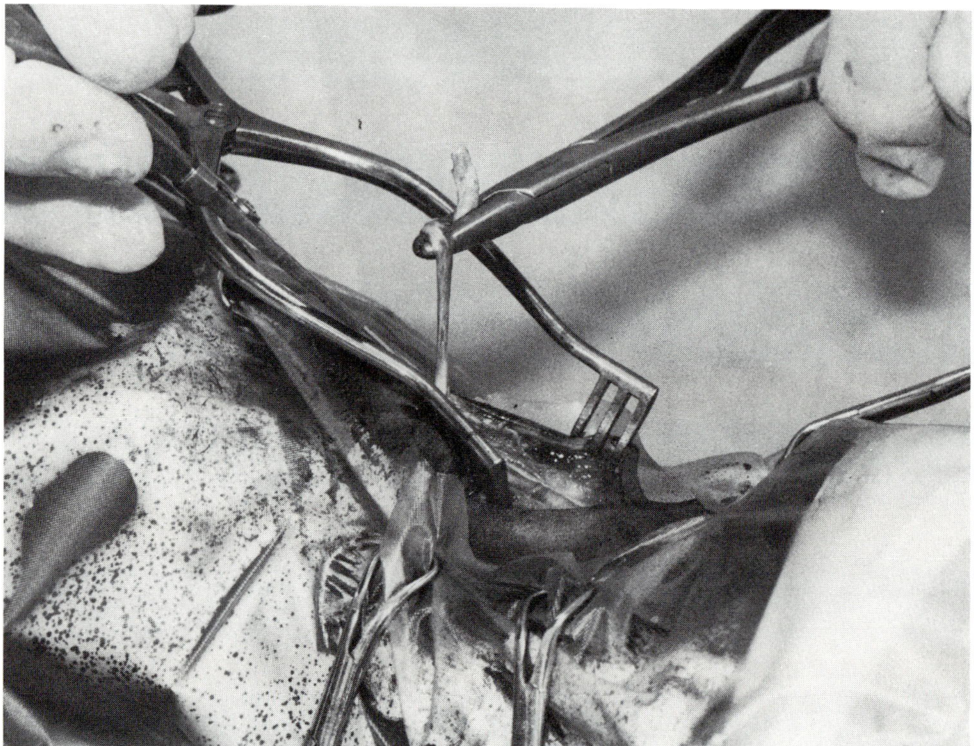

mehr einem mechanischen Verschleiß als Krankheitsursache die Schuld zuweisen, glauben andere in einer gestörten Blutzirkulation den Ursprung der Erkrankung zu erkennen.

Symptome: Der chronisch schleichende Verlauf und das Fehlen von Entzündungserscheinungen erschweren die Diagnosestellung. Die Lahmheit fällt zunächst nur am Anfang der Bewegung auf, die Pferde laufen sich schnell ein. Auch erscheint die Lahmheit vorwiegend in Wendungen. Bei einer Erkrankung der Hufrolle über längere Zeit nimmt die Lahmheit zu, es dauert immer länger, bis die Pferde sich eingelaufen haben.

Die endgültige Diagnose kann nur der Tierarzt stellen: Hierzu steht ihm die Röntgenuntersuchung zur Verfügung, mit der allerdings nur Veränderungen am Strahlbein zu erkennen sind. Mit Hilfe der diagnostischen Injektion (Leitungsanästhesie) kann er den Schmerz lokalisieren: Geht das Pferd nach Betäubung der Hufrolle schmerzfrei, so muß es sich um eine Erkrankung in diesem Bereich handeln.

Behandlung: Trotz aller medikamenteller Behandlungsversuche ist vorläufig der Nervenschnitt die einzige zuverlässige Maßnahme, das Pferd für einige Zeit wieder beschwerdefrei zu bekommen. Allerdings handelt es sich hierbei um keine Behandlung, die zu einer Heilung der Entzündung führt, sondern nur um ein Ausschalten von Schmerzen. Die Pferde sollten anschließend nur schonend eingesetzt werden, da der Verschleiß am Strahlbein unverändert fortschreitet.

Erkrankungen des Hufknorpels

Hufknorpelverknöcherung

Begriff: Der Hufknorpel sorgt als elastisches Organ für einen guten Hufmechanismus. Bei großen, weiten Hufen schwerer Pferde kann im Alter das Knorpelgewebe durch Knochengewebe ersetzt werden.

Ursache: Ständige Prellungen des Hufknorpels durch Reiten oder Fahren auf hartem Boden führen zur Verknöcherung.

Symptome: In fortgeschrittenem Zustand verliert der Knorpel immer mehr an Elastizität, was mit der Hand gut zu ertasten ist. Am besten ist die Verknöcherung am Röntgenbild zu erkennen. Im Anfangsstadium ist das Pferd noch beschwerdefrei, nimmt die Verknöcherung jedoch zu, so zeigt das Pferd eine Lahmheit.

Behandlung: Da die Verknöcherung nicht mehr rückgängig zu machen ist, muß man danach streben, durch einen orthopädischen Beschlag die zwischen Knorpel und Hornkapsel eingeklemmte Huflederhaut zu entlasten: Breite, glatte Eisen sollen mit Werg und Ledersohle gepolstert werden. Die Hornwand wird am besten mit Rinnen versehen, damit sie dem Druck des verknöcherten Knorpels besser nachgeben kann. Auf Stollen muß unbedingt verzichtet werden.

Hufknorpelfistel

Begriff: Nach einer Infektion des Hufknorpels bricht an einer Stelle über dem Hufknorpel der Eiter nach außen auf. Da die Eiterung im allgemeinen nicht zur Heilung führt, entleert sich von Zeit zu Zeit immer wieder Eiter aus der Öffnung, die sich zwischendurch auch wieder verschließen kann.

Ursache: Zu der Infektion des Hufknorpels kommt es durch Verletzungen nach schweren Ballentritten, tiefreichenden Nageltritten oder Gabelstichen. Durch die Infektion wird die Knorpelstruktur teilweise aufgelöst.

Symptome: Neben einer mittel- bis hochgradigen Lahmheit fällt zunächst eine schmerzhafte Schwellung im Bereich des Ballens auf. Nach Aufbruch des Eiters kommt es vorübergehend zu einer scheinbaren Heilung, bis sich schließlich erneut Lahmheit einstellt, die jedoch nach erneutem Eiterdurchbruch wieder abklingt.

Behandlung: Meist führt nur eine operative Entfernung des Hufknorpels zur endgültigen Heilung.

Erkrankungen der Sehne und Sehnenscheide

Erkrankungen der Sehnen

Sehnenentzündung – Tendinitis

Begriff: Die klinisch als Entzündung angesprochene Erkrankung der Beugesehnen des Pferdes stellt sich bei genauerer Betrachtung als partielles Reißen von Sehnenfasern oder Sehnenbündeln mit anschließender Gewebsneubildung dar. Lediglich bei der Entzündung des Gewebes, welches die Sehne umhüllt, kommt es nicht zu diesem Faserriß.

Vorkommen: Die Sehnenentzündung liegt an dritter Stelle aller Lahmheitsursachen. Diese Erkrankung führt am häufigsten zur Gebrauchsunfähigkeit des Pferdes, da der Besitzer des Pferdes meist nicht die Geduld aufbringt, dem Pferd eine genügend lange Erholungszeit zu gönnen.

Dem Krankheitsverlauf nach können zwei Gruppen von Sehnenentzündungen unterschieden werden, die Entzündung der oberflächlichen oder der tiefen Beugesehne und die Entzündung des Fesselträgers.

Symptome: Die klassischen Anzeichen einer Sehnenentzündung sind gering- bis mittelgradige Stützbein-

Abb. 74. Die „Wade" ist eine Entzündung der oberflächlichen Beugesehne.

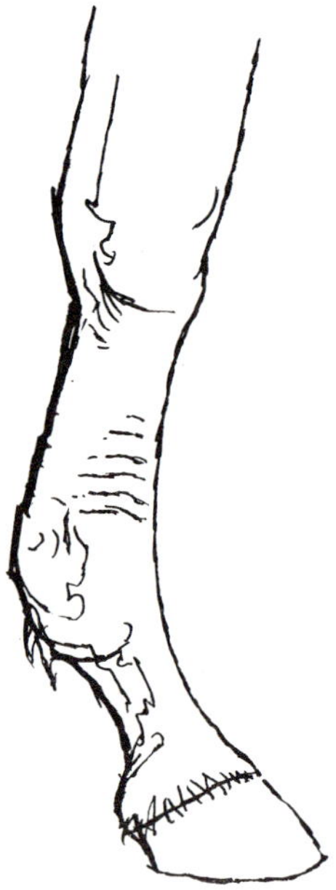

lahmheit, Schwellung im Sehnenbereich, vermehrte Wärme im Sehnenbereich und Schmerzhaftigkeit der geschädigten Sehne.

Während bei einer Entzündung der oberflächlichen oder tiefen Beugesehne alle klassischen Symptome zur Diagnosefindung herangezogen werden können, kann der Fesselträger erkrankt sein, ohne die üblichen Anzeichen einer Erkrankung aufzuweisen. Deshalb gestaltet sich die Diagnose dieser Sehnenentzündung manchmal sehr schwierig.

Ursache: Die Sehnenentzündungen können der Entstehung nach in zwei Gruppen aufgeteilt werden, die unfallbedingte traumatische Sehnenentzündung und die „Ermüdungs"-Tendinitis, bedingt durch ständige Überforderung beim Training, im Rennen oder beim Turnier.

Als Berufskrankheit der Rennpferde sowie Vielseitigkeitspferde kommt es im Verlauf des täglichen Trainings oder während des Wettkampfes zu einer Ermüdung der Muskulatur. Die sich einstellende Übersäuerung der Muskulatur führt zu einer harten, unelastischen Muskelfaser. Das Körpergewicht kann nicht mehr in vollem Umfang abgefangen werden, und jeder Galoppsprung wird ungedämpft an die Sehnen und Sesambeine weitergegeben. Die Sehnenfasern sind zwar in gewissen Grenzen elastisch, können jedoch auf längere Zeit dieser Belastung nicht standhalten.

Behandlung: Die akute Sehnenentzündung wird zunächst mit kühlenden Verbänden behandelt. Dies soll in den ersten 2–3 Tagen eine übermäßige Durchblutung verhindern. Später versucht man, durch feuchtwarme Umschläge den Abbau von Entzündungsprodukten zu beschleunigen. Vor einer allzu intensiven Behandlung mit Eisbeuteln sei aber gewarnt: Ein kurzfristiges Anlegen von Eis kann eine momentane Durchblutungssteigerung bewirken, eine lange Unterkühlung führt jedoch zu einer örtlichen Blutleere, die einer Heilung abträglich ist. Ob scharfe Einreibungen, Blister oder Brennen den Heilungsverlauf beschleunigen oder verbessern, wird in letzter Zeit immer mehr in Frage gestellt. Chirurgische Eingriffe sind heute bei einer chronischen Sehnenentzündung das Mittel der Wahl: Beim Sehnensplitting wird durch kleine Einschnitte in Längsrichtung der Sehne der Heilungsprozeß beschleunigt. Die Implantation einer Kunststoffaser soll eine Stabilisierung der Sehnenfasern und Gewebsneubildung erreichen. Die Transplantation einer überzähligen Strecksehne in die geschädigte Beugesehne vereinigt die Vorteile beider vorher genannten Operationen ohne die Nachteile der Kunststoffaser (Unverträglichkeit, Infektionsgefahr und Zerfall der Faser) aufzuweisen.

Prognose: Die besten Heilungsaussichten hat die Peri-Tendinitis (Entzündung des Gewebes um die Sehne), die nur eine Ruhepause von etwa 6 Wochen erfordert. Eine völlige Wiederherstellung ist hier durchaus möglich. Wesentlich längere Rekonvaleszenzzeiten benötigen die akute wie auch die chronische Sehnenentzündung.

Selbst nach mehrmonatiger Ruhepause können Rückfälle auftreten. In der Regel kann man davon ausgehen, daß der Belastungsgrad nicht mehr erreicht werden darf, der zu dem Sehnenschaden führte. Die weitaus schlechteste Prognose hat die Fesselträgerentzündung, die in vielen Fällen zur Unbrauchbarkeit des Pferdes führt.

Erkrankungen der Sehnenscheide – Tendovaginitis

Begriff: Neben der erhöhten Anfälligkeit der Beugesehnen beobachtet man eine ähnliche Krankheitsbereitschaft bei der gemeinschaftlichen Beugesehnenscheide. Diese nichteitrige Entzündung kann in selbständiger Form auftreten oder in Verbindung mit einer Sehnenentzündung.

Ursache: Ähnlich wie bei der Sehnenentzündung entsteht die Sehnenscheidenentzündung durch Überanstrengung des Pferdes, wobei nicht selten die ersten Warnsignale, wie pralle Füllung der Sehnenscheide und vermehrte Wärme in diesem Bereich, übersehen werden.

Symptome: Neben der akuten Erscheinungsform beobachtet man sehr häufig die chronische Sehnenscheidenentzündung, die schon über längere Zeit in Form einer prallgefüllten Galle in Erscheinung getreten ist. Vermehrte Wärme und eine mäßige Schmerzhaftigkeit beim Betasten der Sehnenscheide am aufgehobenen Bein sind die wichtigsten Anzeichen. Nicht immer muß gleichzeitig eine Lahmheit vorhanden sein. Das Fehlen einer Lahmheit sollte den Pferdebesitzer nicht dazu verleiten, die Sehnenscheidenentzündung als harmlose Galle abzutun.

Behandlung: Feuchtwarme Umschläge sind zunächst die wichtigsten Maßnahmen. Ähnlich wie bei der Tendinitis ist auch hier eine mehrwöchige Ruhepause zur Ausheilung nötig.

Gallen

Begriff: Unter Gallen versteht man Vorwölbungen von Gelenksäcken oder Sehnenscheiden. Diese Vorwölbungen enthalten vermehrt Gelenks- oder Sehnenscheidenflüssigkeit.

Vorkommen: Am häufigsten beobachtet man Gallen am Fesselgelenk

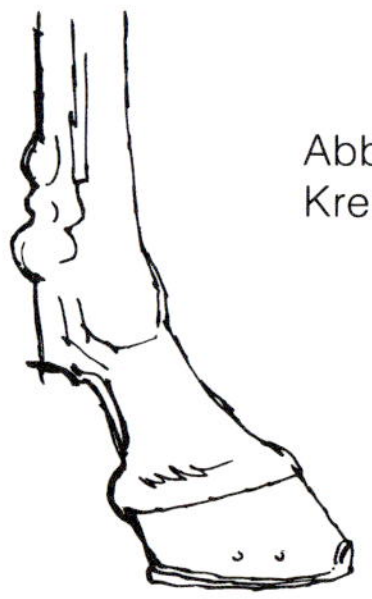

Abb. 75. Sehnenscheidengallen
Kreuzgallen

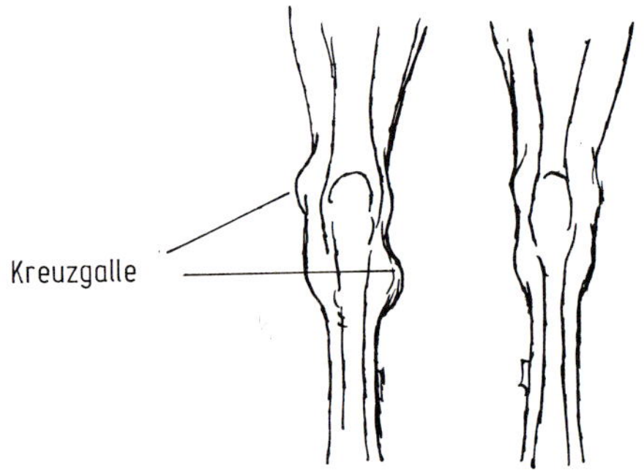

oder an der Fesselbeugesehnenscheide. Gelegentlich treten sie auch am Karpus oder am Sprunggelenk auf.

Symptome: Die Gallen erscheinen meist als weiche rundliche Vorwölbungen. Die Pferde zeigen bei der Betastung keine Schmerzen, sie gehen auch im allgemeinen nicht lahm.

Ursache: Bei stärkerer Beanspruchung wird sowohl im Gelenk wie auch in der Sehnenscheide Gelenkswie auch Sehnenscheidenflüssigkeit in vermehrtem Maß gebildet. Diese Überproduktion hat jedoch keine krankmachende Bedeutung. Wird die Belastung des Pferdes vermindert, können sich die Gallen auch wieder verkleinern. Gallen sollten, obwohl sie nur Schönheitsfehler darstellen, dennoch als Warnsignal verstanden werden.

Behandlung: Nur bei gleichzeitiger Schonung des Pferdes ist eine Behandlung der Gallen sinnvoll. Durch Stallbandagen in Verbindung mit leicht durchblutungsfördernden Salben oder alkoholischen Lösungen kann im Verlaufe von mehreren Wochen ein Rückgang der Gallen erreicht werden.

Sehnenstelzfuß

Begriff: Eine Verkürzung der Beugesehnen der Zehengelenke führt zwangsläufig zu einer Steilstellung oder einem Überköten. Obwohl meist die Vorhand von der Krankheit betroffen ist, kann sie in seltenen Fällen auch an der Hinterhand beobachtet werden.

Ursache: Der Sehnenstelzfuß kann erworben oder angeboren sein. Während er beim erwachsenen Pferd immer erworben ist, kann er beim Fohlen angeboren oder in der Jugend des Pferdes auch erworben werden. Beim erwachsenen Pferd entsteht der Stelzfuß durch chronische Entzündungen der Beugesehnen, wobei sich infolge von Sehnennarben eine Verkürzung einer oder mehrerer Sehnen einstellt. Beim neugeborenen Fohlen kann der Stelzfuß besonders bei Vollblut- oder Traberfohlen öfters beobachtet werden. Hier spielen die überlangen Extremitäten und die noch schwach ausgeprägte Muskulatur der Strecksehnen eine wichtige Rolle. Auch durch ungenügende Bewegung junger Fohlen kann ein Stelzfuß entstehen. Eine schlecht entwickelte Muskulatur der Strecksehnen trägt hier zum Krankheitsgeschehen bei.
Erworben wird der Stelzfuß schließlich noch durch eine zu starke Abnutzung des Zehenteils der Hufe, wodurch es über den sich so entwickelten Bockhuf zum Sehnenstelzfuß kommt. Dieser Bockhuf kann sich auf harter Weide sehr rasch entwickeln.

Behandlung: Am schwierigsten gestaltet sich die Therapie des Stelzfußes der erwachsenen Pferde. Hier steht die Behandlung des Sehnenschadens im Vordergrund. Der angeborene Stelzfuß beim Fohlen kann sich bei entsprechender Schienung der Zehengelenke schon nach wenigen Tagen bessern. In hartnäckigen Fällen muß die Schiene jedoch über mehrere Wochen die korrekte Stellung der Vorhand unterstützen. Der erworbene Stelzfuß älterer Fohlen muß – so er den Weg über einen Bockhuf genommen hat – durch einen orthopädischen Beschlag korrigiert werden. Hat sich der Stelzfuß trotz regelmäßigem Huf entwickelt, so kann ein operativer Eingriff an den Beugesehnen versucht werden.

Erkrankungen der Gelenke

Arthritis – Arthrosis

Begriff: Unter einer Arthritis versteht man im allgemeinen die Entzündung eines Gelenks, wobei alle Organe dieses Gelenks von der Entzündung betroffen sein können, Gelenkknorpel, gelenkbildende Knochen, Gelenkkapsel und Gelenkbänder.

Die Innenhaut der Gelenkkapsel produziert die Gelenkflüssigkeit, die als Gelenkschmiere eine wichtige Funktion erfüllt. Bei einer akuten Entzündung reagiert die Innenhaut der Gelenkkapsel mit einer vermehrten Produktion von Gelenkflüssigkeit. Diese tritt als Gelenksgalle nach außen in Erscheinung. Der Gelenkknorpel hat für das Gelenk die wichtige Aufgabe der Federung und der fast reibungslosen Gleitung der gelenkbildenden Knochen.

Einteilung von Arthritiden (Gelenksentzündungen):

1. Traumatische (seröse) Arthritis

Diese unfallbedingte Gelenksentzündung ist fast immer mit den Symptomen einer akuten Entzündung verbunden, also Schwellung des Gelenks, vermehrte Wärme, Schmerzhaftigkeit des Gelenks und Lahmheit.

Behandlung: Eine Ruhigstellung des Gelenks ist die wichtigste Therapie. In leichteren Fällen werden Stützverbände und feuchtwarme Packungen ausreichen, in schweren Fällen sollte ein Gips- oder Kunststoffverband für die Ruhigstellung sorgen. Je nach Lage des Falles wird der Tierarzt durch Injektion von entzündungshemmenden Mitteln versuchen, den Heilungsprozeß zu beschleunigen.

2. Eitrige (infektiöse) Arthritis

Da eine Gelenksinfektion eine äußerst schwerwiegende Erkrankung ist, die nicht selten einen chronischen und unheilbaren Gelenkschaden hinterläßt, sollte die Behandlung ausschließlich einem Tierarzt vorbehalten bleiben. Gelenkinjektionen und Gelenkspülungen sind hier erforderlich, eventuell auch das Anlegen einer Drainage. Die Heilungsaussichten sind jedoch schlecht.

3. Arthrosis – Degenerative Arthritis

Bei längerem Bestehen einer Arthritis entwickelt sich hieraus die chronische Form, bei der die entzündlichen Prozesse mehr und mehr von degenerativen Vorgängen verdrängt werden. Deshalb ist schon dem akuten Stadium der Gelenksentzündung besondere Aufmerksamkeit zu widmen. Obwohl auch jüngere Pferde an einer Arthrose erkranken können, tritt dieses Leiden vorzugsweise bei älteren Tieren auf. Die Diagnose kann mit Hilfe einer röntgenologischen Untersuchung gut gestellt werden, da die Arthrose stets mit einer Knochenzubildung oder einem Knochenabbau verbunden ist.

Behandlung: Trotz großer Fortschritte in der Therapie von Gelenksentzündungen ist in den meisten Fällen eine Arthrose immer noch als unheilbar anzusehen. Lediglich die Gelenke, bei denen eine Versteifung ohne Beeinträchtigung der Bewegung des Beines möglich ist, können auf diese Art (Arthrodese) behandelt werden. So ist z. B. der Spat (Arthrosis deformans der kleinen Tarsalgelenke) unheilbar; durch eine künstliche Gelenkversteifung kann das Pferd jedoch wieder beschwerdefrei gemacht werden.

Freie Gelenkskörperchen – Corpora libra

Begriff: Die freien Gelenkskörperchen werden auch Gelenkmäuse genannt. Es handelt sich hierbei um meist rundlich abgeschliffene Knorpel- oder Knochenstückchen, die von den Bewegungen des Gelenks, ähnlich einem Kieselstein im Flußbett, zu einem glatten Gebilde geformt werden.

Ursache: Durch Absplitterung eines Teils des Gelenkknorpels oder eines gelenkbildenden Knochens gelangt dieses mehr oder weniger große Bruchstück in das Gelenk. Sehr oft geschieht dies unbemerkt und ohne Beschwerden für das Pferd.

Folgen: Handelt es sich um ein größeres Gelenkskörperchen, so kann infolge eines vermehrten Gelenkabriebs eine Gelenksentzündung auftreten. In den meisten Fällen jedoch wird ein freies Gelenkskörperchen meist zufällig am Röntgenbild erkannt und keinerlei Nachteile für die Leistungsfähigkeit des Pferdes bringen.

Behandlung: Ist ein freies Gelenkskörperchen schuld an einer Lahmheit, so ist die chirurgische Entfernung die einzig sinnvolle Therapie. Die Heilungsaussichten sind gut, da sich der durch das Gelenkskörperchen geschädigte Knorpel wieder rasch erholen kann.

Kleine Gelenkfraktur

Begriff: Der Bruch eines Gelenkrandes kann ohne Beeinträchtigung der weiteren Gelenkfunktion zum freien Gelenkskörperchen führen oder eine sofortige Lahmheit zur Folge haben. In letzterem Fall treten alle Begleitsymptome einer Gelenksentzündung in Verbindung mit der Gelenksfraktur auf.

Ursache: Obwohl jede übermäßige Gelenksbelastung zu einer Fraktur führen kann, ist die Überstreckung die häufigste Ursache für eine Absprengung eines Knochenstückchens vom Gelenkrand. Besonders das Hufgelenk, das Fesselgelenk oder das Karpalgelenk sind hierfür prädisponiert.

Symptome: Neben einer gering- bis mittelgradigen Lahmheit fällt die vermehrte Füllung des Gelenks, die Schmerzhaftigkeit bei der passiven Beugung (positive Beugeprobe) und die erhöhte Temperatur des Gelenkes auf. Die entscheidende Diagnose kann nur durch das Röntgenbild gestellt werden.

Behandlung: Die operative Entfernung des Bruchstückes ist die beste Art der Behandlung. Sehr große Knochenstücke müssen mit einer Schraube fixiert werden. Die Dauer der anschließenden Ruhigstellung des Pferdes richtet sich nach dem Ausmaß des Schadens.

Spat – Arthrosis deformans der kleinen Tarsalgelenke

Begriff: Unter Spat versteht man alle schmerzhaften Prozesse im Bereich der straffen Tarsalgelenke. In der Regel handelt es sich um eine chronische Entzündung dieser kleinen Gelenke, die entweder mit einer Knochenzubildung oder einem Knochenabbau verbunden ist.

Ursache: Eine chronische Traumatisierung dieser drei Gelenkreihen führt zu dem Krankheitskomplex. Neben einer erblichen Anlage führt die ständige Überforderung des Sprunggelenks zu der Arthrose. Stellungsfehler können die auf das Gelenk einwirkenden Schub- und Druckkräfte in negativem Sinne potenzieren.

Symptome: Die Spatlahmheit schwankt in ihrer Intensität je nach vorhergegangener Belastung von geringgradig undeutlich bis mittelgradig. Da der Spat häufig auch beide Sprunggelenke in Mitleidenschaft zieht, geht das Pferd klamm und mit einer verspannten Rükkenmuskulatur. Die Hufeisen zeigen einen verstärkt abgeschliffenen Ze-

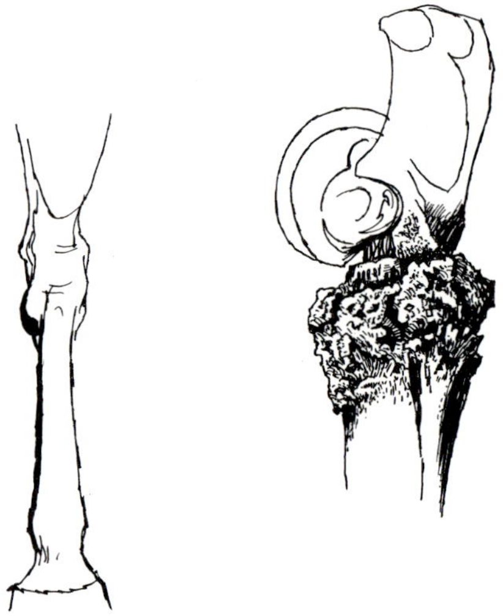

Abb. 76. Spat, links: Von vorn ist der „Spatknoten" an der Innenseite des Sprunggelenks über der Kastanie erkennbar. Im fortgeschrittenen Stadium bilden sich im Bereich der Tarsalknochen starke Wucherungen (rechts, nach Silber).

Abb. 76 a. Der Spatknoten von hinten.

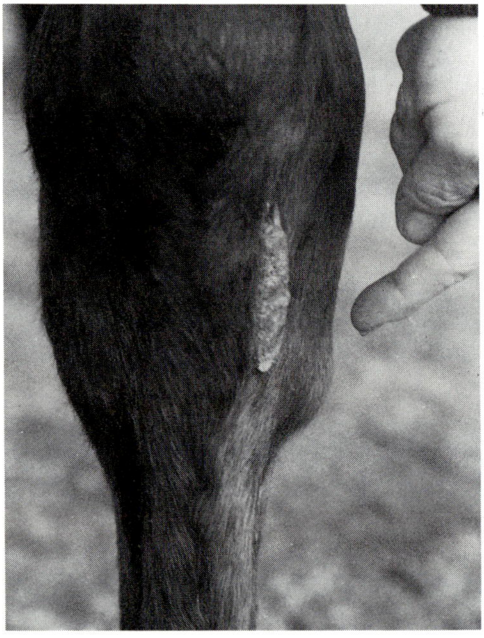

hentragrand, während die Schenkelenden weniger abgenutzt erscheinen. Ein Spatknoten an der Innenseite des Sprunggelenks ist nur dann zu erkennen, wenn die Arthrose mit einer Knochenzubildung verbunden ist. Geht die Gelenkerkrankung mit einem Knochenabbau einher, so wird sich kein Spatknoten einstellen. Die passive Beugung des Sprunggelenks (Spatprobe) kann die Schmerzen vermehren, die Pferde gehen anschließend an die Spatprobe deutlich stärker lahm. Beim ersten Schritt stützen sie sich nur mit der Hufspitze ab. Der negative Ausfall der Spatprobe ist jedoch kein Beweis für das Freisein von Spat.

Behandlung: Die große Anzahl von Behandlungsmöglichkeiten beweist die Problematik der Therapien. Das früher häufig durchgeführte Brennen der Sprunggelenke wird heute immer mehr von operativen Maßnahmen abgelöst. Das Ziel der einen Gruppe von Behandlungsmaßnahmen ist es, die Tarsalgelenke zum Verwachsen zu bringen (Ankylosierung), ein anderer operativer Eingriff möchte mit Hilfe einer Durchtrennung von Nerven und Bändern sowohl eine Schmerzfreiheit wie auch eine Änderung der Zugverhältnisse herbeiführen. Die Therapie richtet sich nach Rasse und Sportart, in der das Pferd Verwendung findet.

Schale – Ringbein – Deformierende Arthrose des Hufgelenks – des Krongelenks – des Fesselgelenks

Begriff: Unter Schale versteht man eine chronische Gelenksentzündung, die mit einer sichtbaren Knochenauftreibung einhergeht.

Die Knochenspange legt sich zirkulär um das betroffene Gelenk, daher der Name Schale oder Ringbein. Es treten zwei Arten von Schale auf, die articuläre und die periarticuläre Form. Im ersteren Fall reicht die Knochenwucherung in das Gelenk hinein, im zweiten Fall legt sich die Knochenspange um das Gelenk herum, ohne hineinzuwachsen.

Ursache: Sowohl ständige Überforderung des Gelenks wie auch eine einmalige starke Traumatisierung können zur Schale führen. Vor allem eine Dehnung und Zerrung von Gelenkkapsel und Gelenkbändern sind der Ausgangspunkt einer periarticulären Schale.

Symptome: Obwohl sich eine Lahmheit auch plötzlich einstellen kann, ist bei der Schale ein schleichender Verlauf typisch, es fällt zunächst eine sich allmählich verschlimmernde Lahmheit auf. Dem geübten Beobachter wird die knochenharte Verdickung im Gelenkbereich nicht verborgen bleiben. Vor allem das Krongelenk ist für diese Erkrankung prädisponiert.

Behandlung: Zwar ist die Schale wie jede Arthrose unheilbar, dennoch besteht bei der periarticulären Schale die Hoffnung der Versteifung des Gelenkes durch die Knochenwucherung, die sich um das Gelenk herum gelegt hat. Bei sehr wertvollen Pferden kann auch eine operative Versteifung des Gelenks versucht werden.

Kniescheibenverrenkung – Kniescheibenluxation, Patellarluxation

Definition: Unter einer Kniescheibenluxation versteht man eine vorübergehende oder permanente Verlagerung der Kniescheibe nach oben, wobei die Kniescheibe in der Regel am inneren Rollkamm des Oberschenkels hängenbleibt. Diese Verlagerung nach oben tritt sehr viel häufiger auf als die Luxation nach außen.

Ursache: Neben einer erblichen Disposition in Verbindung mit einem fehlerhaften Körperbau (Pony) sind traumatische Einwirkungen ebenso wie starke Belastung bei zum Teil extremer Streckstellung im Renntempo die wichtigsten Ursachen. Da bei jeder Luxation die Bänder überdehnt werden, können häufige Rückfälle beobachtet werden.

Abb. 77. Kniescheibenluxation.

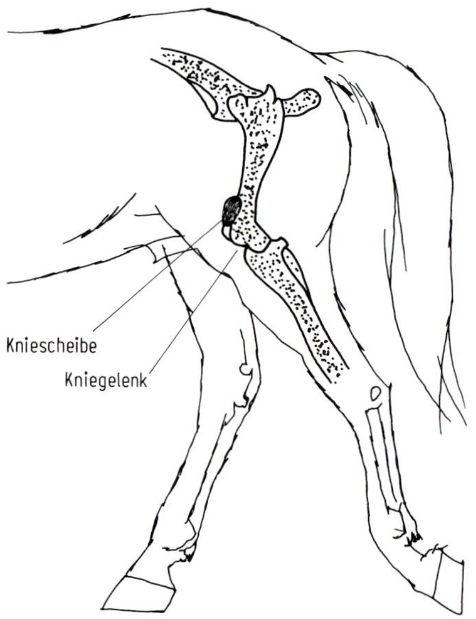

Symptome: Bei der stationären Luxation nach oben kommt es zu einer Streckstellung der Gliedmaße: Knie- und Sprunggelenk können nicht gebeugt werden, das Fesselgelenk hingegen wird in einer gebeugten Stellung gehalten. Das Pferd kann den Fuß nicht mehr nach vorne führen. Bei der habituellen (immer wiederkehrenden) Luxation kann die Kniescheibe von selbst wieder unter einem hörbaren Knackgeräusch in ihre ursprüngliche Lage zurückgleiten. Dieser Vorgang kann sich des öfteren wiederholen. Da bei der habituellen Luxation das Abbeugen der Extremität aus der maximalen Streckstellung heraus mit einer zeitlichen Verzögerung erfolgt, wird in der Schwingphase die Zehe in Beugestellung über den Bogen geschleift. Hierdurch kommt es zu einem Abrieb des Hufhorns an der vorderen Hufwand. Dies kann als Hinweis für eine längere Zeit bestehende Krankheitsdauer gewertet werden. Die habituelle Luxation wird vor allem im Schritt beobachtet, im Trab ist die Luxation wegen des raschen Bewegungsablaufs selten zu erkennen.

Behandlung: Neben einem orthopädischen Beschlag nach Nyffenegger ist die operative Durchtrennung des inneren geraden Kniescheibenbandes (Tenotomie) das Mittel der Wahl. Die Operation kann das Festhaken der Kniescheibe sicher verhindern.

Erkrankungen der Knochen

Überbeine – Exostosen

Begriff: Das Überbein ist das Produkt einer verknöchernden Knochenhautentzündung (Periostitis ossificans). In der Regel tritt es seitlich, meist innen, am Röhrbein auf, oft an der Verbindungsstelle zwischen Griffelbein und Röhrbein.

Ursache: Das vom Pferdebesitzer stets vermutete Anschlagen des gegenüberliegenden Hufes ist nur selten die wirkliche Ursache eines Überbeins. In der Regel sind eine Zerrung der Bänder des Griffelbeins, die eine straffe Verbindung mit dem Röhrbein herstellen, und eine sich einstellende Knochenhautentzündung Ursache des Überbeins. Vor allem junge Pferde werden durch die häufigen und ungewohnten Wendungen beim Zureiten auf einem kleinen Platz oder auf dem Longierzirkel an einer Knochenhautentzündung erkranken, deshalb sprach man früher von der „Remonten-Krankheit". Gelegentlich versteckt sich auch ein Griffelbeinbruch unter der Exostose, das heißt, das Überbein ist die Folge einer Kallusbildung.

Symptome: Nicht immer muß sich mit der Entstehung des Überbeins auch eine Lahmheit einstellen. Optisch stellt sich das Überbein als kirsch- bis walnußgroße Schwellung innen an der Röhre dar. Im Anfangsstadium macht das Pferd bei der Betastung des Überbeins am hochgehobenen Bein schmerzhafte Abwehrbewegungen. Falls die Knochenhautentzündung von einer Lahmheit begleitet ist, so wird diese als geringgradige Stützbeinlahmheit in Erscheinung treten.

Behandlung: Die wichtigste Behandlung ist die Ruhigstellung des Pferdes. Nur wenn der Reiz, der zu der Knochenhautentzündung führte, abgestellt wird, kann diese abheilen. Im akuten Stadium sind feuchtwarme Umschläge das Mittel der Wahl. Auch leicht durchblutungsfördernde Salben oder Tinkturen können die Heilung beschleunigen.

Sind die Überbeine bereits derb und reaktionslos geworden, so handelt es sich meist nur mehr um Schönheitsfehler, die eigentlich keiner Behandlung mehr bedürfen. Sind sie aber noch mit einer Lahmheit verbunden, sollte röntgenologisch abgeklärt werden, ob sich nicht ein Griffelbeinbruch hinter dem Überbein versteckt.

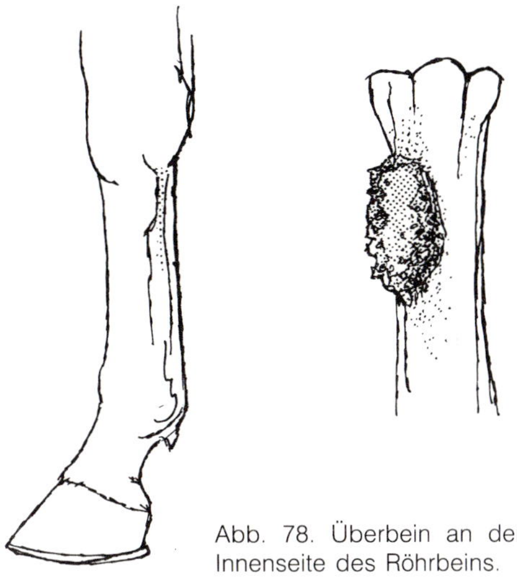

Abb. 78. Überbein an der Innenseite des Röhrbeins.

Ein vom Laien sehr häufig vermutetes „Drücken auf die Sehne“ ist ein Irrtum: Falls sich nicht ein Griffelbeinbruch als Lahmheitsursache herausstellt, so kann auch eine chronische Fesselträgerentzündung die Lahmheit verursachen. Die geschwollene Sehne kann nämlich eine Irritation der Griffelbeinbänder bewirken und so das Wachsen eines Überbeins auslösen.
Die Behandlung bereits verknöcherter und zum Stillstand gekommener Überbeine gestaltet sich sehr schwierig: Die operative Entfernung hat nicht immer Erfolg, da die Knochenhaut nach der Operation sehr oft wieder ein Überbein aufbaut. Manchmal gelingt es, durch Brennen der Haut (Punktfeuer) das Überbein zum Verschwinden zu bringen.

Schienbeine

Begriff: Die Schienbeinerkrankung junger, im ersten Training stehender Vollblüter ist eine Knochenhautentzündung an der Vorderseite der Röhre. Die anatomisch unkorrekte Bezeichnung stammt aus dem Rennsport, sie soll einen Vergleich mit einem schmerzhaften menschlichen Schienbein ermöglichen.
Ursache: Das ungewohnte und harte Training auf tiefer Sand- oder Grasbahn führt zu einer extremen Belastung des Röhrbeinknochens. Vor allem die extreme Überstreckung des Fessel- und Karpalgelenks hat einen Biegungsdruck an der Röhrbeinvorderseite zur Folge. Umbauprozesse am Knochen sorgen für eine Verstärkung der belasteten Zonen.
Symptome: Neben einem klammen Gang beobachtet man eine Schwellung an der Röhrenvorderseite, die sich bei Betastung als schmerzhaft herausstellt.
Behandlung: Die wichtigste Therapie ist die Reduzierung der täglichen Arbeit, nur in schweren Fällen wird man das Training ganz einstellen. Feuchtwarme Umschläge oder leicht durchblutungsfördernde Salben sind angezeigt.

Rachitis

Begriff: Eine stoffwechselbedingte Störung des Knochenwachstums, bei der die Mineralisation des Knochengewebes gestört ist, wird Rachitis genannt. Diese Erkrankung befällt vorwiegend Fohlen und Jährlinge.
Ursache: Eine Unterversorgung des Fohlens mit Phosphor oder Calcium schon in den ersten Lebensmonaten kann zu einer Wachstumsstörung des Skeletts führen. Ein Mangel an Vitamin D kann ebenfalls die Anreicherung der Mineralstoffe im Knochen verhindern. Auch eine erbliche Disposition für diese Erkrankung wird diskutiert.
Symptome: Neben einem schlechten Allgemeinbefinden und einem schlechten Ernährungszustand fallen bei der Rachitis vor allem die verdickten Wachstumsfugen an den Extremitäten auf. Am meisten betroffen sind die Wachstumsfugen des Unterarms und der Röhre. Von diesen Epiphysenfu-

gen gehen dann auch die Stellungsfehler aus, die sich als Achsenknick an den betroffenen Gelenken darstellen und später nicht mehr zu korrigieren sind.

Behandlung: Neben einer ausreichenden Versorgung mit Phosphor und Calcium (4 g Phosphor und 6 g Calcium pro 100 kg Körpergewicht und Tag) ist für eine vernünftige Aufzucht der Fohlen zu sorgen: Da die überängstliche Sorge um das Wohl der Fohlen den unerfahrenen Züchter nicht selten dazu veranlaßt, die Fohlen vorwiegend im Stall aufzuziehen, ist an dieser Stelle für Aufklärung zu sorgen. Ohne jeden Zweifel ist für jedes Fohlen die beste Umwelt die Koppel, und zwar bei jedem Wetter. Nur hier können sich Skelett und Muskulatur optimal entwickeln, nur hier erhält das heranwachsende Fohlen die nötigen UV-Strahlen zur Eigensynthese von Vitamin D. Vor einer künstlichen Überversorgung mit Vitamin-D-Gaben sei gewarnt, da hierbei Kalkablagerungen in den Blutgefäßen auftreten können.

Fraktur, Fissur – Knochenbruch, Knochenriß

Begriff: Unter einer Fraktur versteht man den Bruch eines Knochens, bei dem sich eine Zusammenhangstrennung der angrenzenden Knochenteile einstellt. Bei der Fissur hingegen entsteht nur ein feiner Spalt in der Knochenstruktur, es kommt zu keiner Trennung und Verschiebung der Knochenstücke. Ist die Fraktur durch eine Hautwunde kompliziert, so spricht man von einer offenen Fraktur, alle anderen Brüche sind gedeckte Frakturen.

Ursache: Neben einer traumatischen Fraktur durch von außen einwirkende Gewalt unterscheiden wir die pathologische Fraktur als Folge einer vorherigen Erkrankung des Knochens und die Ermüdungsfraktur, die sich nach ständiger Überforderung des Knochengewebes einstellt. Dieselbe Ein-

Abb. 79. Durch Schlagverletzungen kommt es nicht selten zu einem Bruch des Ellbogens. In günstigen Fällen kann man eine Selbstheilung abwarten. Auf dem Röntgenbild (siehe S. 144) ist der Bruch deutlich zu erkennen.

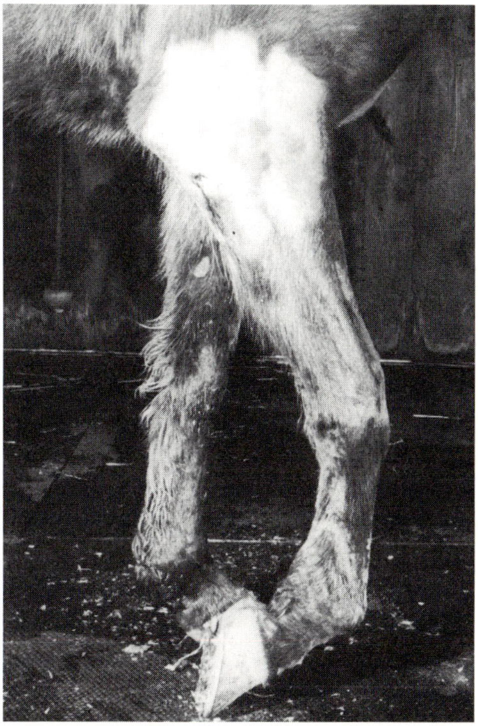

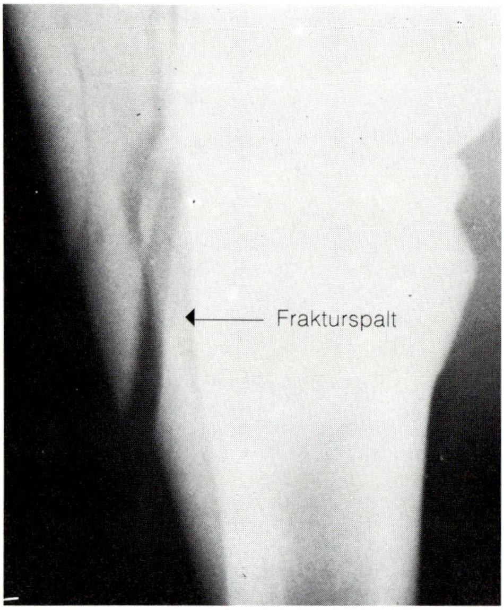

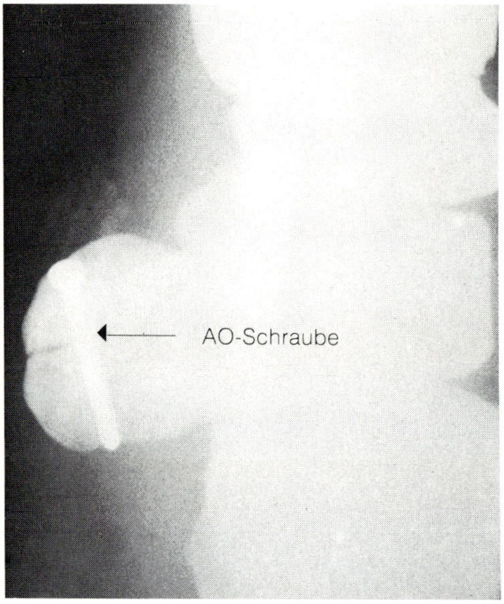

Abb. 80. Osteosynthese (Knochenzusammenfügung) nach einem Erbsbeinbruch. Im Röntgenbild ist die Knochenschraube deutlich zu erkennen, mit der die Bruchstücke des Knochens zusammengefügt wurden.

teilung gilt selbstverständlich auch für die Fissur. Als Beispiel für eine von außen einwirkende Gewalt beim Pferd ist neben einem Unfall (Sturz) auch die Fraktur durch einen Fehltritt oder durch die schnelle Gangart der Rennpferde zu nennen.

Die pathologische Fraktur hingegen stellt sich bei vorgeschädigten Knochen ein; so kann zum Beispiel die geschädigte Hufrolle nach dem Nervenschnitt brechen. Die Ermüdungsfraktur läßt sich am Beispiel der Griffelbeinfraktur am besten erklären: Bei ständiger Überforderung durch das Training, eventuell in Verbindung mit einer chronischen Fesselträgerentzündung, wird die Knochenstruktur des Griffelbeins geschädigt, und es stellt sich beim geringsten Anlaß eine Griffelbeinfraktur ein.

Behandlung: Die **Heilungsaussichten** einer Fraktur beim Pferd sind von mehreren Faktoren abhängig:

1. Lokalisation des Bruches: Welcher Knochen ist von der Fraktur betroffen?
2. Art des Bruches: Offener oder gedeckter Bruch?
3. Spätere Verwendung des Pferdes.
4. Alter, Rasse und Temperament des Pferdes.

Je nach Art und der Lokalisation des Bruches und betroffenen Knochens, muß sich der Tierarzt für die Therapieart entscheiden, entweder die konservative Behandlung durch Ruhigstellung mit Hilfe eines Kunststoff- oder Gipsstützverbandes oder die operative Methode, bei der mit Hilfe der

Osteosynthese die Bruchenden wieder stabil aneinandergefügt werden oder auch ein Frakturstück entfernt wird. Dennoch kann nicht in allen Fällen geholfen werden. Trümmerfrakturen oder offene Frakturen haben eine sehr ungünstige Prognose, ebenso Frakturen, bei denen große Gelenke in Mitleidenschaft gezogen sind wie Schulterfrakturen oder Beckenfrakturen mit Beteiligung des Hüftgelenks etc.

Griffelbeinfraktur – Griffelbeinbruch

Begriff: Die Griffelbeine sind rudimentäre Knochen, die beim Urpferd noch als Mittelfußknochen eine Stützfunktion erfüllten. Beim heutigen Pferd haben diese Knochen nur noch die Dicke einer Stricknadel. Das obere Ende ist kräftiger und bildet zusammen mit dem gelenknahen Teil des Röhrbeins das Karpalgelenk. Dieser Griffelbeinabschnitt wird Griffelbeinköpfchen genannt. Das lose untere Ende heißt Griffelbeinknöpfchen und kann durch die Haut hindurch ertastet werden. Das Griffelbeinknöpfchen hat keine Verbindung zu einem Gelenk und befindet sich etwa im unteren Viertel des Röhrbeins. Das Griffelbein ist durch Bänder straff mit dem Röhrbein verbunden, im Laufe des Lebens kann es zu einer knöchernen Verwachsung zwischen Röhrbein und Griffelbein kommen. Da zwischen der Länge des Knochens und seiner Dicke ein deutliches Mißverhältnis besteht, ist dieser besonders verletzungsanfällig, Frakturen (Brüche) sind nicht selten.

Ursache: Zwischen den beiden Griffelbeinen liegt die Fesselträgersehne (Tendo interosseus), die bei jeder Bewegung über eine gemeinsame Faszie einen Zug auf die unteren Griffelbeinenden ausübt. Kommt es zu einer übermäßigen Biegung am Griffelbein, so kann dieses an der dünnsten Stelle brechen. Aber auch ein Hufschlag oder ein Streichen mit dem gegenüberliegenden Bein kann zu einer Fraktur führen. Allerdings sind die Ermüdungsfrakturen besonders bei vorgeschädigter Fesselträgersehne weitaus am häufigsten.

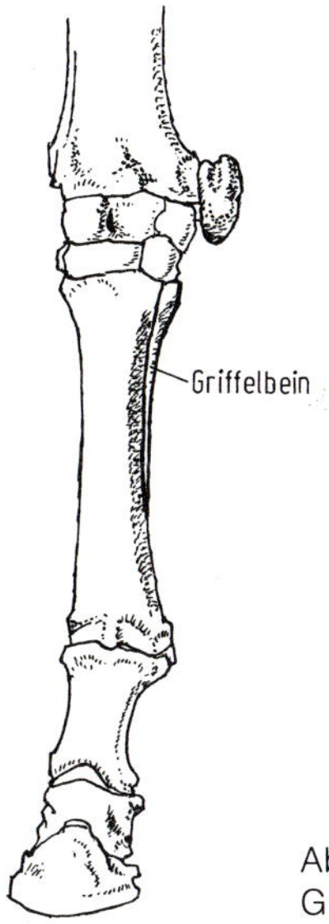

Abb. 81. Lage des inneren Griffelbeins (nach Nickel).

Symptome: Neben einer gering- bis mittelgradigen Stützbeinlahmheit zeigt sich das betroffene Griffelbein bei der Betastung regelmäßig als schmerzhaft. Durch eine Röntgenaufnahme kann die Diagnose gesichert werden. Nicht selten tritt die Griffelbeinfraktur in Verbindung mit einer Fesselträgerentzündung auf.

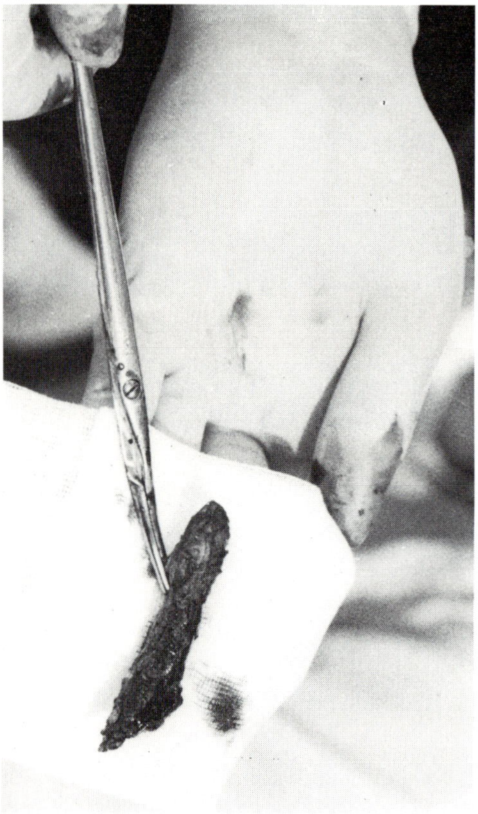

Abb. 82. Bei der Griffelbeinoperation wird der abgebrochene Teil des Griffelbeins über der Bruchstelle abgesetzt.

Behandlung: In der Regel bricht das Griffelbein an seiner dünnsten Stelle (im unteren Drittel). Hier kommt es nur sehr selten durch eine Kallusbildung zu einer Heilung der Fraktur. Aus diesem Grund bietet sich die operative Entfernung des abgebrochenen unteren Teils an. Schwieriger gestalten sich Frakturen im oberen Drittel. Da das Griffelbeinköpfchen die Gelenkfläche zum Karpalgelenk mitgestaltet, kann eine Fraktur in Gelenknähe eine feste Verankerung des Griffelbeinköpfchens gefährden. Hier kann sogar eine Verschraubung des Griffelbeinköpfchens mit dem Röhrbein notwendig werden.

Gleichbeinfraktur – Gleichbeinbruch

Begriff: Gleichbeine sind etwa daumengliedgroße Sesambeine, die in Höhe des Fesselgelenks in die Fesselträgersehne eingelagert sind. Sie haben etwa die Form einer Pyramide und gewähren der am Fesselgelenk vorbeigleitenden Fesselträgersehne eine optimale Gleitfläche. Meist bricht ein Gleichbein in horizontaler Ebene, am häufigsten im oberen Drittel, manchmal auch in der Hälfte oder an der Basis.

Ursache: Bei starkem Durchtreten des Fesselgelenks in Verbindung mit hoher Belastung (schneller Galopp oder Renntrab) kann das Gleichbein unter dem starken Druck des Fesselgelenks bei gleichzeitigem Zug der Fesselträgersehne brechen. Nicht immer handelt es sich hierbei um einen Unfall, vielmehr wird es sich bei den meisten Frakturen um ein vorgeschädigtes Gleichbein handeln: Die Knochenstruktur ist bereits durch vorangegangene Durchblutungsstörungen soweit geschädigt, daß das Gleichbein schon beim geringsten Anlaß bricht.

Symptome: Die akute Fraktur hat im allgemeinen eine hochgradige Stützbeinlahmheit zur Folge, die sich jedoch schon nach wenigen Tagen bessern kann. Die Betastung der Gleichbeine am hochgehobenen Bein er-

weist sich als schmerzhaft. Die endgültige Diagnose kann nur durch das Röntgenbild gestellt werden.
Behandlung: Die operative Entfernung des kleineren Bruchstücks ist das Mittel der Wahl. Solange durch eine Horizontalfraktur nur das obere Drittel des Gleichbeins abgesprengt wurde, wird ein operatives Vorgehen wahrscheinlich erfolgreich sein. Je größer das Bruchstück jedoch ist, um so unsicherer stellt sich die Prognose. Hier kann sich eine Verschraubung der Bruchstücke als der bessere Weg erweisen.

Erbsbeinbruch – Erbsbeinfraktur
Begriff: Das Erbsbein ist ein ca. walnußgroßer Knochen an der Rückseite des Karpalgelenks, der als Ansatzstelle für zwei starke Muskeln des Unterarms dient. Der Bruch dieses Knochens wird vorwiegend bei Galopprennpferden oder Vielseitigkeitspferden beobachtet.
Ursache: Der Bruch des Erbsbeins kann mehrere Ursachen haben. Die häufigste ist jedoch der Sturz des Pferdes, bei dem das Erbsbein wie von einem Nußknacker vom Röhrbein und dem Unterarmknochen zermalmt wird.
Symptome: Unmittelbar nach dem Unfall zeigt das Pferd eine mittel- bis hochgradige gemischte Lahmheit mit deutlicher Schwellung und Schmerzhaftigkeit im Erbsbeinbereich. Der Verdacht auf eine Fraktur kann durch eine Röntgenaufnahme erhärtet werden.
Behandlung: Neben der operativen Fixation der Bruchstücke kann die Heilung auch nur durch Ruhigstellung des Pferdes erreicht werden, wobei während der ersten Wochen ein Stützverband dem Pferd die Belastung erleichtern kann.

Gallen

Begriff: Unter einer Galle versteht man eine weiche Schwellung im Bereich eines Gelenks oder einer Sehnenscheide.
Am Fesselgelenk, Karpal- oder Sprunggelenk kann man Gallen besonders häufig beobachten. Es handelt sich hierbei um eine Vorwölbung des Gelenksackes oder der Sehnenscheide, die vermehrt mit Gelenk- oder Sehnenscheidenflüssigkeit gefüllt ist.
Ursache: Ein geschädigtes Gelenk reagiert mit der Produktion von Gelenkflüssigkeit. Auch die lädierte Sehnenscheide versucht, den Schaden durch vermehrte Produktion von Sehnenscheidenflüssigkeit zu bekämpfen. Sehr oft kann die akute Entzündung nicht restlos ausgeheilt werden, der chronische Defekt kann jedoch durch die Überproduktion der Gelenk- oder Sehnenscheidenflüssigkeit kompensiert werden. Die chronische Entzündung führt meist zu keiner Lahmheit.
Symptome: Die Vorwölbung der Gelenkkapsel oder die Sehnenscheide ist meist deutlich zu erkennen. Der Füllungsgrad ist durch Fingerdruck leicht

zu überprüfen. „Weiche“ Gallen sind in der Regel nur Schönheitsfehler, während „harte“ Gallen vorsichtig zu beurteilen sind, nicht selten wird sich hier früher oder später eine Lahmheit einstellen.

Behandlung: Durchblutungsfördernde Salben oder Lösungen in Verbindung mit einer Stützbandage können zu einer Verbesserung der Erkrankung führen. In vielen Fällen wird sich der Erfolg aber nur kurzfristig bemerkbar machen. Insbesondere die „harte“ Galle sollte unbedingt einer Therapie zugeführt werden, da sich dahinter ernste Gelenk- oder Sehnenscheidenschäden verbergen.

Schleimbeutelentzündung – Bursitis

Begriff: Schleimbeutel und Sehnenscheiden sind schützende Einrichtungen, die Sehnen entweder umhüllen (Sehnenscheiden) oder Sehnen als Polster unterlagert sind (Schleimbeutel). Dünne Sehnen haben Sehnenscheiden, breite Sehnen Schleimbeutel.

Der flüssig-schleimige Inhalt von Schleimbeuteln ähnelt der Gelenkflüssigkeit und ermöglicht ein reibungsarmes Gleiten der Sehnen. Neben den angeborenen Schleimbeuteln können je nach Bedarf auch neue Schleimbeutel reaktiviert werden. Durch ein Trauma kann es zu einer vermehrten Produktion von Schleimbeutelflüssigkeit kommen. Der Schleimbeutel macht sich als kugelige Vorwölbung bemerkbar. Man spricht von einer Schleimbeutelentzündung.

Obwohl an vielen Körperregionen Schleimbeutelentzündungen auftreten können, sind folgende Stellen besonders häufig betroffen:

Karpalgelenk: Karpalbeule
Ellenbogenhöcker: Stollbeule
Widerrist: Widerristschleimbeutelentzündung
Sprunggelenkshöcker: Piephacke

Karpalbeule

Begriff: Jede Umfangsvermehrung an der Vorderseite des Karpalgelenks wird Karpalbeule genannt. Neben einer Schleimbeutelentzündung können auch Blutergüsse oder Verdickungen der Haut eine Karpalbeule ausmachen.

Ursache: Fast immer sind Quetschungen dieser Region schuld an einer Karpalbeule: Anschlagen an ein Hindernis, Klopfen gegen die Boxenwand, Stürze etc.

Behandlung: Eine akute Karpalbeule kann am besten mit feuchtwarmen Umschlägen behandelt werden. Allerdings ist es dringend zu empfehlen, einen Tierarzt zu Rate zu ziehen, da das Anlegen eines hohen Verbandes in diesem Bereich fachgerecht durchgeführt werden muß, damit dem Pferd nicht weiterer Schaden zugefügt wird. Später können leicht durchblutungssteigernde Salben eine Heilung beschleunigen. In jedem Fall muß verhindert werden, daß durch erneutes Anschlagen ein Rückfall eintritt.

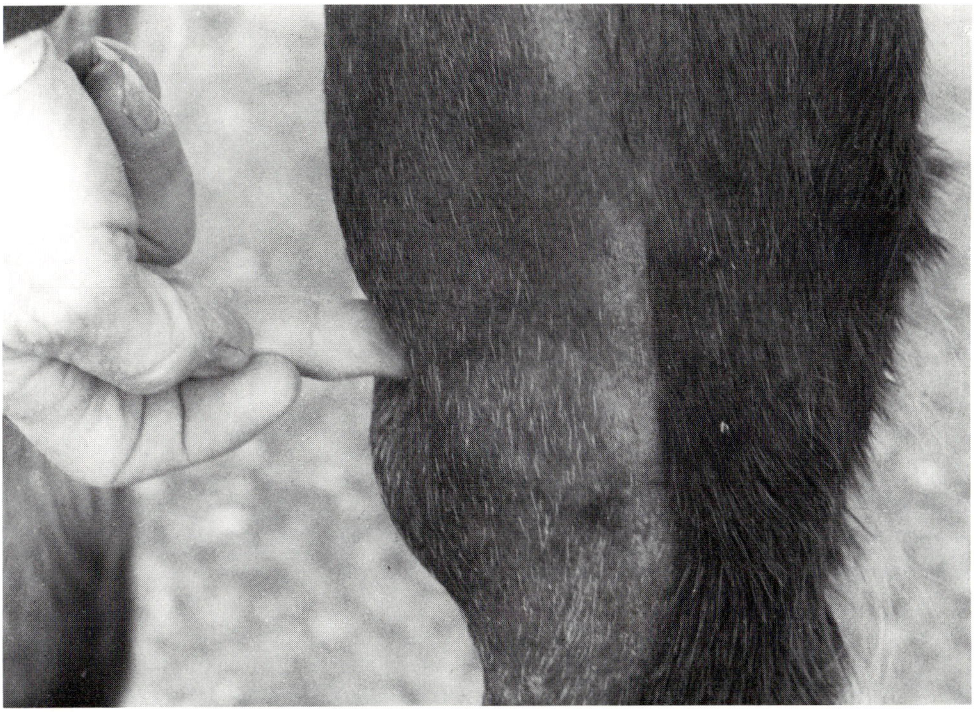

Abb. 83. Karpalbeule: Hier ist die Sehnenscheide einer über das Karpalgelenk ziehenden Sehne vermehrt mit Sehnenscheidenflüssigkeit angefüllt.

Stollbeule

Begriff: Jede Umfangsvermehrung im Bereich des Ellenbogenhöckers heißt Stollbeule oder Ellenbogenbeule.

Ursache: Quetschungen, die sich das Pferd beim Liegen zuzieht, sind die häufigste Ursache. Da das Pferd beim Liegen auf der Brust seine Beine abgewinkelt hat, drücken die Eisenenden oder die dort eingeschraubten Stollen auf den Knochen des Ellenbogenhöckers.

Symptome: Die deutliche, sehr oft fluktuierende Umfangsvermehrung erreicht eine Größe, die zwischen einem Tischtennisball und einem Tennisball liegt. Im akuten Stadium kann man durch Betastung eine Schmerzreaktion am Pferd auslösen.

Behandlung: Hier steht an erster Stelle das Abstellen der Ursache: gut gepolsterte Liegeflächen (gute Einstreu!), Abnehmen der Stollen, wenn möglich auch Abnehmen der Eisen oder Kürzen der Eisenschenkel. Der Tierarzt wird durch Punktion und Injektion eine Heilung herbeizuführen versuchen. Auch operativ kann diese Bursitis angegangen werden.

Widerristschleimbeutelentzündung – Bursitis am Widerrist

Begriff: Unter der Bursitis am Widerrist versteht man eine Entzündung und vermehrte Füllung dieses Schleimbeutels auf dem höchsten Punkt der Dornfortsätze des Widerristes.

Ursache: Sattel- und Geschirrdruck sind die wesentlichen Ursachen.

Symptome: Die Diagnose ist meist leicht zu stellen, da die kugelige Vorwölbung unter der Haut gut zu erkennen ist. Die oft hühnereigroße Schwellung ist mit Flüssigkeit gefüllt und nur manchmal schmerzhaft.

Behandlung: Auch hier ist das Abstellen der Ursache die wichtigste Maßnahme. Feuchtwarme Umschläge sind nur im Anfangsstadium nützlich. Eine erfolgreiche tierärztliche Maßnahme ist die Punktion und Injektion, ähnlich wie bei anderen Schleimbeutelbehandlungen.

Piephacke

Begriff: Jede Anschwellung am Fersenhöcker wird Piephacke genannt. Hierbei kann es sich um eine reine Schleimbeutelentzündung handeln, es kann jedoch auch nur eine bindegewebige Zubildung sein, die zu einer Verdickung der Fersenbeinkappe führt.

Symptome: Die oft kugelförmige Verdickung der Fersenkappe ist so auffällig, daß die Diagnose auch vom Laien leicht festgestellt werden kann.

Ursache: Anschlagen gegen eine Wand z. B. beim Transportieren oder in einer engen Box sind regelmäßig die Ursache der Piephacke.

Behandlung: Auch hier gilt es zunächst die Ursache abzustellen. Da Umschläge in dieser Gegend schwer anzubringen sind, muß man sich zunächst auf durchblutungsfördernde Salben und Lösungen beschränken. Piephacken von Tennisballgröße sind allerdings meist nur durch Punktion und Injektion zu beeinflussen.

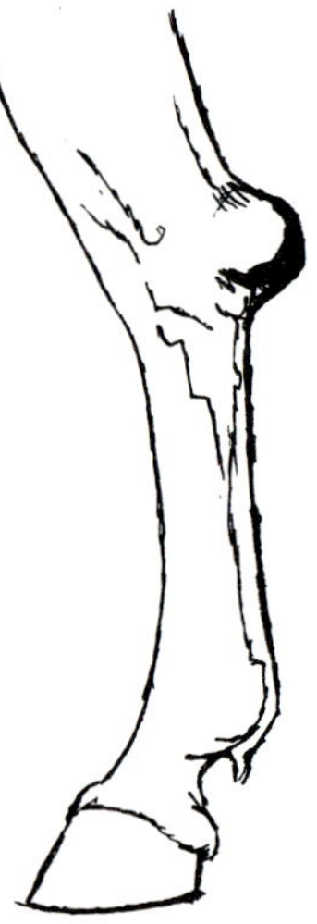

Abb. 84. Piephacke.

Rehbein

Begriff: Unter einem Rehbein versteht man eine harte, im allgemeinen schmerzlose Umfangsvermehrung an der Außenseite des Sprunggelenks. Das Rehbein ist also das Gegenstück zum Spat.

Ursache: Das Rehbein kann, ähnlich wie der Spat, erworben, aber auch angeboren sein und als Exterieurfehler auftreten. Knochenhautentzündungen, Entzündungen der Gelenkskapsel oder an dieser Stelle liegender Sehnen und Sehnenscheiden führen zu dieser Wucherung.

Behandlung: Selbstverständlich muß nur das erworbene Rehbein, welches auch eine Lahmheit nach sich zieht, behandelt werden. Durchblutungsfördernde Einreibungen oder Brennen wird empfohlen.

Hasenhacke

Begriff: Unter einer Hasenhacke werden die Krankheitszustände zusammengefaßt, die sich durch eine Umfangsvermehrung an der Rückseite des Sprunggelenks auszeichnen.

Als Sehnenhasenhacke wird eine Entzündung der Beugesehne – meist der tiefen Beugesehne oder des Unterstützungsbandes der tiefen Beugesehne – am Übergang vom Sprunggelenk zum Röhrbein verstanden. Als Knochenhasenhacke bezeichnet man eine Knochenauftreibung an derselben Stelle, die jedoch meist nicht schmerzhaft ist.

Die angeborene Hasenhacke ist lediglich ein Exterieurfehler an dieser Stelle des Sprunggelenks (verletzte Linie), die weiter keine krankmachende Bedeutung hat.

Ursache: Die Sehnenhasenhacke läßt auf eine Überforderung schließen und tritt vor allem bei Trabrennpferden auf. Knochenhasenhacken sind vor allem Folgen traumatischer Einwirkungen auf die Knochen des Sprunggelenks.

Behandlung: Ruhigstellung und feuchtwarme Umschläge werden die akute Entzündung rasch zum Abklingen bringen. Ähnlich wie bei den sonst auftretenden Sehnenentzündungen bedarf die Sehnenhasenhacke einer mehrere Wochen dauernden Schonzeit. Ein orthopädischer Beschlag (Spateisen) sollte zur Unterstützung der Heilung angebracht werden.

Phlegmone – Einschuß

Begriff: Unter einer Phlegmone versteht man eine wäßrige und eitrige Entzündung von Bindegewebe (Unterhaut oder Muskulatur) mit gleichzeitiger Beteiligung von Lymphgefäßen und Lymphknoten.

Obwohl die Mehrzahl der Phlegmonen am Hinterbein auftreten, kann selbstverständlich auch das Vorderbein daran erkranken.

Symptome: Die typische Unterhautphlegmone des Hinterbeines tritt schlagartig auf. Es besteht meist eine hochgradige Stützbeinlahmheit mit hohem Fieber. Im Anfangsstadium ist die Extremität nur mäßig geschwollen, schon nach wenigen Stunden kann die Umfangsvermehrung jedoch besorgniserregende Ausmaße annehmen. In der Gegend des Kniegelenkes ist die Schwellung beetartig abgesetzt. Manchmal treten die entzündeten Lymphgefäße an der Innenseite des Oberschenkels deutlich hervor, und das Pferd zeigt bei deren Betastung deutliche Schmerzhaftigkeit. In der Regel wird im weiteren Verlauf der Erkrankung die Schmerzhaftigkeit und der Lahmheitsgrad schon nach einigen Tagen zurückgehen, die Umfangsvermehrung kann jedoch noch zunehmen. Nach 5–8 Tagen nimmt dann auch die Schwellung ab.

Nur in wenigen ungünstigen Fällen entwickelt sich die Phlegmone zur Blutvergiftung, die unter Kreislaufversagen zum Tode des Pferdes führen kann. Häufiger ist jedoch die Verhär-

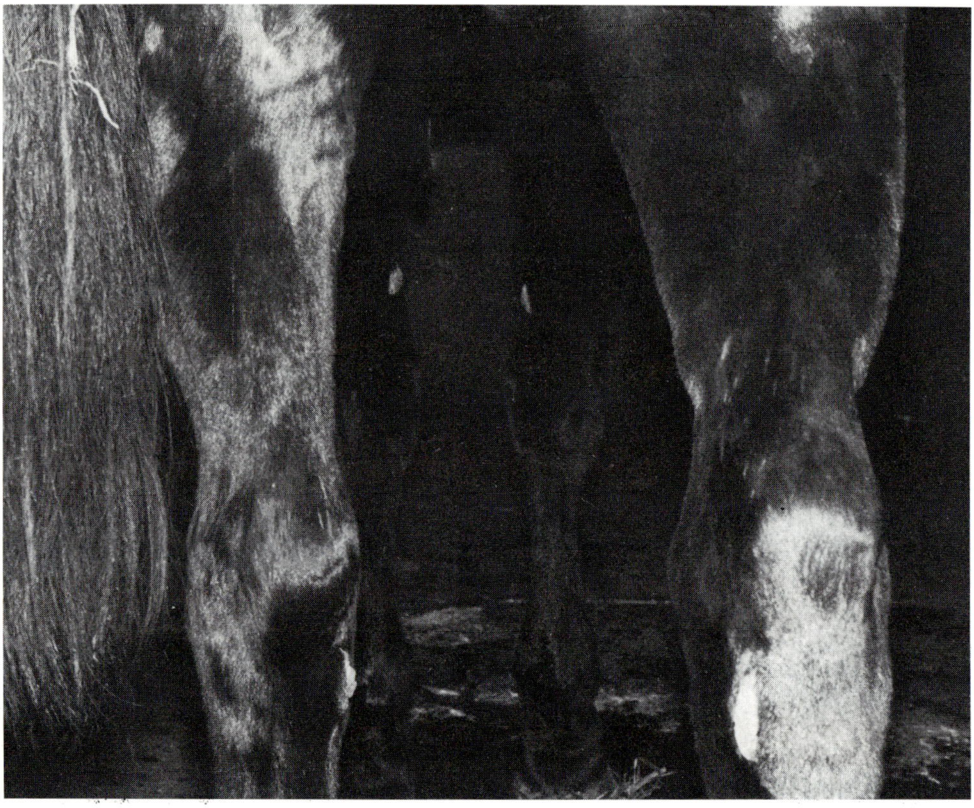

Abb. 85. Phlegmone (Einschuß) am rechten Hinterbein.

tung des Bindegewebes als Folge einer chronisch wiederkehrenden Phlegmone.

Ursache: Meist sind pyogene Bakterien (Staphylokokken oder Streptokokken) die Ursache einer Phlegmone.

Behandlung: Bei gleichzeitig bestehendem Fieber ist eine tierärztliche Behandlung mit Antibiotika unerläßlich. Zusätzlich haben sich Priesnitzumschläge am Anfang der Behandlung bewährt, später kann man auf durchblutungsfördernde Salben übergehen. Da an der Hinterhand die Rückfallneigung besonders groß ist, sollte die Behandlung bis zum völligen Abklingen der Phlegmone durchgeführt werden.

Ödem

Begriff: Ein Ödem entsteht durch Eindringen seröser Flüssigkeit in die Gewebsspalten. Am Pferdebein tritt vorwiegend das Haut- oder Unterhautödem auf. Gemäß seiner Entstehung kann das Ödem in eine entzündliche und nichtentzündliche Art unterteilt werden. Das von einer Entzündung ausgelöste Ödem tritt beim Pferd an der Extremität als Begleitödem bei fast allen Verletzungen auf. Das nichtentzündliche „kalte" Ödem hingegen beobachtet man häufig als Stauungsödem bei Kreislauf- oder Stoffwechselstörungen.

Symptome: Das Ödem ist leicht an seiner teigigen Konsistenz zu erkennen: Fingereindrücke bleiben einige Minuten lang bestehen. Das entzündliche Ödem ist zusätzlich durch vermehrte Wärme gekennzeichnet.

Ursache: Verletzungen, sowohl offene Wunden wie auch stumpfe Traumen, haben am Pferdebein fast immer ein Ödem zur Folge. Offensichtlich wird hierdurch der Mangel an elastischem Bindegewebe ausgeglichen. In Verbindung mit dem vermehrten Austritt seröser Flüssigkeit kommt es zu einer gesteigerten Durchblutung. Durch häufige Ödemrückfälle können die Gewebsspalten dann so weit an Elastizität verlieren, daß schon beim geringsten Anlaß erneut ein Ödem auftritt. Das nichtentzündliche Ödem hat meist innere Ursachen und befällt entweder beide Hinterbeine oder alle vier Extremitäten gleichzeitig. Gängige Ursachen für dieses Ödem sind erhöhter Druck in den Gefäßen oder ein Abfall der Eiweißkonzentration im Blut. Bei vielen Stoffwechselerkrankungen, fieberhaften Infekten, krassem Futterwechsel mit Giftbildung im Darm (auch Rehegefahr) treten Ödeme an allen vier Beinen auf.

Bei älteren Pferden mit einem Elastizi-

Abb. 86. Ödeme an der Vorhand eines Shetlandponys.

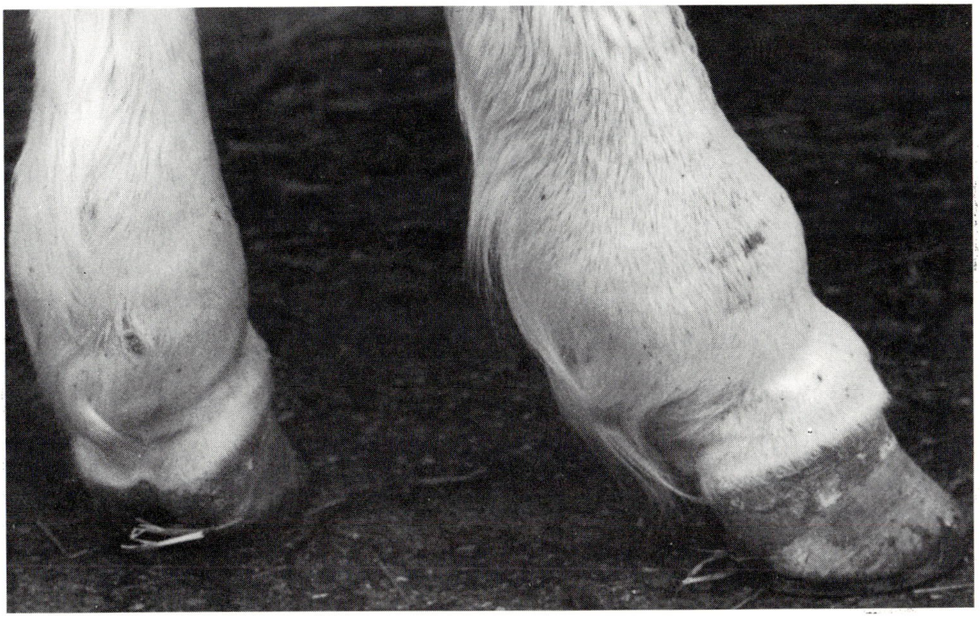

tätsverlust des Bindegewebes sind Stauungsödeme an den Hinterextremitäten und am Schlauch die Regel. Sie verschwinden sofort mit Einsetzen der Bewegung.

Behandlung: Ein gut gepolsterter Verband, der einen gleichmäßigen Druck auf das Ödem ausüben soll, ist bei jeder Ödembehandlung die wichtigste Behandlungsmaßnahme. Feuchte Wärme beschleunigt die Verteilung der Entzündungsprodukte. Handelt es sich um ein nichtentzündliches Ödem, wird schonende Bewegung das Abklingen der Schwellung fördern. Bei chronischen Ödemen kann eine konsequente tierärztliche Behandlung über mehrere Monate angezeigt sein.

Hautkrankheiten am Bein

Mauke

Begriff: Unter Mauke versteht man eine Hautentzündung in der Fesselbeuge.

Ursache: Ständige Feuchtigkeit führt zu einer entzündlichen Reaktion der sehr empfindlichen Haut in der Fesselbeuge: schlechte Einstreu, nasse Weiden, tägliches Abspritzen der Pferdebeine bei gleichzeitigem Scheren der schützenden Fesselhaare. Aber auch bakterielle Verunreinigungen, Milben oder mechanische Läsionen können die Haut schädigen.

Symptome: Nässende, haarlose Stellen werden teilweise durch Borken oder Krusten bedeckt. Die Haut ist teilweise eingerissen, geschwollen und deutlich schmerzhaft. Dennoch gehen die Pferde nur ausnahmsweise lahm. In einigen Fällen hat die Mauke die Tendenz, auch auf die Hufkrone überzugreifen.

Behandlung: Zunächst sollte man sich durch Scheren der Haare in der Fesselbeuge Überblick über die Ausdehnung der Hautkrankheit verschaffen. Ein Verschmieren von Salben in die Haare hat nur wenig therapeutischen Effekt. In leichteren Fällen wird eine mehrmalige Behandlung mit abdeckenden Salben helfen. In fortgeschritteneren Krankheitsfällen ist eine Salbenbehandlung unter Verband durchzuführen. Je nach Art der Mauke wird der Tierarzt Zink- oder Lebertransalben verschreiben, vielfach auch Antibiotika- oder Sulfonamidsalben. Bei besonders hartnäckigen Ekzemen haben sich auch Cortisonsalben gut bewährt.

Raspe

Begriff: Eine Hautentzündung in der Karpalbeuge nennt man Raspe. Sie kommt vor allem bei Pferden des Kaltblutschlages vor.

Ursache: Da an dieser Stelle seltener Feuchtigkeit die Haut schädigt, sind Milben, bakterielle Infektionen oder mechanische Schäden als Krankheitsursache zu nennen.

Symptome: Da meist lange Behaarung die ersten Anfänge nicht erkennen läßt, wird das Ekzem häufig erst im fortgeschrittenen Stadium entdeckt. Die Hautveränderungen ähneln sehr der Mauke.

Behandlung: Auch hier ist das Scheren die wichtigste therapeutische Maßnahme. Die Salbenbehandlung gleicht der Maukebehandlung, wobei eine zusätzliche Milbenbekämpfung, auch ohne Milbennachweis, nicht unterlassen werden sollte. Auf einen Verband muß in der Regel verzichtet werden.

Räude

Begriff: Unter Räude versteht man eine Hauterkrankung, die durch Räudemilben hervorgerufen wird. Da die Chorioptesmilben vorzugsweise die Beine des Pferdes befallen, nennt man diese Krankheit auch Fußräude.

Symptome: Am häufigsten kann man den Milbenbefall an der Innenseite der Hinterextremitäten beobachten, seltener an der Vorhand, manchmal auch an Schweifrübe und in der Umgebung des Afters. Die Haut verändert sich, Schuppenbildung, Haarausfall und starker Juckreiz sind die auffälligsten Symptome. Die mikroskopische Untersuchung eines Hautgeschabsels kann den Verdacht bestätigen. Die Untersuchung ist jedoch nicht selten negativ, da die Milben in der Tiefe der Haut sitzen und mit den abgeschabten Hautteilen nicht erfaßt werden können.

Behandlung: Da die Milben Feuchtigkeit und Wärme lieben, sollten keine Verbände angelegt werden. Vielmehr sind Waschungen mit einem antiparasitären Präparat (gechlorte Kohlenwasserstoffe oder organische Phosphorsäureester) das Mittel der Wahl.

Bandagendruck

Begriff: Zu fest angelegte Bandagen oder Verbände können die Durchblutung der Haut schädigen und führen zum Absterben dieser Hautpartien. Die am meisten betroffenen Stellen sind die Vorderseite der Röhre oder die Rückseite des Mittelfußes.

Symptome: Ein starkes, entzündliches Ödem mit eiternden Wunden und später absterbenden Hautpartien ist deutliches Anzeichen dieses fehlerhaften Bandagierens. Es kann viele Wochen dauern, bis sich wieder eine neue Haut gebildet hat. Stets wachsen jedoch weiße Haare an diesen Druckstellen.

Behandlung: Feuchtwarme desinfizierende Verbände sind im akuten Stadium anzulegen. Später können Umschläge mit Lebertransalbe die Heilung beschleunigen. Vorbeugend gelten folgende Regeln: Bandagen ohne Polsterung sind nur zum Reiten anzulegen und anschließend sofort abzunehmen. Verbände oder Stallbandagen müssen stets gut mit Watte gepolstert werden. Von Laien angelegte Verbände sind am besten täglich zu wechseln. Das Führen der Pferde mit Verbänden ist zu unterlassen.

Erkrankungen der Muskulatur

Kreuzverschlag, Nierenverschlag – Lumbago, Myoglobinurie

Begriff: Unter einem Kreuzverschlag versteht man lähmungsartige Bewegungsstörungen, die ihren Ursprung in einer Stoffwechselentgleisung der Rücken- und Kruppenmuskulatur haben.

Ursache: Kohlehydratreiche Fütterung in Zusammenhang mit einem oder mehreren Ruhetagen sind die häufigste Ursache. Manchmal genügen jedoch schon einige Tage mit unzureichender körperlicher Beanspruchung, um während einer anstrengenden Trainingsarbeit einen Kreuzverschlag auszulösen. Ein hohes Angebot von kohlehydratreichem Futter (= Hafer) führt zu hohem Glycogengehalt der Muskulatur. Eine Mangeldurchblutung der Muskulatur bei gleichzeitiger starker Beanspruchung führt zu einer anaeroben Milchsäurebildung. Diese Übersäuerung der Muskulatur hat einen Zerfall der einzelnen Muskelfasern zur Folge, und Myoglobin wird frei. Dieses Myoglobin wird mit dem Harn ausgeschieden und gibt dem Harn eine rotbraune Farbe.

Symptome: Die Krankheit beginnt in der Regel im ersten Viertel der Trainingsarbeit, häufig nach einem Ruhetag, und macht sich durch Schweißausbruch und zunehmend steifen Gang bemerkbar. Wird das Pferd dennoch zwangsweise weiterbewegt, bricht es schließlich zusammen. Die Krankheit befällt vor allem die Rücken- und Kruppenmuskulatur, die hart und schmerzhaft wird. In seltenen Fällen kann auch die Vorhand von der Myoglobinurie betroffen sein. Der Harn erscheint in vielen Fällen rot bis braun oder schwarz. Dies hat der Krankheit auch den Namen Schwarze Harnwinde eingebracht. Futter- und Wasseraufnahme sind – im Unterschied zur Kolik – nicht gestört.

Behandlung: Selbstverständlich muß zu dieser Krankheit schnellstens ein Tierarzt zugezogen werden. Das vom Kreuzverschlag befallene Pferd sollte in einer geräumigen, gut eingestreuten Box untergebracht werden. Falls der Verschlag im Gelände eintritt, ist der Patient im Schritt heimzubringen. Bereitet dem Pferd auch das Führen große Beschwerden, muß es mit einem Transporter heimgefahren werden. Vergeht bis zum Eintreffen des Tierarztes einige Zeit, so kann man diese Zeit durch sanfte Massage der verspannten Muskulatur und Einreiben mit einer milden alkoholischen Lösung nutzen. Das Eindecken des Pferdes mit einer warmen Decke ist zu empfehlen. Wasser kann dem Pferd reichlich angeboten werden, falls vorhanden, kann dem Wasser Natriumbicarbonat (300 bis 400 g) zugesetzt werden, um die Übersäuerung zu neutralisieren. Auf keinen Fall ist auf tierärztliche Hilfe zu verzichten, da ein Festliegen der Pferde möglichst verhindert werden sollte. Der Tierarzt wird neben schmerzstillenden Injektionen auch neutralisierende Infusionen und Muskelaufbaustoffe verabreichen. Bereits festliegende Pferde sollten zunächst bis zum Eintreffen des Tierarztes ruhig liegen gelassen werden. Auch hier kann schon vor dem Eintreffen des Tierarztes Wasser mit Natriumbicarbonat angeboten werden. Massage mit Alkohol und anschließendes Eindekken kann auch am liegenden Pferd praktiziert werden.

Muskelriß: Riß des Sprunggelenkbeugers – des Musculus fibularis tertius

Begriff: Die Spannsägenkonstruktion des Unterschenkels wird einerseits vom Fersensehnenstrang (Achillessehne) und andererseits von den Beugern des Sprunggelenks, einem Sehnenstrang an der Vorderseite des Unterschenkels, gebildet. Ein Teil dieses Sehnenstrangs ist der schmale, sehnige Muskel fibularis tertius. Dieser Muskel kann bei einem Unfall ganz oder teilweise einreißen.

Ursache: Abgesehen von schweren Schnittverletzungen, bei denen der oberflächliche Muskel direkt durchtrennt wird, ereignet sich der typische Muskelriß beim Ausgleiten des Pferdes – vor allem an der Longe – in Verbindung mit einer starken Überstrekkung des Sprunggelenks.

Symptome: Auch dem ungeübten Laien fällt an dem verletzten Pferd der eigenartig schlenkernde Gang auf: Die betroffene Hinterextremität wird schlotternd und pendelnd vorgeführt. Vom Untersucher kann der Fuß ohne Widerstand des Pferdes fast waagerecht nach hinten gezogen werden. Da die Achillessehne keinen Gegenspieler mehr hat, legt sich am nach hinten gezogenen Bein der Achillessehnenstrang in Wellen.

Behandlung: Eine gezielte Behandlung ist nicht nötig, etwa drei Monate Boxenruhe sind jedoch erforderlich, damit der Muskel wieder durch Bildung von Narbengewebe zusammenwachsen kann. Die Heilungsaussichten sind günstig.

Verletzungen

Mit über 20% stehen Verletzungen an der Spitze aller Erkrankungen des Bewegungsapparates. Unter dem Begriff einer Verletzung versteht man alle Zusammenhangstrennungen der Haut. Die häufigsten Ursachen hierfür sind Angaloppieren, Ballentritte, Kronentritte, Hufschläge, Gabelstiche, Riß-, Schnitt- und Sturzverletzungen. Bei mehr als der Hälfte aller Verletzungen ist die Hinterhand betroffen. Die operative Wundversorgung gehört demnach zu den häufigsten chirurgischen Tätigkeiten des Pferdetierarztes.

Voraussetzung für eine Wundnaht ist:

a) Die Wunde darf nicht älter als 8 Stunden sein.

b) Die Wunde sollte nicht stark verschmutzt sein.

c) Die Wunde sollte ein Mindestausmaß von ca. 2 cm haben.

d) Die Wundränder müssen aneinanderzufügen sein.

Zusätzlich muß der Tierarzt entscheiden, ob die Naht am stehenden Pferd durchgeführt werden kann oder ob hierzu das Pferd abgelegt werden muß. In letzterem Fall muß wiederum entschieden werden, ob das Ablegen an Ort und Stelle geschieht oder ob nach einer provisorischen Wundversorgung das Pferd in eine Klinik überwiesen werden muß. Während auch größere Zusammenhangstrennungen der Haut sehr gut im Stall am stehenden Pferd genäht werden können, müssen manche Verletzungen wie Pfählungen, weil die Pferde nicht

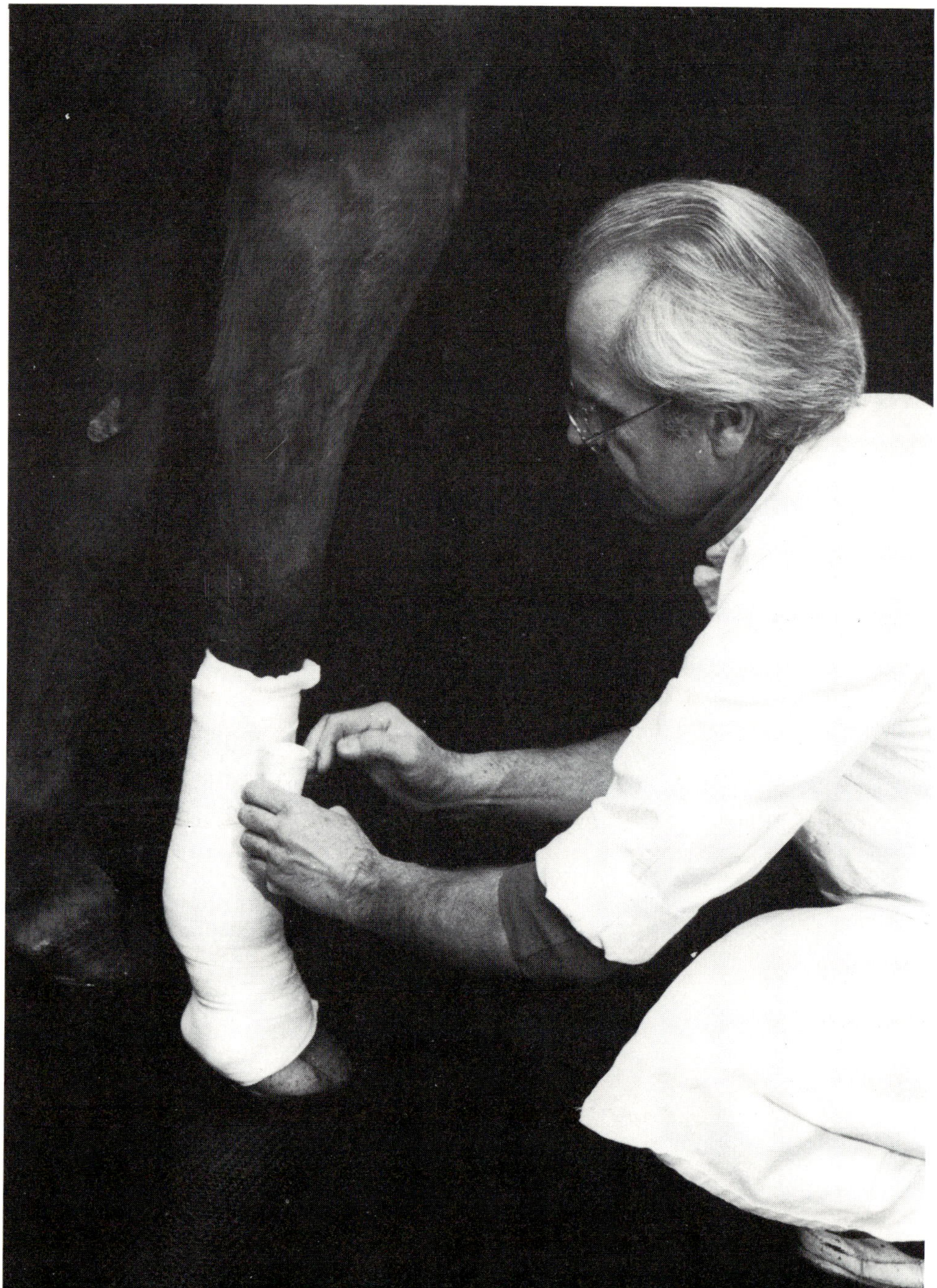

a

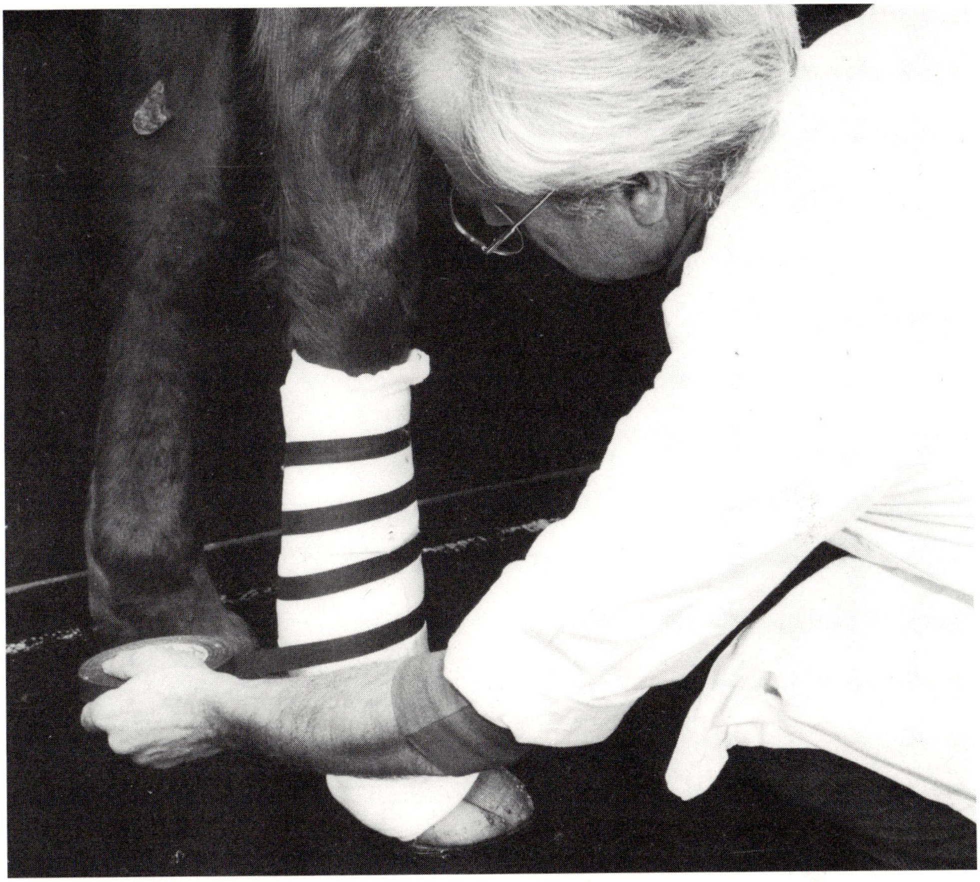

Abb. 87. Gliedmaßenverbände müssen sehr sorgfältig angelegt werden, damit sie durch die Bewegungen des Patienten nicht verrutschen und evtl. die Durchblutung behindern. Jeder hohe Gliedmaßenverband besteht aus zwei „Etagen“. Die erste Stufe umfaßt die Zehengelenke und das Röhrbein. Die Gliedmaße werden zuerst mit einer dicken Lage Watte umhüllt und dann mit einer Mullbinde verbunden (a). Eine elastische Bandage und ein Klebeband, dessen Touren sich nicht überschneiden dürfen, sorgen für den guten Sitz des Verbandes (b). Zum Schutz des Erbsbeins wird links und rechts je eine Mullbinde angelegt (c). Danach wird die zweite Stufe des hohen Verbandes angelegt (d–f).

b

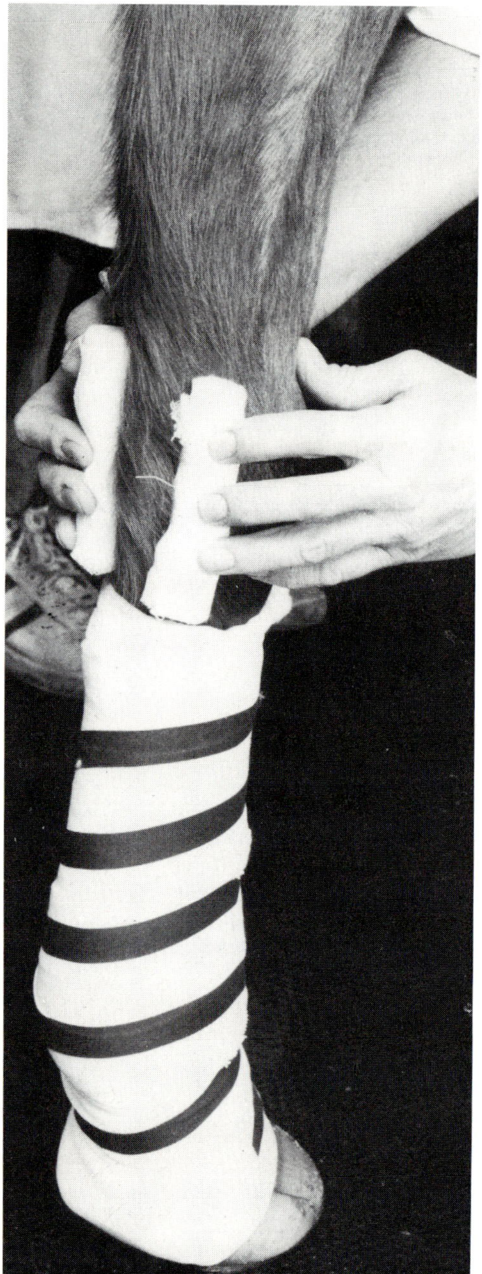

c

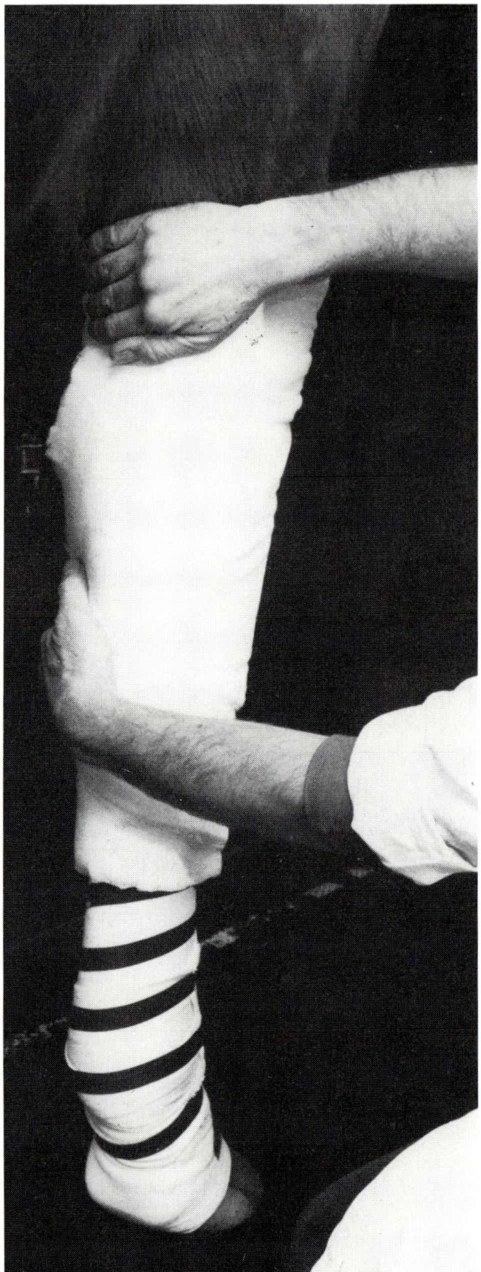

d

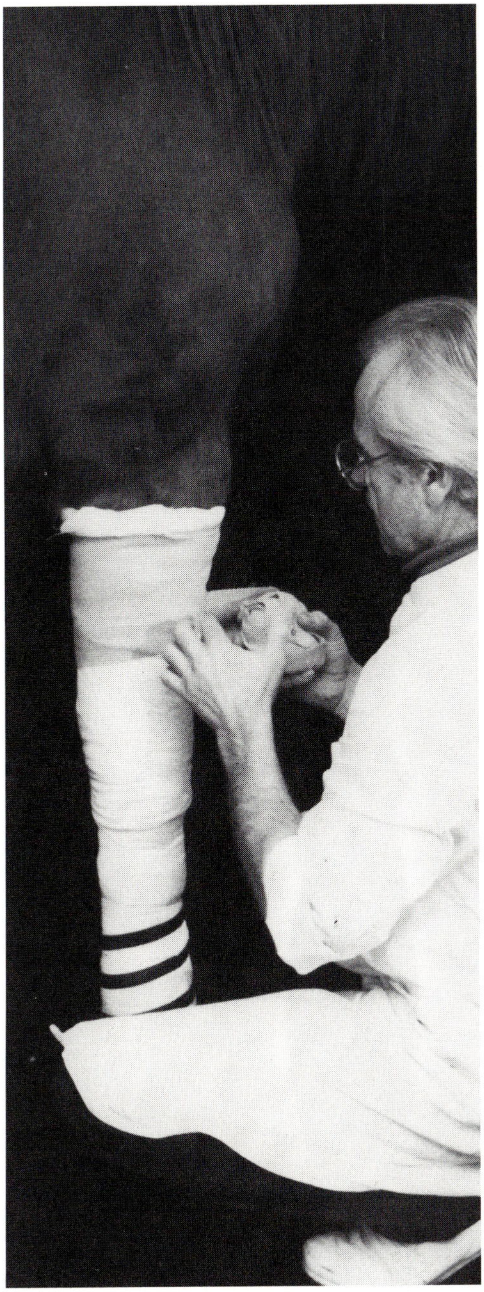

e

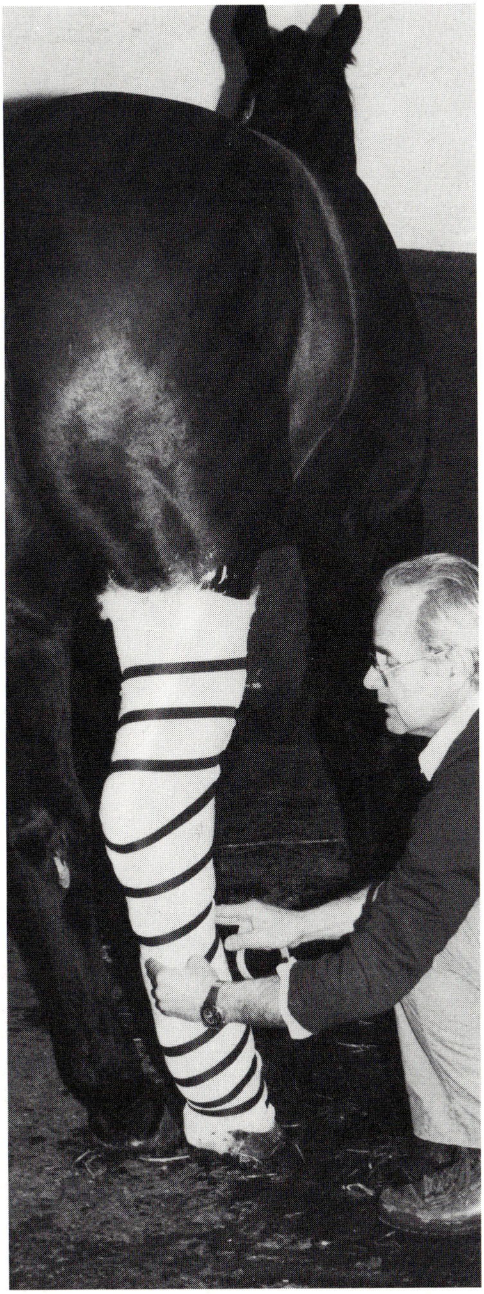

f

transportfähig sind, an Ort und Stelle am abgelegten Pferd behandelt werden. Andere Verletzungen mit Zusammenhangstrennungen der Muskeln und (oder) Sehnen sollten besser in einer Klinik unter sterilen Bedingungen operativ versorgt werden.

Wundversorgung an Ort und Stelle

Naht im Stehen: Der Laie sollte dem Tierarzt bei operativen Eingriffen nicht nur hilfreich zur Hand gehen, sondern bis zum Eintreffen des Tierarztes auch die nötigen Vorbereitungen hierzu treffen. Das verletzte Pferd sollte so untergebracht werden, daß keine zusätzliche Verschmutzung der Wunde zustande kommt, das heißt, Pferde mit Verletzungen an den Beinen sollten am besten auf der Stallgasse angebunden bleiben. Die Wunde ist mit einer sterilen Gaze abzudecken, stark blutende Wunden sind mit einem Druckverband zu versehen. Die Wunde selbst darf nicht mit Sprays, Puder oder Salben behandelt werden. Ferner sollte der Pferdebesitzer, falls der Stall nicht sehr hell ist, für eine gute Lichtquelle sorgen. Da meist nicht bekannt ist, ob die Pferde gegen Wundstarrkrampf geimpft sind, sollte man auf dem Impfpaß nachsehen oder anderweitig Auskunft darüber einzuholen versuchen, damit eventuell eine vorbeugende Impfung durchgeführt werden kann.

Naht am abgelegten Pferd: Ist eine chirurgische Wundversorgung wegen des Ausmaßes oder der Lokalisation der Verletzung am stehenden Pferd nicht möglich, so muß das Pferd abgelegt werden. Hierzu müssen allerdings einige Helfer zur Verfügung stehen. Am besten eignet sich für eine derartige Notoperation eine Wiese als „Operationsbett". Sie ist relativ keimarm, es ist ausreichend Platz zum Ablegen des Pferdes und auch zum Aufstehen hat das Pferd genug Bewegungsfreiheit. Steht aus irgendwelchen Gründen keine Wiese zur Verfügung, so muß eine geräumige Box oder die Stallgasse zum Ablegen des Pferdes mit einer genügenden Anzahl von Strohballen gepolstert werden. Zum Aufstehen müssen alle Kanten und Ecken, an denen sich das noch torkelnde Pferd verletzen könnte, gut verdeckt werden.

Überweisung in eine Klinik

Besteht neben der oberflächlichen Hautverletzung noch eine weitgehende Verletzung in der Tiefe, wie Zusammenhangstrennungen von Sehnen, umfangreiche Muskelbeschädigungen oder Läsionen von großen Blutgefäßen, so empfiehlt es sich, das Pferd in die nächste Tierklinik zu überweisen. Ohne Applikation von Sprays, Puder oder Salben ist die Verletzung soweit als möglich mit sterilem Verbandsmaterial abzudecken, und ein gut gepolsterter, dicker Druckverband

Abb. 88. Ähnlich wie bei Gliedmaßenverbänden verfährt man auch bei Hufverbänden: Zunächst wird eine Lage Watte mit Mullbinden am Huf fixiert (a–c). Zum Schutz des so eingebundenen Hufes wird darüber ein Sackleinenwandverband angelegt, der mit Strohbändern oder einem Tesaband fixiert wird (d–g).

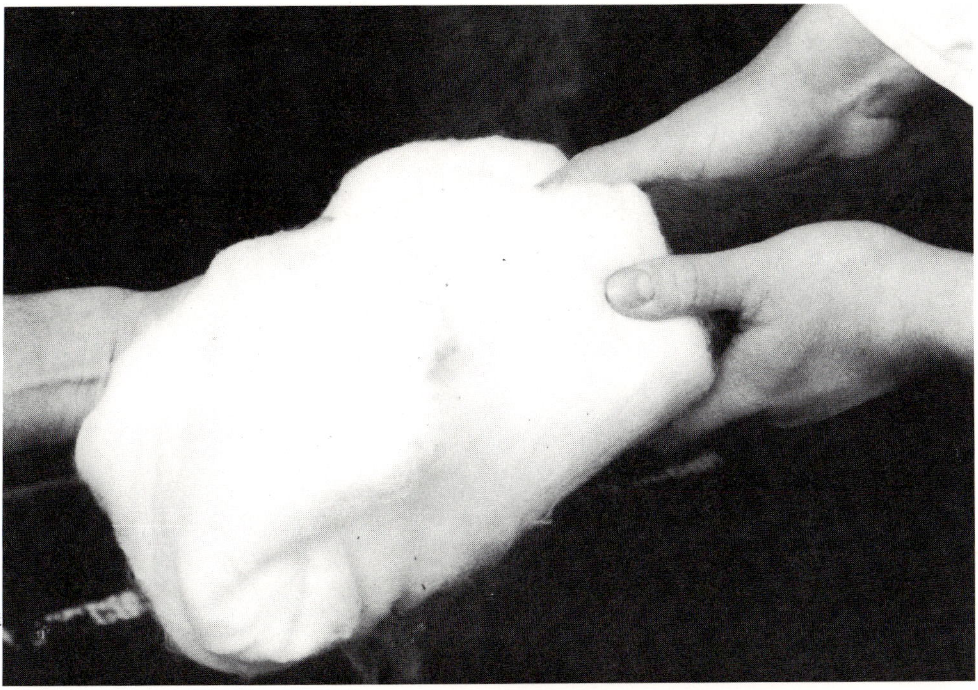

a ▲ b ▼

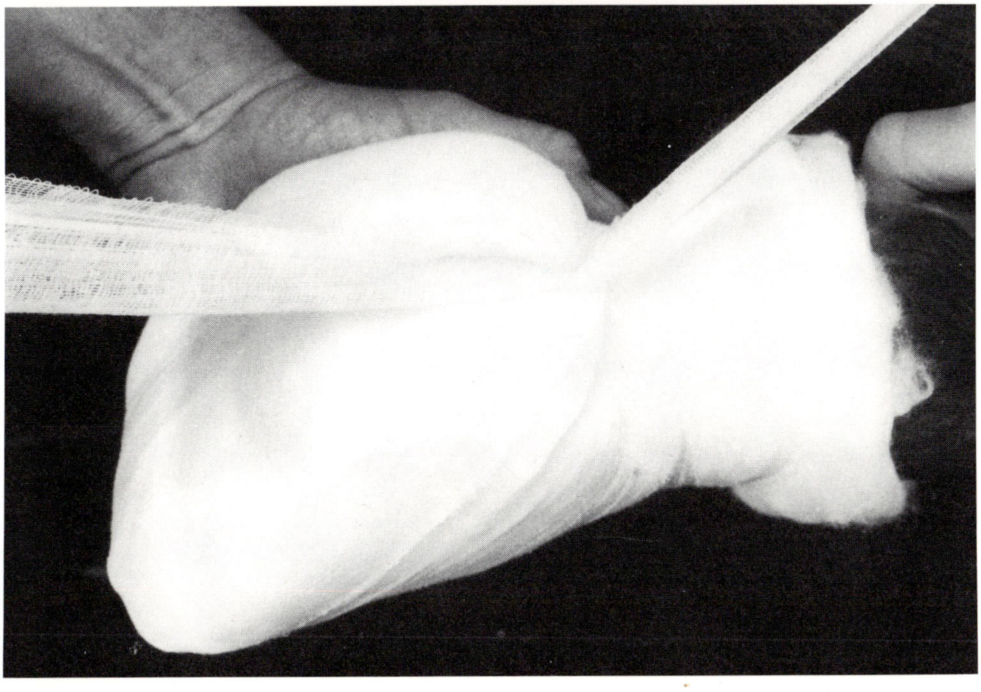

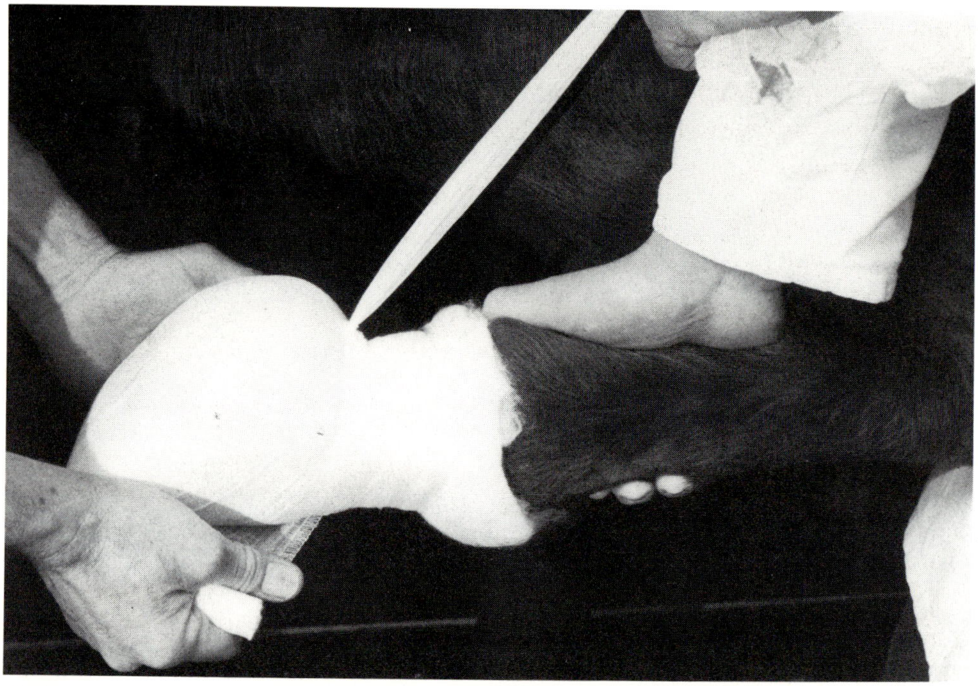

c ▲

d ▼

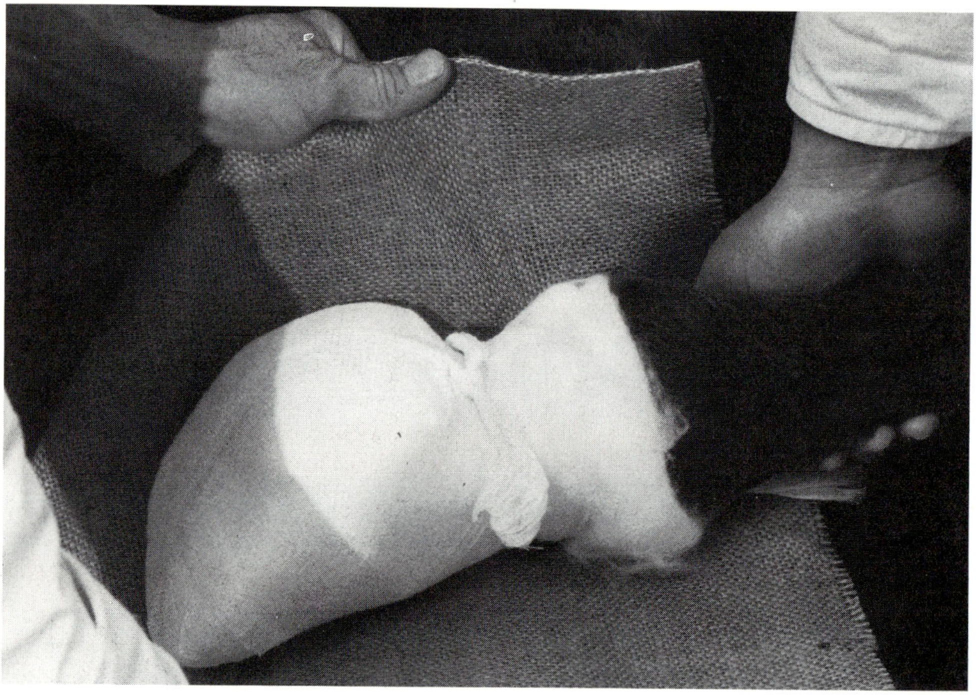

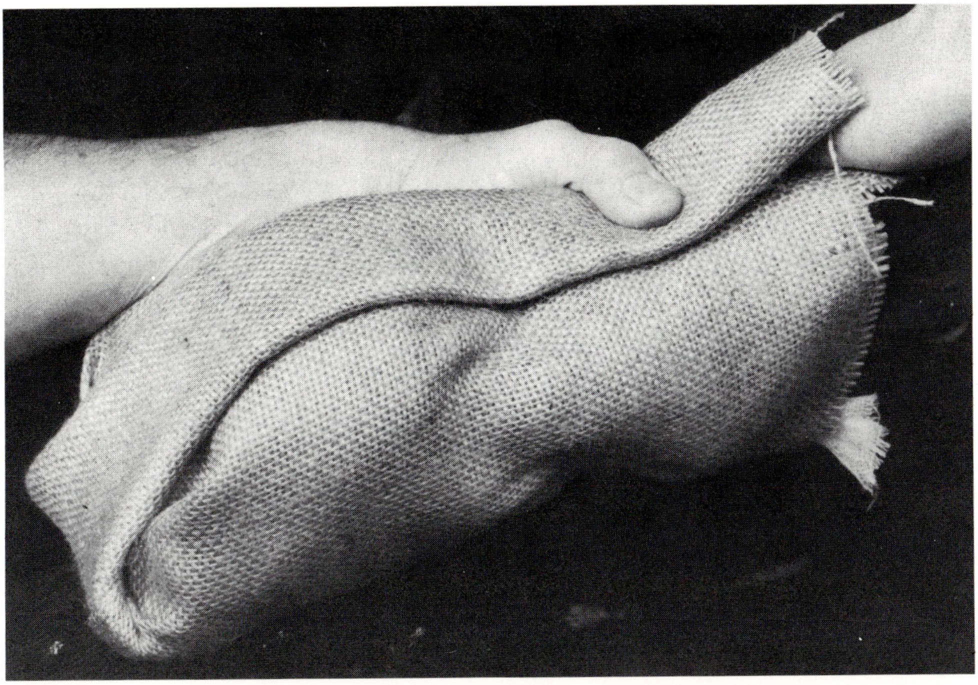

e ▲ f ▼

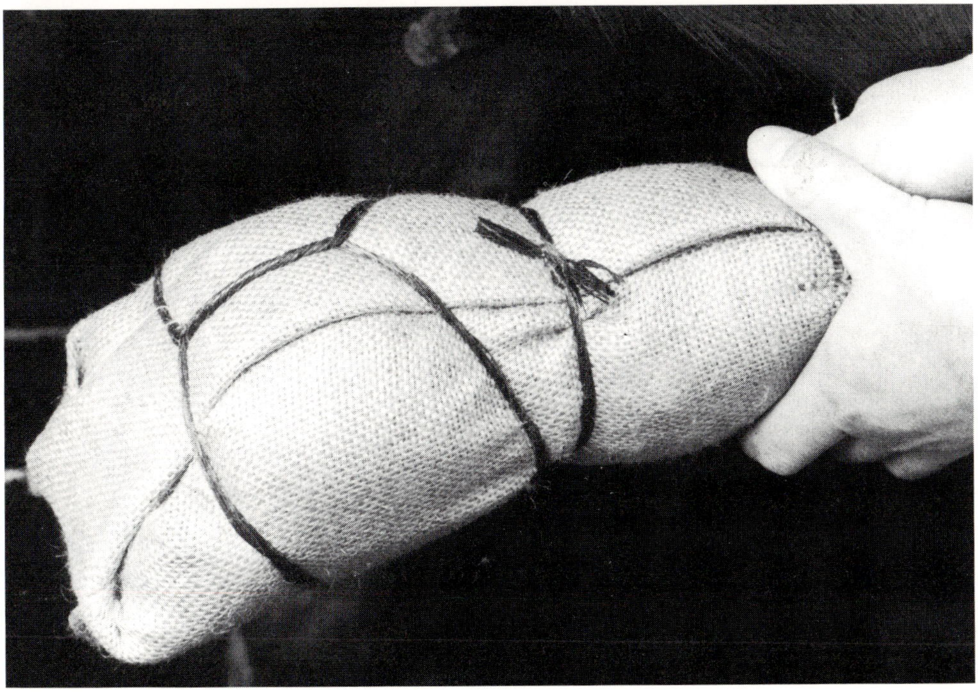

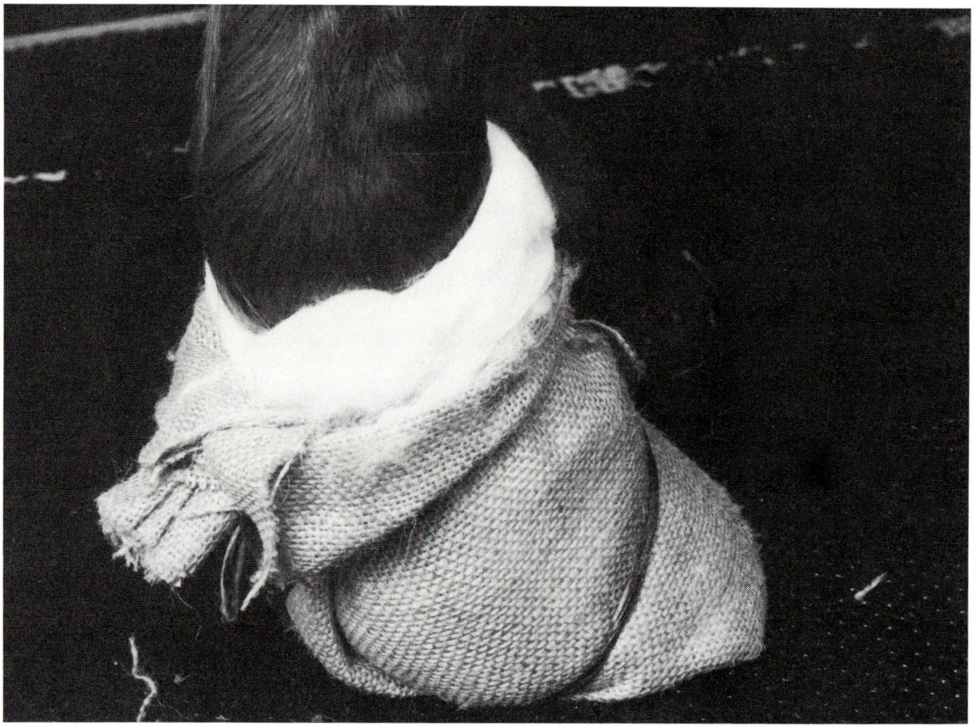

g

ist anzulegen. Möglichst sollten für den Transport keine Staubinden (Schnüre, Gummischläuche etc.) angelegt werden. Bei Frakturverdacht muß die Extremität gut geschient werden, hierzu ist jedoch unbedingt ein Tierarzt zuzuziehen.

Wundversorgung ohne Naht

Ist die Wunde bereits älter als 8 Stunden, erscheint sie stark verschmutzt oder sind die Wundränder so stark ausgefranst, daß eine Naht gar nicht möglich ist, so muß eine offene Wundbehandlung durchgeführt werden, die man jedoch unbedingt vom Tierarzt durchführen lassen sollte. Als Erste Hilfe gilt folgende Maßnahme: Nach einer gründlichen Reinigung der Wunde mit physiologischer Kochsalzlösung oder einer Rivanol- oder Entozonlösung ist ein feuchter Desinfektionsverband anzulegen, der alle 2–3 Stunden mit Rivanol- oder Entozonlösung angegossen werden soll. Nach Abklingen der starken Sekretion, meist nach 4–5 Tagen, kann man auf granulationsfördernde Salben übergehen, z. B. Lebertransalben. Stets bleibt die Wunde jedoch unter Verband.

Nicht selten kommt es zur Bildung von „wildem Fleisch“, auch hier muß erneut tierärztlicher Rat eingeholt werden. Meist können leicht ätzende Salben, Puder oder Stifte die Wucherung eindämmen.

Pferdezucht

Die gesunde Zuchtstute – der gesunde Deckhengst

Sowohl bei den weiblichen wie auch bei den männlichen Geschlechtsorganen unterscheidet man keimbereitende, keimleitende und keimaufbewahrende Organe: keimbereitend sind bei der Stute die Eierstöcke und beim Hengst die Hoden, keimleitend beim weiblichen Tier die Eileiter und die Gebärmutter, beim männlichen Tier hingegen die Nebenhoden, die Samenleiter und die Harnröhre. Die Nebenhoden haben zugleich eine keimaufbewahrende Funktion, wie die Gebärmutter bei der Stute ebenfalls diese zweite Funktion aufweist. Zu den weiblichen Begattungsorganen gehören ferner Scheide, Scheidenvorhof und Scham, während beim Hengst noch der Penis hinzuzuzählen ist.

Die einzelnen Geschlechtsorgane bei der Stute: *Eierstöcke (Ovarien):* In den rundlich-ovalen Eierstöcken werden die Eizellen gebildet, die in den Follikeln heranreifen. Unter dem Einfluß bestimmter Hormone wächst der Follikel bis zum Follikelsprung heran. Durch Platzen des Follikels wird das Ei frei. Der im Ovar entstandene Hohlraum wird mit einem „Gelbkörper" ausgefüllt. Hier wird das Hormon Progesteron gebildet, das den heranwachsenden Embryo schützt.

Eileiter (Tuba uteri): Über die trichterförmige Öffnung des Eileiters gelangt die freigewordene Eizelle in den Eileiter, wo es zur Befruchtung kommt. 8–10 Tage dauert dann die Wanderung des befruchteten Eies in die Gebärmutter.

Gebärmutter (Uterus): In der Gebärmutter nistet sich schließlich der Embryo ein und wächst dort bis zum Geburtstermin heran. Zur Scheide bleibt die Gebärmutter durch den Muttermund (Zervix) verschlossen.

Scheide (Vagina): Der längliche, mit Schleimhaut ausgekleidete Hohlraum dient in erster Linie zur Aufnahme des Penis. Zwischen Scheide und Scheidenvorhof befindet sich als Grenze der Hymenalring.

Scheidenvorhof (Vestibulum vaginae): In den Scheidenvorhof mündet auch die Harnröhre der Stute. Eingelagerte Drüsen sorgen für die nötige Feuchtigkeit bei der Begattung.

Scham (Vulva): Die Schamlippen bilden den Verschluß der Geschlechtsorgane. Gleichzeitig weisen sie jedoch bei der Geburt eine große Dehnungsfähigkeit auf. Im unteren Schamwinkel sitzt der Kitzler, der entwicklungsgeschichtlich dem Penis entspricht.

Die einzelnen Geschlechtsorgane des Hengstes:

Hoden (Testis): In den im Hodensack liegenden Hoden findet die Produktion des Samens statt. Die Reifung der Samenzellen dauert etwa 6 Wochen.

Nebenhoden (Epididymis): Hier erfolgt ein weiterer Reifungsprozeß und die Aufbewahrung der fertigen Samenzellen.

Samenleiter (Ductus deferens): Vom Ende des Nebenhodens bis zum Anfang der Harnröhre erfolgt der Weitertransport des Samens im Samenleiter. Akzessorische Geschlechtsdrüsen liefern schleimiges Sekret, welches die Bewegung der Samenzellen fördert und als Transportmittel dient.

Glied (Penis): Der Penis ist Begattungsorgan. Er besteht aus Peniskörper und Eichel. Paarig angelegte Schwellkörper sorgen für die Erektion des Organs zur Begattung.

Fortpflanzung und Trächtigkeit

Fortpflanzung

Die hormonelle Aktivität der Hypophyse (Hirnanhangdrüse) und der Ovarien (Eierstöcke) ist jahreszeitlichen Schwankungen unterworfen: In der ersten Jahreshälfte (Frühjahr) zeigt sich die Rosse am ausgeprägtesten, in der winterlichen Jahreszeit hingegen ruht die Rosse entweder ganz oder ist deutlich reduziert. Stark stimulierend auf das hormonelle Geschehen wirken Sonnenschein und Weidegang.

Am Brunstzyklus unterscheidet man die Brunst (Östrus) von der Zeit zwischen der Brunst (Diöstrus). Die Brunst dauert im Durchschnitt 5 Tage; in dieser Zeit wachsen mehrere Follikel heran, wobei einer wesentlich größer als die anderen wird (ca. 4–5 cm). Das im Follikel gereifte Ei wird nach dem Platzen der Blase frei und gelangt in den Eileiter, wo es vom Samen befruchtet wird. Wird die Stute nicht innerhalb von 24 Stunden nach dem Eisprung bedeckt und befruchtet, so stirbt das Ei ab. Das befruchtete Ei setzt seine Wanderung zur Gebärmutter fort, um sich dort einzunisten.

Der Diöstrus dauert im Durchschnitt 17 Tage (Zeit vom Ende der letzten Brunst bis zum Anfang der nächsten). Für den Züchter ist die Bestimmung des richtigen Zeitpunkts für die Bedeckung von größter Bedeutung. Grundsätzlich sollte der Hengst möglichst nahe am Zeitpunkt des Eisprungs besamen. Die Bedeckung sollte deshalb 24–48 Stunden, bevor die Stute ovuliert, erfolgen. Das heißt für den Züchter, daß er bei jeder Stute die individuelle Dauer der Brunst kennen sollte: Bei einer durchschnittlichen Brunstdauer von 5 Tagen muß die Stute am 3. und 4. Tag der Brunst gedeckt werden (günstigster Deckzeitpunkt im dritten bis vierten Fünftel der Gesamtrossedauer).

Symptome der Brunst: Zwar sind die Symptome der Brunst bei der Stute immer die gleichen, jedoch können sie sehr unterschiedlich ausgeprägt sein:

Bei direktem Kontakt mit einem Hengst steht die Stute mit leicht gespreizten Beinen, hebt den Schweif leicht nach oben und zur Seite, sie öffnet leicht die Schamlippen und sondert schleimiges Sekret ab. Das Ende der Brunst erkennt man an der Ablehnung des Hengstes sowie an einer dichtgeschlossenen und trockenen Scham.

Dauer der Rosse: 5 Tage (im Frühjahr häufig länger, im Sommer auch kürzer)

Fohlenrosse (1. Rosse nach der Geburt): 9. (7.–9.) Tag

Geschlechtsreife: 10.–18. Lebensmonat

Zuchtreife: 3.–5. Jahr

Trächtigkeit

Das erste Anzeichen einer Trächtigkeit ist das Ausbleiben der Rosse. Es gibt jedoch Fälle, bei denen die Stute trotz Trächtigkeit roßt. Deshalb ist eine tierärztliche Untersuchung stets angezeigt, zumal auch das mehrmalige Ausbleiben der Rosse kein sicherer Beweis für das Vorliegen einer Trächtigkeit ist. Durch eine rektale Untersuchung kann vom Tierarzt etwa ab dem 19. Tag nach der letzten Bedeckung eine eventuelle Trächtigkeit festgestellt werden. Mit einer Ultraschallun-

Abb. 89. Rektale Untersuchung zur Feststellung der Trächtigkeit.

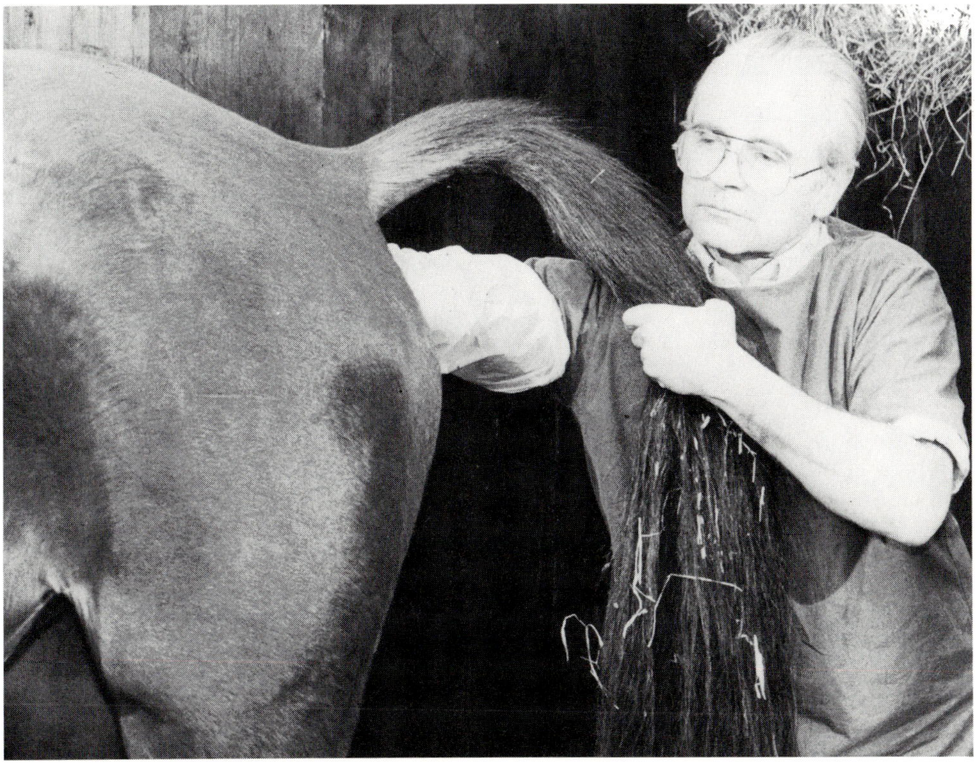

tersuchung ist dies bereits ab dem 12. Trächtigkeitstag möglich. Das vielgehegte Vorurteil, eine Betastung der tragenden Gebärmutter sei für das heranwachsende Leben gefährlich, ist falsch. Besonders für das Erkennen einer Resorption der Frucht (Rückbildung) leistet die rektale Untersuchung wertvolle Dienste. Auch durch Laboruntersuchungen kann eine Trächtigkeit diagnostiziert werden: Der Nachweis des Hormones PMSG (Pregnant mare serum gonadotropine) ist heute das übliche Untersuchungsverfahren. Allerdings können auch mit dieser Methode Fehler nie ganz ausgeschlossen werden. Da in den ersten drei Trächtigkeitsmonaten die Fruchtresorption möglich ist, sollte die tragende Stute im dritten Monat nochmals nachuntersucht werden.

Haltung und Fütterung der tragenden Stute

Eine gesunde und robuste Haltung ist für tragende Stuten noch wichtiger als für andere Pferde: Ganztägiger Weidegang bei jedem Wetter (im Sommer wie im Winter) ist die beste Art, eine tragende Stute zu halten. In der ersten Hälfte der Trächtigkeit kann die Stute jedoch auch reiterlich belastet werden. Mit zunehmendem Bauchumfang müssen hier Abstriche gemacht werden.

Für die Fütterung gilt die Regel: lieber zu wenig als zu viel!

Aus der unten stehenden Tabelle ist die Bedeutung der hohen Rohproteinfütterung bei gleichzeitig niedrigem verdaulichem Energieangebot zu erkennen.

Einen besonders wichtigen Einfluß auf das gesamte Zuchtgeschehen haben die Vitamine A und E. Orale Gaben von täglich 90 000 I.E. Vitamin A und 90 I.E. Vitamin E fördern sowohl die Fruchtbarkeit wie auch die Entwicklung der im Uterus heranwachsenden Frucht.

Die Mengenelemente Calcium, Phosphor, Magnesium und Natrium müssen ebenfalls im Futterangebot in vermehrtem Maß berücksichtigt werden: Eine hochtragende Stute mit einem durchschnittlichen Körpergewicht von etwa 550 kg benötigt

Als Richtlinie kann nachfolgende Tabelle gelten: Stute 500 kg

		niedertragend	hochtragend	laktierend
pro Tag:	Wiesenheu	6 kg	5 kg	5–6 kg
	Luzernegrünmehl	1 kg	1 kg	1 kg
	Möhren	–	2 kg	–
	Hafer	–	–	5 kg
	Mischfutter zum Haferersatz	1,5 kg	3 kg	7 kg
	Mischfutter zur Haferergänzung	–	–	1,5 kg
	verd. Energie (Mcal)	16	20	27–28
	verd. Rohprotein (g)	550	600–650	1050

(nach Loewe/Meyer, „Pferdezucht und Pferdefütterung")

Calcium	35 g pro Tag
Phosphor	24 g pro Tag
Magnesium	8 g pro Tag
Natrium	15 g pro Tag

In der Laktation erhöht sich der Bedarf auf

Calcium	50 g pro Tag
Phosphor	35 g pro Tag
Magnesium	10 g pro Tag
Natrium	15 g pro Tag

Künstliche Besamung

Im Vergleich zu anderen Haustieren, die während der Domestikation in fast allen Lebensvorgängen sehr einseitig selektiert wurden, haben wir im Pferd ein in bezug auf das Geschlechtsleben noch wenig beeinflußtes Haustier. Dennoch hat die besonders bei Rennpferden sehr einseitige Leistungszucht den Pferdezüchter dazu gezwungen, dem Fortpflanzungsgeschehen besondere Aufmerksamkeit zu widmen.

Obwohl bei anderen Haustieren wie z. B. beim Rind die künstliche Besamung zur tierärztlichen Routine gehört, konnte sich diese Fortpflanzungsmethode bisher beim Pferd nicht durchsetzen. Vor allem biologische Gründe, aber auch Bedenken der Zuchtverbände waren Hindernisse, die bisher noch nicht zur Gänze überwunden werden konnten. Die Vorteile der künstlichen Besamung sind jedoch so offensichtlich, daß man ihr mit Sicherheit eine zunehmende Bedeutung voraussagen kann.

Grundsätzlich sind zwei Arten der künstlichen Samenübertragung zu unterscheiden:

Besamung mit Frischsperma

Der mit Hilfe einer künstlichen Scheide aufgefangene Samen wird anschließend ganz oder portioniert einer oder mehreren rossigen Stuten injiziert.

Der Vorteil dieser Samenübertragung liegt darin, daß mit einem Ejakulat mehrere Stuten besamt werden können. Stark überlastete Hengste können so geschont werden, bzw. wertvolle Hengste können mehr Stuten annehmen. Gleichzeitig kann die Übertragung von Infektionen gemindert werden. Stuten mit anatomischen Schwierigkeiten oder mit Scheidenverletzungen können dennoch besamt werden.

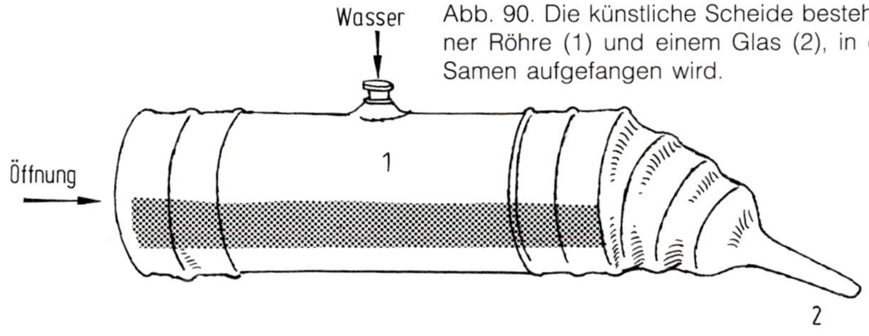

Abb. 90. Die künstliche Scheide besteht aus einer Röhre (1) und einem Glas (2), in dem der Samen aufgefangen wird.

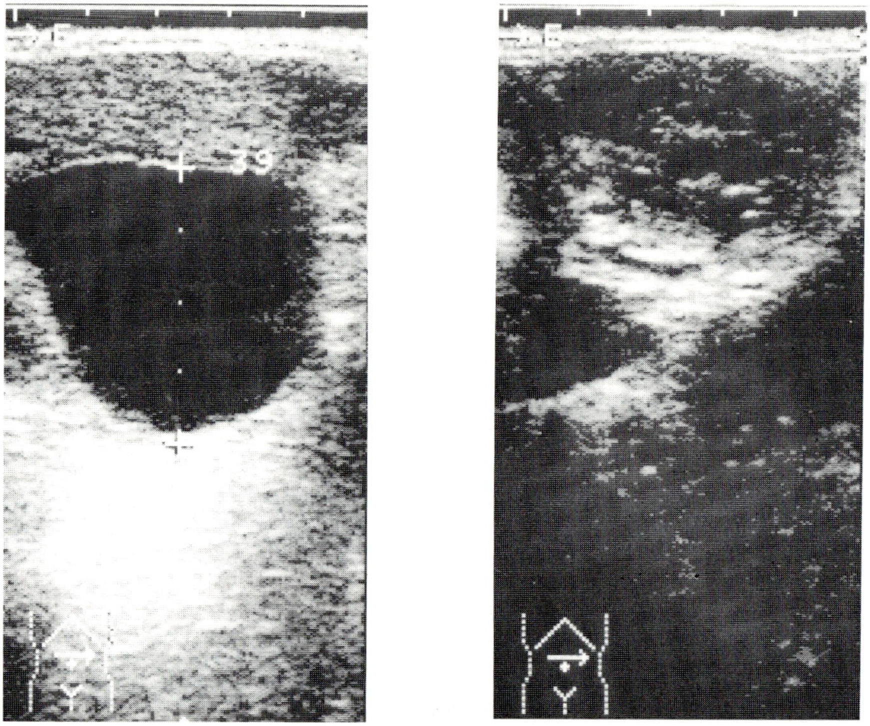

Abb. 91. Die Methode der Ultraschall-Untersuchung hat die künstliche Besamung wesentlich erleichtert. Die Abbildung links zeigt einen großen reifen Follikel im Eierstock, der Eisprung steht unmittelbar bevor. Jetzt ist der richtige Zeitpunkt für die Besamung. Rechts ist der Hohlraum des Follikels mit vielen weißen Flekken gefüllt; der Eisprung ist erfolgt, der Follikel mit Blutgerinnseln ausgefüllt.

Besamung mit Tiefgefriersperma

Zur Konservierung des Samens wird das Ejakulat in flüssigem Stickstoff bei −196 °C tiefgefroren. Der so haltbar gemachte Samen ist jahrelang befruchtungsfähig, jedoch ist nicht jeder Hengstsamen zur Tiefgefrierung geeignet. Einmal aufgetaut ist der Samen nicht mehr lange haltbar.

Ein großer Vorteil des tiefgefrorenen Spermas ist die Möglichkeit, Samenbanken anlegen zu können. Auch die internationale oder interkontinentale Samenverschickung eröffnet der Pferdezucht neue Dimensionen.

Embryotransfer

Unter Embryotransfer versteht man die Übertragung eines Embryos von der Gebärmutter der befruchteten Spenderstute auf die Gebärmutter einer anderen Stute, die die Frucht austragen soll.

Auch hier stellen sich der Wissen-

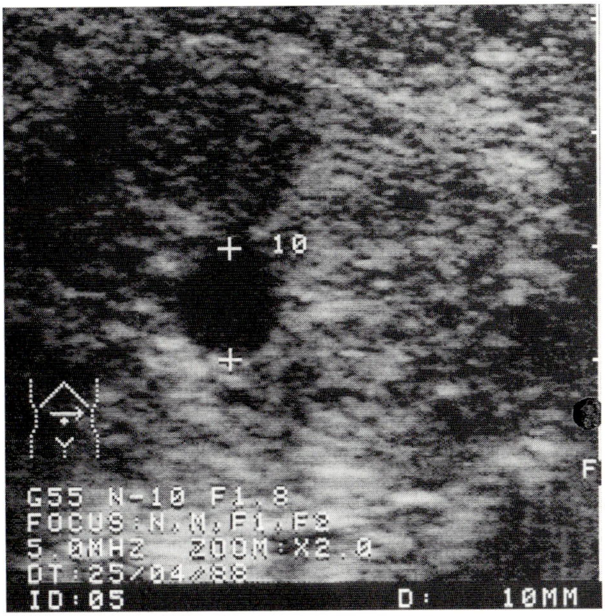

Abb. 92. Ultraschall bei der Trächtigkeitsuntersuchung: Bereits 12 Tage nach der Befruchtung erkennt man in der Gebärmutter ein ca. 10 mm großes Bläschen. Das untere Bläschen, 15 Tage nach der Befruchtung, hat bereits einen Durchmesser von ca. 21 mm. In dieser Keimblase wächst der Embryo heran, er ist noch nicht mit der Gebärmutterwand verwachsen.

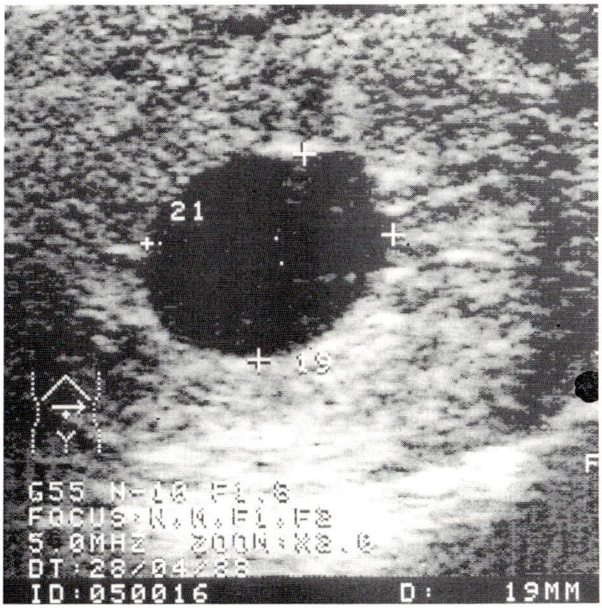

schaft am Pferd größere Probleme in den Weg als in der Rinderzucht. Beim Pferd nämlich werden pro Rosse nur 1–2 Eizellen zur Befruchtung frei. Beim Rind hingegen gibt es die sogenannte Superovulation, es werden pro Spenderkuh oft mehr als 10 Eizellen frei. Somit werden beim Pferd in der Regel nur 1–2 Eier befruchtet, die es aus der Gebärmutter herauszuspülen und zu übertragen gilt. Der große Vorteil des Embryotransfers wäre die größere Zahl von Nachkommen einer einzigen wertvollen Stute. Ähnlich wie Sperma können die Keimlinge auch tiefgefroren werden. Ein interkontinentaler Versand zum Zweck einer späteren Implantation könnte die Verbreitung wertvoller Renn- und Reitpferde fördern. Allerdings bedarf der Embryotransfer beim Pferd noch wesentlicher Fortschritte bis zur Praxisreife.

Geburt und Aufzucht

Geburt

Die Trächtigkeit dauert 320–355 Tage. Geburtsauslösende Mechanismen beenden die Gravidität: Sowohl Hormone der Mutter wie auch Hormone des Fohlens leiten die Geburt ein.

Zeitpunkt der Geburt: 90% aller Fohlen kommen zwischen 19 und 7 Uhr zur Welt. Diesen nächtlichen Zeitpunkt hat das Hauspferd von seinen wilden Vorfahren geerbt, da in den ersten Stunden nach der Geburt das neugeborene Fohlen eine leichte Beute für allerlei Raubtiere ist. Schon bei Tagesanbruch jedoch kann es sich bereits durch Flucht vor den Feinden schützen.

Anzeichen einer unmittelbar bevorstehenden Geburt: Der zunehmende Leibesumfang einer hochtragenden Stute wird am Ende der Trächtigkeit durch Ödeme am Unterbauch vergrößert. Von hinten betrachtet hat der Bauch im Querschnitt ein birnenförmiges Aussehen. Das Euter vergrößert sich in den letzten Wochen vor der Geburt deutlich. Auch hier entwickelt sich ein Ödem. An den Zitzen sind harzförmige Tropfen zu beobachten, die den Anfang der Euterfunktion signalisieren. Kurz vor der Geburt kann auch bereits aus dem prallgefüllten Euter Milch abfließen. Das Aussehen der Schamlippen verändert sich ebenfalls, sie erscheinen geschwollen und gut durchblutet. Das Einsinken der Beckenbänder kann beim Pferd aufgrund des meist sehr guten Fütterungszustandes in der Regel nicht erkannt werden.

Geburtsvorgang: Leichte, kolikähnliche Unruhe kennzeichnen die erste Wehenphase. Rhythmisches Zusammenziehen der Gebärmuttermuskulatur leitet die Geburt ein. Durch das Reißen der Wasserblase fließt über den geöffneten Muttermund der flüssige Inhalt nach außen ab. Die zweite Wehenphase heißt auch Austreibungsphase, weil in diesem Abschnitt das Fohlen im Zusammenspiel der Bauchmuskulatur mit der Gebärmuttermuskulatur ausgetrieben wird. 95%

aller Stuten bringen das Fohlen liegend zur Welt. Im Durchschnitt dauert die Austreibungsphase 20 Minuten. In dieser Zeit kann die Stute wiederholt aufstehen und sich wieder hinlegen.

Die dritte Wehenphase bewirkt den Abgang der Nachgeburt, die Plazenta (Mutterkuchen) und die Amnionhaut (Hülle des Fohlens) werden ausgetrieben. Bei einer normalen Geburt sollten bis zum Abgehen der Nachgeburt nicht mehr als 1–2 Stunden verstreichen, im Idealfall vergehen etwa 30 Minuten.

Abb. 93. Lage des Fohlens unmittelbar vor der Geburt: Das Fohlen liegt halb seitlich in Vorderendlage (oben); mit den ersten Wehen wird es aufgerichtet, so daß der Rücken des Fohlens zum Rücken der Mutter zeigt (unten, obere Stellung).

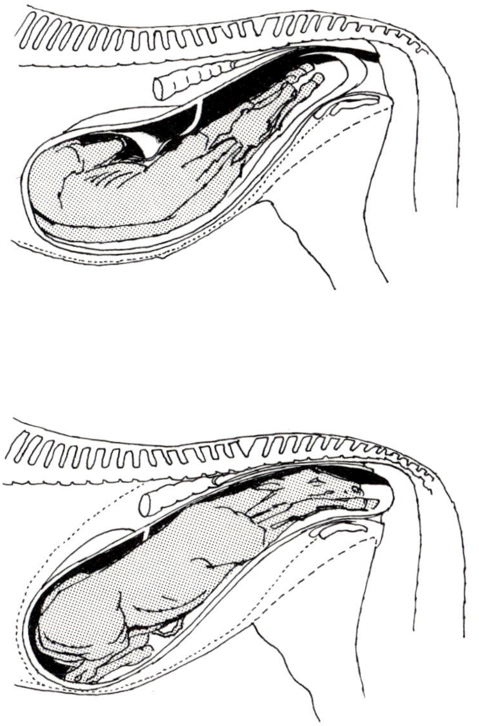

Lage des Fohlens: Bei der überwiegenden Anzahl der tragenden Stuten befindet sich das Fohlen in der sogenannten „Vorderendlage", das heißt, Kopf und beide Vorderbeine sind in Richtung Muttermund gelagert, das Hinterteil des Fohlens befindet sich in der Bauchmitte. Das Fohlen liegt am Anfang der Geburt in einer halb seitlich nach unten gerichteten Lage. Mit den ersten Wehen wird das Fohlen nicht nur zum Gebärmutterausgang gedrückt, es wird vielmehr auch aufgerichtet, so daß der Rücken des Fohlens zum Rücken der Mutter zeigt (obere Stellung).

Die Wasserblase (Fruchtblase) weitet zunächst die Geburtswege und platzt schließlich. Wäßrige Flüssigkeit (Allantois) ergießt sich aus der Scheide. Mit zunehmender Wehentätigkeit erscheinen die Vorderhufe und das Maul des Fohlens im Geburtsweg. Das Fohlen ist noch von der Amnionhaut (Schleimblase) umhüllt. Kopf und Vorderbeine sind maximal gestreckt und schieben sich keilförmig durch den Geburtskanal. Die normale Geburt bedarf keiner menschlichen Hilfe. Erst wenn deutlich zu erkennen ist, daß die Wehentätigkeit zu erlahmen droht, kann durch Zughilfe an den Vorderbeinen der Geburtsvorgang während einer Wehe unterstützt werden. Meist platzt die Eihaut (Schleimblase) bei der Austreibung der Frucht. Spätestens nach dem Durchtritt des Brustkorbes des Fohlens durch den Beckengürtel der Stute sollte sie jedoch vom Geburtshelfer eingerissen werden, damit die Atmung des Neugeborenen nicht behindert wird. Die Nabelschnur des Fohlens reißt von selbst, entweder wenn die Stute aufsteht oder wenn das Fohlen erste Aufstehversuche macht. Ein vorzeitiges Abschneiden der Nabelschnur führt zu unerwünschten Blutungen und birgt die Gefahr einer Nabelinfektion. Der Nabel reißt vierfingerbreit unter dem Bauch des Fohlens, der Stumpf sollte mit Jodtinktur desinfiziert werden. Jede Abweichung vom Normalen muß der Geburtshelfer sorgfältig beobachten. Da eine regelwidrige Geburt stets für Stute und Fohlen lebensgefährlich sein kann, muß hier rasch und umsichtig Geburtshilfe geleistet werden. Tierärztliche Hilfe sollte rechtzeitig angefordert werden. Auch bei einem verzögerten Abgang der Nachgeburt muß ein Tierarzt bemüht werden, um die Gefahr einer eitrigen Gebärmutterentzündung rechtzeitig bannen zu können.

Aufzucht

1. Das Fohlen unmittelbar nach der Geburt: Das neugeborene Fohlen ist naturgemäß ein noch sehr hilfsbedürftiges und krankheitsanfälliges Wesen. Dies darf jedoch nicht dazu führen, mit falschen menschlichen Maßstäben Krankheitsprophylaxe zu betreiben. Da die Lungen des Fohlens besonders anfällig sind, sollte Frischluftzufuhr die erste wichtige Maßnahme sein. Schon am ersten Lebenstag sollte das Neugeborene einige Stunden an die frische Luft kommen, schon nach wenigen Tagen ist ganztägiger Weidegang für „Mutter und Kind" sehr zu empfehlen.

Auch der sauberen Einstreu muß in den ersten Monaten große Aufmerksamkeit gewidmet werden, eine Matratzenstreu ist wegen des Bakterien- und Ammoniakgehaltes für die Lungen des Fohlens höchst gefährlich. Zwar kommt das Fohlen ohne Abwehrstoffe zur Welt, mit der ersten Muttermilch (Kolostralmilch) nimmt es jedoch Gammaglobuline auf. Diese Abwehrstoffe können jedoch nur in den ersten 36 Stunden die Darmschleimhaut passieren. Es handelt sich hierbei um eine Art „Schluckimpfung". Das Aufnehmen der Kolostralmilch hat deshalb lebenswichtige Bedeutung und sollte unbedingt unterstützt werden. Vorsorgende Gestütsleiter haben einige Kolostralmilchportionen tiefgefroren angelegt, die bei −18 °C 7−9 Monate haltbar sind.

Muß ein Fohlen vom Menschen getränkt werden, so hat dies alle zwei Stunden zu geschehen, wobei anfangs pro Mahlzeit 400−500 ml Milch oder Milchaustauscher anzubieten sind. Die angebotene Nahrung soll frisch und körperwarm sein, Flasche und Sauger sollen jedesmal ausgekocht werden. Unter natürlichen Bedingungen saugt ein Fohlen in 24 Stunden 30−50mal, wobei ein Saugakt 30−60 Sekunden dauert.

Der erste Kotabsatz sollte innerhalb der ersten 12 Stunden erfolgen. Da manche Fohlen an einer Verstopfung leiden, ist auf den Abgang des Kots zu achten: Der schwarze und klebrige Kot trägt auch den Namen „Darmpech". Erst wenn der Kot heller wird und süßlichen Geruch aufweist, kann man sicher sein, daß das Darmpech abgegangen ist und Milchkot vom Fohlen produziert wird. Auch auf Harnabsatz ist in den ersten Tagen zu achten, da in manchen Fällen bei der Geburt die Blase des Fohlens reißt und sich der Harn in seine Bauchhöhle ergießt. Wird dieses Leiden nicht bemerkt, sterben die Fohlen an einer Harnstoffvergiftung. Eine rechtzeitige Operation kann dies verhindern.

Das Fohlen bis zum Absetzen: Das gesunde und robuste Aufwachsen der Pferde muß für jeden Pferdezüchter erstes Gebot sein. Nur auf der Weide kann ein Pferd seine adäquate Umwelt finden, Herz, Lunge und Muskulatur können sich nur in der Bewegung optimal entwickeln. Das schnellste Wachstum findet in den ersten drei Monaten statt, in den darauffolgenden neun Monaten nimmt die Wachstumsgeschwindigkeit immer mehr ab. Gerade aber auch das Knochenwachstum ist sehr von der ausgiebigen Bewegung des Fohlens abhängig; Stellungsfehler treten besonders häufig bei viel im Stall gehaltenen Fohlen auf. Im Alter von fünf bis sechs Monaten können Fohlen abgesetzt werden. Den Trennungsschmerz überwinden die getrennten Fohlen am besten in Gesellschaft mit anderen Fohlen auf der Weide. Wird die Stute jedoch nicht mehr in demselben Jahr gedeckt, kann man auf das Absetzen ganz verzichten. Je älter das Fohlen wird, um so seltener wird es saugen. Mit einem Jahr hört es von selbst auf zu saugen. Von folgenden Werten kann beim neugeborenen Fohlen ausgegangen werden: Kopf heben 2–3 Minuten nach der Geburt, Saugreflex 5 Minuten nach der Geburt, Stehen 50 Minuten nach der Geburt, Euter gefunden und gesaugt 2 Stunden nach der Geburt. Beim bereits stehenden und saugenden Fohlen beträgt die innere Körpertemperatur 37,3–38,3 °C, die Atmung 30–40 Atemzüge pro Minute und die Herzfrequenz 80–100 Herzschläge pro Minute.

Krankheiten der Zuchtstute und des Deckhengstes

Krankheiten der Zuchtstute

Erkrankungen der Scheide

Lage und Form der Schamlippen können vor allem bei älteren Stuten krankhaft verändert sein. Das Einreißen der Scheide bei einer Geburt führt zu unregelmäßiger Narbenbildung, manchmal auch zu einer Scheiden-Mastdarm-Fistel. Ein schlechter Scheidenschluß kann auch zum Ansaugen von Luft führen (Pneumovagina). Dies hat wiederum eine Besiedelung der Scheide mit zahlreichen Keimen zur Folge. Ein Einsinken des Afters bei Abmagerung der Stute zieht eine Schräglage der Schamlippen nach sich. Über die Kotausscheidung gelangen somit Keime in die Scheide, die eine Fruchtbarkeit negativ beeinflussen können. Durch verschiedene plastische Operationen können Scheidendefekte behoben werden.

Erkrankungen des Muttermundes (Cervix)

Ähnlich wie bei der Scheide können narbige Veränderungen der Cervix zu mangelhaftem Verschluß dieses Organs führen und somit eine starke Keimbesiedelung des Uterus verursachen.

Erkrankungen der Gebärmutter

Die weitaus häufigste Erkrankung ist die Gebärmutterentzündung (Endometritis), die durch eine mehr oder minder starke Infektion mit krankmachenden Keimen ausgelöst wird. Diese Endometritis wird in verschiedene Grade eingeteilt: Endometritis chronica sicca, Endometritis catarrhalis chronica 1. Grades, 2. Grades und 3. Grades. Während die Endometritis chronica sicca eine sehr ungünstige Prognose hat, ist der Katarrh 1. und 2. Grades bei geeigneter Behandlung auszuheilen. Zur Heilung des Katarrhes des 3. Grades ist eine intensive lokale und allgemeine Behandlung notwendig, dennoch muß die Prognose sehr vorsichtig gestellt werden. Eiteransammlung in der Gebärmutter (Pyometra) führt fast immer zur Unfruchtbarkeit der Stute.

Mit Hilfe einer Cervix- oder Uterustupferprobe wird vor einer Bedeckung der Keimgehalt der Schleimhaut überprüft. Im Vordergrund aller krankmachenden Keime stehen die β-hämolysierenden Streptokokken. Sie machen über 70% aller pathologischen Keime aus, gefolgt von Klebsiellen, Colikeimen, Pseudomonas aeruginosa, hämolytischen Staphylokokken und Bordetella.

Funktionsstörungen der Eierstöcke

Funktionsstörungen der Ovarien sind eine häufige Ursache der Unfruchtbarkeit der Stute. Etwa 40% aller Störungen gehen vom Ovar aus. Brunstlosigkeit oder Brunstschwäche sind in der Pferdezucht weit verbreitet. Vor allem bei Rennpferden kann man die Azyklie (Funktionslosigkeit) gehäuft beobachten. Neben der unnatürlichen Haltung der Rennpferde und der körperlichen wie seelischen Überbelastung führt sicherlich auch die ausschließliche Zuchtauslese in Richtung Rennleistung zur späteren Azyklie vieler Stuten. Diese Eierstockstörung ist nur schwer zu beheben. Das Wichtigste ist sicherlich die Haltung der Pferde in einer natürlichen Umgebung (Weidegang) und in einer harmonischen Pferdeherde. Die Aufstallung der Problemstute in der Nähe des Deckhengstes kann sich ebenfalls günstig auf die Psyche des Pferdes auswirken. Eine hormonelle Behandlung kann versucht werden, man darf jedoch deren Auswirkung nicht überschätzen. Die Behandlung sollte allenfalls zusätzlich erfolgen.

Die sogenannte Ammensterilität ist eine physiologische Barriere bei Stuten, die ein Fohlen bei Fuß haben (Laktationsanöstrie). Eine gute Milchleistung der Stute kann die Brunstsymptome negativ beeinflussen. Aus

diesem Grund ist es günstig, die Stuten in der ersten Rosse nach der Geburt wieder zu decken.
Bei der Anaphrodisie läuft zwar am Ovar ein Zyklus ab, die Rosseerscheinungen sind jedoch nur sehr schwach ausgeprägt. Auch für diese Stuten gelten die oben erwähnten Richtlinien. Der Deckakt sollte außerdem ins späte Frühjahr oder in den Frühsommer verlegt werden. Auf eine vitaminreiche Fütterung ist zu achten (Vit. A). Rossen ohne gleichzeitige Ovulation oder bei ausbleibender Ovulation können nur durch eine tierärztliche Follikelkontrolle erkannt werden. Häufige und nutzlose Deckakte können so vermieden werden.
Die übersteigerte Brunst hat stets eine überlange Rossedauer zur Folge. Sie beträgt oft 10–20 Tage. Diese Stuten sind zwar in der langen Rosse stets deckbereit, sie nehmen jedoch nur selten auf. Auch hier muß man nicht immer medikamentell eingreifen; in der wärmeren Jahreszeit reguliert sich die Rossedauer häufig von selbst. Mineralstoffe, Spurenelemente und vor allem Vitamine sind mit dem Futter anzubieten. Unter den Vitaminen ist eine reichliche Versorgung mit dem Vitamin A zu gewährleisten.
Eine krankhaft übersteigerte Brunst nennt man Nymphomanie. Die Stuten sind sehr kitzlig, beißen und schlagen bei Berührung. Sie wehren sich gegen den Schenkel des Reiters oder drängen gegen den Schenkel, so daß sie in dieser Zeit manchmal schwerer, manchmal jedoch auch leichter zu reiten sind. Nicht immer sind entartete Ovarien (Zysten) schuld an der Nymphomanie, in vielen Fällen sind es psychoneurotische Störungen.

Infektiöse Genitalerkrankungen

Beschälseuche: Die Beschälseuche gehört zu den klassischen Paarungsinfektionen. Sie ist anzeigepflichtig. Der Erreger der Seuche heißt Trypanosoma equiperdum. Hengst und Stute zeigen an den Geschlechtsorganen zu Geschwüren zerfallende Knötchen. Im akuten Fall kann die Krankheit in 2–4 Wochen zum Tode führen.
Bläschenausschlag: Der Erreger dieser ansteckenden Geschlechtskrankheit ist ein equines Herpesvirus. Der Erreger ist hochansteckend und befällt gleichermaßen Stute wie Hengst. Das Virus verursacht einen bläschenartigen Ausschlag an den Schleimhäuten, der nach Abheilung an der Scham oder am Penis weiße Flecken hinterläßt.
Deckdruse: Der Erreger der Druse, Streptokokkus equi, kann in bestimmten Fällen auch über die Geschlechtsorgane übertragen werden. Ähnlich wie bei der Infektion der Kopf- und Halsregion können auch an den Geschlechtsorganen Abszesse nach dieser Infektion auftreten.
Kontagiöse equine Metritis: Der Erreger dieser Krankheit heißt Hämophilus equigenitalis. Er ist vor allem in England aufgetreten. In Deutschland gab es bisher keinen Seuchenzug dieses Erregers.
Virusabort: Der Erreger des Virusabortes gehört zur Gruppe der Herpesviren und wird Rhinopneumonitisvirus

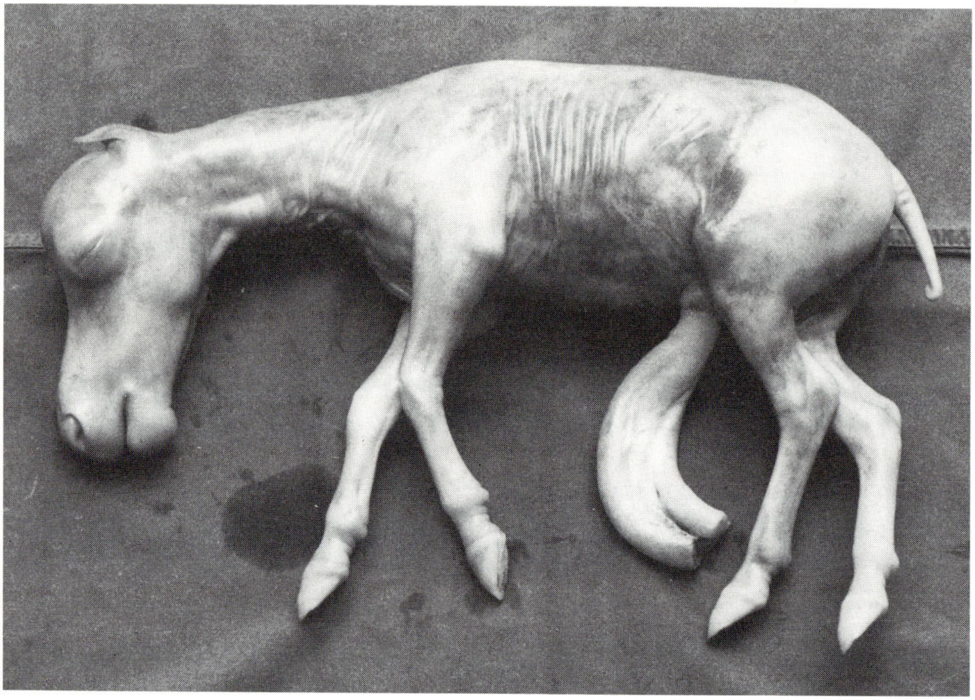

Abb. 94. Embryo im sechsten Monat. Der Embryo ist noch unbehaart, aber sonst bereits vollständig ausgebildet.

genannt. Die Infektion kann entweder als akute Infektion der oberen Luftwege auftreten oder als mehr oder weniger stille Infektion der Gebärmutter. Der Abort erfolgt seuchenhaft zwischen dem 7. und 10. Monat der Trächtigkeit. In wenigen Fällen können die Fohlen auch als lebensschwache Neugeborene zur Welt kommen, die schon nach wenigen Stunden sterben. Nur durch eine konsequente Impfung aller in einem Gestüt aufgestallten Pferde kann diese Seuche vermieden werden. Manchmal kommt es jedoch trotz Impfung zu einem Seuchenausbruch.

Streptokokkenabort: Der beim Deckakt übertragene Streptokokkus zooepidemikus kann zwischen dem 4. und 7. Monat einen Abort auslösen.

Größe und Gewicht von Vollblutfeten

Trächtigkeitstag	Körperlänge in cm	Körpergewicht in kg
56	8	0,02
112	18	1,0
224	56	9,2
280	83	19,5
340	96	45,4

(nach Rossdale, „Das Pferd“

Krankheiten des Deckhengstes

Penis – Präputium

Ähnlich wie die der Stute können die Schleimhäute des Penis und des Präputiums des Hengstes von verschiedenen Krankheitserregern befallen werden: Die Herpesviren und β-hämolysierenden Streptokokken sind die häufigsten Erreger. Die Behandlung besteht aus Waschungen des Penis mit antiseptischen Mitteln und dem Auftragen von Salben.

Penislähmungen sind eine nicht allzu seltene Erkrankung, die manchmal konservativ nicht auszuheilen sind. Eine Amputation kann sich als notwendig erweisen.

Hoden – Nebenhoden

Entzündungen des Hodens gehören zu den seltenen Krankheiten des Zuchthengstes.

Als Mißbildung ist der Kryptorchismus zu nennen. Der Hoden ist entweder ein- oder beidseitig nicht in den Hodensack abgestiegen. Beim abdominalen Kryptorchismus befindet sich der Hoden noch in der Bauchhöhle, beim inquinalen Kryptorchismus in der Gegend des Leistenkanals.

Gestütsmanagement

Durch eine genaue Beachtung der wichtigsten Regeln der Seuchenhygiene und Krankheitsprophylaxe können in einem Gestüt gesundheitliche Probleme weitgehend vermieden werden. Im folgenden sind die wichtigsten Punkte im Rahmen eines Zuchtbetriebes zusammengefaßt:

Aufnahme von Pferden

Impfungen

Jedes Pferd, das vom Gestüt aufgenommen wird, sollte folgende Impfungen als Grundimmunisierung erhalten haben: gegen Tetanus, gegen Influenza, gegen Virusabort. Eine Impfung gegen Tollwut ist nur in tollwutgefährdeten Gestüten nötig.

Entwurmungen

Unmittelbar vor dem Eintreffen im Gestüt sollte eine Entwurmung (mit Ivermectin) durchgeführt worden sein.

Bakteriologische Tupferprobe

In der letzten Rosse vor dem Eintreffen im Gestüt sollte, selbstverständlich nur bei nichttragenden Stuten, eine bakteriologische Tupferprobe aus der Gebärmutter entnommen worden sein. Nur Stuten ohne krankmachende Keime oder mit gesundem Fohlen bei Fuß dürfen zum Decken kommen.

Freisein von ansteckenden Krankheiten

Stuten mit ansteckenden Krankheiten, gleichgültig welcher Art, werden vom Gestüt nicht aufgenommen. Insbesondere sind Infektionen der Atemwege oder der Lunge als gefährliche übertragbare Krankheiten zu meiden, jedoch können auch ansteckende Hautkrankheiten große Probleme im Gestüt schaffen.

Kartei und Decktabellen

Jede Besonderheit ist sorgfältig in

eine vorbereitete Karteikarte einzutragen. Ebenso sind hier die tierärztlichen Untersuchungen und Therapien zu verzeichnen. In einer Decktabelle ist das Probieren, das individuelle Rosseverhalten wie auch das Decken einzutragen.

Probieren

Jeden 2. Tag sollen die zu deckenden Stuten einem Probierhengst zugeführt werden, damit der Zeitpunkt der Rosse rechtzeitig erkannt werden kann. Stuten, die nur eine „stille" Rosse erkennen lassen, können zeitweise in einer der Hengstbox naheliegenden Box untergebracht werden. Das Verhalten der Stute ist zu notieren.

Decken

Aus Gründen der Unfallverhütung ist jede Stute vor dem Decken an den Hinterbeinen zu fesseln und der Schweif zu bandagieren.

After und Scheide sind mit einem angefeuchteten Tuch sorgfältig zu reinigen. Die Nasenbremse ist nur im Notfall gerechtfertigt.

Vor dem Decken läßt man den Hengst mit der Stute Kontakt aufnehmen. Er wird hinter die Stute geführt, um sie zu beriechen. Nach dem Deckakt kann man den Penis des Hengstes gelegentlich mit einer desinfizierenden Salbe bestreichen oder in einer Lösung baden.

Tierärztliche Untersuchungen

Bakteriologische Uterustupferprobe

Liegt keine Tupferprobe vor oder ist sie schon älter als 4 Wochen, sollte in der Rosse eine entsprechende Probe entnommen werden.

Gynäkologische Untersuchungen

Eine komplette gynäkologische Untersuchung ist in den ersten Tagen der Aufstallung neuer Stuten durchzuführen. Während der Rosse ist eine tägliche Untersuchung der heranreifenden Follikel notwendig. Bei Stuten, die künstlich besamt werden sollen, sollte dies zwei- bis dreimal täglich gemacht werden.

Trächtigkeitsuntersuchungen

Etwa 3 Wochen, frühestens jedoch 18 Tage nach dem letzten Decktag ist die erste Trächtigkeitsuntersuchung vom Tierarzt durchzuführen. Steht ein Ultraschallgerät zur Verfügung, so kann schon am 12. Tag nach der Bedekkung eine eventuelle Trächtigkeit festgestellt werden. Im 3. Monat der Trächtigkeit ist diese Untersuchung nochmals zu wiederholen, um eine eventuelle Resorption rechtzeitig erkennen zu können. Das Ausbleiben der Rosse darf nicht als sicheres Zeichen einer Trächtigkeit angesehen werden.

Geburtsüberwachung

Für die Geburt ist eine saubere und gut eingestreute Box vorzubereiten. Eine vorherige Reinigung mit einem Dampfstrahlgerät ist sehr zu empfehlen. Steht die Geburt unmittelbar bevor, so ist eine Nachtwache aufzustellen, die die ganze Nacht im Stall verbringt. Vorzubereiten sind saubere Geburtsstricke oder Ketten, ein Fläschchen Jodlösung zur Nabeldes-

infektion, saubere Tücher, um das Fohlen abzureiben und warme Desinfektionslösung, um Scheide und After der Stute bei eventuellen Eingriffen zu reinigen.
Das unmittelbare Bevorstehen der Geburt erkennt man an der Schwellung des Euters mit dem Auftreten von Harztropfen. Manchmal läuft auch die Milch im Strahl ab; weiterhin an der Schwellung und Glättung der Scheide und am Hinlegen und leichten Schwitzen der Stute.

Geburt
Bei der überwiegenden Anzahl der Geburten ist ein menschliches Eingreifen nicht notwendig, es wirkt sogar störend. Die Mehrzahl der Stuten gebären zwischen 19 und 7 Uhr nachts. Die Fohlen treten bei den meisten Geburten in der Vorderendlage aus, das heißt, Vorderbeine und Kopf erscheinen zuerst in den Geburtswegen. Zughilfen sind nur erlaubt, wenn die Wehen in ihrer Kraft nachlassen. Die Hülle der Schleimblase birst in der Regel von alleine, tut sie es nicht, muß sie vom Geburtshelfer eingerissen werden, um die Atmung des Fohlens zu ermöglichen.
Die Nabelschnur soll nicht vorzeitig durchschnitten werden, man läßt sie vielmehr von selbst abreißen. Lediglich eine Desinfektion sollte durchgeführt werden. 20–120 Minuten nach der Geburt sollte die Nachgeburt abgehen, von deren Vollständigkeit sich der Geburtshelfer überzeugen muß. Eine Impfung der Fohlen gegen Fohlenlähme hat sich nicht bewährt. Tetanusserum kann zur Tetanusprophylaxe und als unspezifische Reiztherapie injiziert werden.

Fohlenkrankheiten

Infektionskrankheiten

Fohlenlähme
Begriff: Unter dem Begriff der Fohlenlähme sind zahlreiche Infektionskrankheiten des Saugfohlens zusammengefaßt. Im Verlaufe dieser Infektionen kommt es infolge der schwachen Abwehrlage des Fohlens nicht selten zu einer Septikämie, das heißt, der junge Organismus wird mit Bakterien überschwemmt, und die schwere Allgemeinerkrankung des Fohlens führt zu einem Festliegen. Dieser Endzustand gab der Krankheit ihren Namen.
Ursachen: Mehrere Faktoren müssen zusammentreffen, um diese Fohlenkrankheit auszulösen:
a) Mangelhafte Stallhygiene, schlechte Einstreu, schlechte Luft und mangelnde Bewegung auf der Koppel sind die Hauptübel. Die in manchen Gestüten noch praktizierte, äußerst unhygienische Matratzeneinstreu ist ein denkbar schlechtes Lager für das Fohlen. Da Fohlen sehr viel liegen, müssen sie die mit Bakterien reichlich beladenen Fäulnisgase ständig einatmen. Aber auch die manchmal äußerst schlechte Belüftung der Abfohlboxen trägt eine Mitschuld an Infek-

tionskrankheiten. Schon einen Tag nach der Geburt muß mit dem Weidegang begonnen werden. Die Sorge vor Erkältungskrankheiten ist völlig unbegründet, die Thermoregulation des Fohlens schützt es schon vom ersten Tag an vor Kälte, Wind und schlechtem Wetter. Fohlen, die vorwiegend im Stall aufgezogen werden, unterliegen einer wesentlich höheren Infektionsrate.

b) Mangelhafte Geburtshygiene: Aus hygienischer Sicht ist der Geburt auf der Weide vor der Geburt in der Box der Vorzug zu geben. Da jedoch die Geburtsüberwachung nur beim Abfohlen in der Box möglich ist, wird man sich um eine peinlich saubere Abfohlbox bemühen müssen. Eine eventuelle manuelle Geburtshilfe sollte selbstverständlich mit gründlich gewaschenen und desinfizierten Händen erfolgen. Die Nabelhygiene sollte sich auf eine Desinfektion des abgerissenen Nabels beschränken. Das Abbinden des Nabels sollte nur ausnahmsweise unter besonderen Verhältnissen erfolgen.

c) Gesunde Mutterstute: Die Gesundheit der Stute ist schon vor der Geburt sorgfältig zu überwachen. Die Stute sollte frei von chronischen Lungenkrankheiten sein und keine Genitalinfektionen haben. Das rechtzeitige Abgehen der Nachgeburt ist zu beobachten. Ferner hat die Menge der Kolostralmilch für die Abwehrlage des Fohlens große Bedeutung.

d) Vorschädigung des Fohlens: Verschiedene Faktoren können die Abwehrlage des Fohlens schon im Mutterleib schädigen, wie Virusinfektionen, Durchblutungsstörungen der Gebärmutter, medizinische Behandlungen während der Trächtigkeit etc. Auch eine zu späte oder gar keine Aufnahme von Kolostralmilch führt zu einem Mangel an Antikörpern. Allerdings gibt es auch einen angeborenen Mangel an Immunglobulinen, der zu einer erhöhten Anfälligkeit gegenüber Infektionen führt.

e) Infektionserreger: Neben den wegbereitenden Faktoren (a–d) sind Bakterien die eigentlichen Auslöser der Krankheit. Folgende Keime werden meist nachgewiesen:

Streptokokkus zooepidemicus
Salmonella abortus equi
Salmonella typhimurium
Klebsiella spp.
Escherichia coli
Corynebakterium equi
Staphylokokkus aureus.

Symptome: Da es sich bei der Fohlenlähme um eine Infektionskrankheit handelt, die sowohl als Mischinfektion wie auch als Infektion eines Erregers auftreten kann, können keine einheitlichen Symptome beobachtet werden. Je nach Alter des Fohlens unterscheidet man eine Frühlähme, die in den ersten Stunden oder Tagen nach der Geburt auftritt, von der Spätlähme, die sich erst einige Wochen nach der Geburt einstellt. Zunächst fällt auf, daß die Fohlen viel liegen und sich nur mühsam erheben können. Die Sauglust läßt allmählich nach. Anzeichen einer Septikämie stellen sich ein: hohes Fieber, verwaschene Schleimhäute, beschleunigte Herzaktion, Austrocknung des Körpers, Einfallen des

Gesichts (Facies hippocratica). Je nachdem, welches Organ die Keime befallen haben, stellen sich die entsprechenden Symptome ein: Durchfall, Husten und Atemnot, geschwollene Gelenke, nervöse Ausfallserscheinungen, Gelbsucht.

Behandlung: Trotz einer intensiven Behandlung und Überwachung durch den Tierarzt bleibt der Therapieerfolg nicht selten aus. Da die Infektionserreger sehr oft nicht zu ermitteln sind, kann keine gezielte antibiotische Therapie eingeleitet werden. Neben einer Behandlung mit Antibiotika ist die Erhaltung der vitalen Lebensfunktionen sehr wichtig: künstliche Ernährung, Flüssigkeitsersatz, Sauerstoffzufuhr, Vitamininjektionen. Bei perakutem Verlauf sterben die Fohlen allerdings innerhalb weniger Stunden. Hier muß jede tierärztliche Hilfe versagen.

Nabelinfektion

Begriff: Die Wunde des abgerissenen Nabels ist nicht selten eine Infektionspforte. Keime der Umgebung des Fohlens setzen sich hier fest und verursachen eine Entzündung.

Ursache: Mangelhafte Nabelhygiene in Verbindung mit unsauberer Geburtshilfe sind die wichtigsten Ursachen für Infektionen. Auch das noch gelegentlich praktizierte Abbinden des Nabels mit einem unsterilen Faden kann zu Infektionen führen.

Symptome: Der Nabel und die unmittelbare Umgebung erscheinen geschwollen und vermehrt warm. Aus der Nabelwunde entleert sich entweder jauchiges Sekret oder Eiter.

Behandlung: Da die Infektion auf die Organe der Bauchhöhle übergreifen kann, ist eine Nabelinfektion sorgfältig zu beobachten und tierärztlicher Rat einzuholen. Der Tierarzt muß entscheiden, ob eine lokale Behandlung ausreichend ist oder ob Antibiotika allgemein verabreicht werden müssen.

Organkrankheiten

Urachusfistel

Begriff: Der Urachus ist eine besondere anatomische Einrichtung des ungeborenen Fohlens: Über diesen Abflußkanal setzt das Fohlen im Mutterleib Harn ab. Mit dem Abtrennen des Nabels verschließt sich normalerweise auch dieser Gang. Tropft nach der Geburt immer noch Harn aus dem Nabel, so spricht man von einer Urachusfistel.

Symptome: Durch das ständige Harnträufeln erscheint der Nabel feucht und entzündet.

Behandlung: Der Tierarzt wird durch Verätzen des Gewebes oder Abbinden des Nabelstumpfes den Mangel beheben.

Darmpechverhalten

Begriff: Unter Darmpechverhalten versteht man das Ausbleiben des ersten Kotabsatzes. Ein gesundes Fohlen sollte innerhalb der ersten 36 Lebensstunden spontan Kot absetzen (Mekonium).

Symptome: Pressen und Drängen zum Kotabsatz ohne den gewünschten Erfolg wird bald von Kolikerscheinungen abgelöst. Liegen in unnatürlicher Haltung, Wälzen und immer wiederkehrendes Pressen sind alarmierende Symptome.

Behandlung: Wenn innerhalb der ersten 12 Stunden kein Darmpech abgegangen ist, so wird der Tierarzt mehrmals kleine Mengen Paraffinöl in den Enddarm applizieren.

Durchfall

Begriff: Neben den infektiös bedingten Darmentzündungen (siehe Fohlenlähme) gibt es beim neugeborenen Fohlen noch den nichtinfektiös bedingten Durchfall.

Ursache: Die Milch einer rossigen Stute kann beim Fohlen einen Durchfall auslösen. Nach Abklingen der Rosse verschwindet auch der Durchfall im allgemeinen wieder. Daneben können jedoch auch Darmparasiten, gegen die das Fohlen besonders anfällig ist, einen Durchfall verursachen. Auch verdorbenes Futter kann zu schweren Durchfällen führen.

Behandlung: Da infektiöse Durchfälle meist mit Fieber verbunden sind, ist das Fieberthermometer ein wichtiges Hilfsmittel zur Diagnosestellung. Die Therapie sollte sich möglichst nach der Ursache richten. Da ein Durchfall über den Weg der inneren Austrocknung (Exsiccose) auch zum Tode führen kann, ist es angeraten, einen Tierarzt zuzuziehen. In lebensbedrohlichen Fällen ist vor allem der gestörte Wasserhaushalt der Fohlen zu verbessern.

Literatur

Auswahl einiger allgemeinverständlicher Nachschlagewerke aus dem großen Angebot an Literatur über Pferdekrankheiten

O. R. Adams, Lahmheit bei Pferden. M. & H. Schaper, Hannover 1980

E. J. Catcott, J. F. Smithcors, Equine Medicine and Surgery. American veterinary Publications 1972

Deutsche Reiterliche Vereinigung, Aktuelle Aspekte der Ethologie in der Pferdehaltung. FN-Verlag, Warendorf 1981

O. Dietz, E. Wiesner, Handbuch der Pferdekrankheiten für Wissenschaft und Praxis. S. Karger, Wiesbaden 1982

H.-D. Körber, Huf, Hufbeschlag, Hufkrankheiten. Franckh Verlag, Stuttgart 1981

H. Loewe, H. Meyer, Pferdezucht und Pferdefütterung. Eugen Ulmer, Stuttgart 1974

H. Meyer, Pferdefütterung. Paul Parey, Hamburg 1986

M. Pick, Patient Pferd. Franckh Verlag, Stuttgart 1977

M. Pick, Handbuch der Pferdekrankheiten. Franckh Verlag, Stuttgart 1986

H. Pirkelmann, M. Schaefer, H. Schulz, Pferdeställe und Pferdehaltung. Eugen Ulmer, Stuttgart 1976

J. R. Rooney, Die Lahmheiten des Pferdes. L. B. Ahnert Verlag, Friedberg 1979

H. Ruthe, Der Huf. VEB Gustav Fischer, Jena 1969

P. D. Rossdale, Das Pferd. S. Karger, Wiesbaden 1975

P. Thein, Handbuch Pferd. BLV Verlag, München 1984

H. J. Wintzer, Krankheiten des Pferdes. Paul Parey, Hamburg 1982

Wörterbuch der Tiermedizin

Abort, Abortus, Verfohlen, Fehlgeburt
Abszeß, Eiteransammlung in einem Hohlraum
Agalaktie, Milchlosigkeit
Akne, Haarbalgdrüsenentzündung
Allantois, fetale Harnblase
Allergie, sensible Reaktionslage des Körpers
Alveole, Lungenbläschen
Ammensterilität, Brunstlosigkeit der milchgebenden Stute
Anämie, Blutarmut
Anästhesie, chirurgische Schmerzbetäubung
Anaphrodisiacum, Mittel zur Herabsetzung des Geschlechtstriebes
Anaplocephala, Bandwurm
Aneurisma, lokal erweiterte Arterie
Antibioticum, gegen Bakterien wirksames Medikament
Antigene, Antikörper erzeugende Stoffe (Gifte)
Antikörper, Abwehrstoffe, Immunkörper
Anthelminthika, Wurmmittel
Ammoniak, NH_3, farbloses Gas
Arrhythmie, unregelmäßige Herztätigkeit
Arterie, Blutgefäß, welches vom Herz wegführt
Arthritis, Gelenksentzündung
Arthrodese, künstliche Gelenkversteifung
Arthrosis, Arthrose, degenerative Gelenksentzündung
Arthroskopie, Gelenksspiegelung
Ascariden, Spulwürmer
Asepsis, Keimfreiheit
Asthma, allergisches Lungenleiden
Aspirationspneumonie, Lungenentzündung nach Einatmen von Flüssigkeit
Ataxie, gestörte Bewegungskoordination
Autointoxikation, Selbstvergiftung durch Stoffwechselprodukte des Körpers
A-V-Block, Blockierung der Reizleitung zwischen Vorhof und Herzkammer
Azyklie, Brunstlosigkeit

Bakterien, Mikroorganismen, Spaltpilze
Bilirubin, Gallenfarbstoff
Borna'sche Krankheit, ansteckende Gehirn-Rückenmarksentzündung
Botulismus, Futtermittelvergiftung
Brachygnathie, Verkürzung des Unterkiefers
Bronchitis, Entzündung der Bronchien
Bronchopneumonie, Lungenentzündung
Bursitis, Schleimbeutelentzündung

Caecum, Blinddarm
Calcaneus, Fersenbein
Caninus, Hakenzahn
Caro luxurians, wildes Fleisch
Carpus, Karpalgelenk
Cerebrum, Großhirn
Cerebellum, Kleinhirn
Chorioidea, Aderhaut des Auges
Chorioiditis, Aderhautentzündung
chronisch, sich langsam entwickelnd, langsam verlaufend
C.O.P.D., cronic obstructiv pulmonal disease, chronische Bronchitis
CO_2, Kohlendioxid
Colon, Grimmdarm
Colostrum, Biestmilch
Conjunctivitis, Lidbindehautentzündung
Cornea, Hornhaut des Auges

Degeneration, Entartung
Dekubitus, Wundliegen
Dermatitis, Hautentzündung
Dermatomycose, Hautpilzerkrankung
Dermatophyten, Hautpilze
Desinfektion, Vernichtung von krankmachenden Keimen
Diöstrus, Zeit zwischen zwei Rosseperioden
Dislokation, Verschiebung von Bruchenden

Distorsion, Verstauchung
Doping, Verabreichung unerlaubter Mittel zur Beeinflussung der Leistung
DNS, Desoxyribonucleinsäure

Ejakulation, Samenerguß
Ekzem, Hautentzündung
Elektrokardiogramm EKG, Aufzeichnung der Herzströme
Elektrolyte, chemische Verbindungen, die in wässriger Lösung in Ionen zerfallen
Embolie, Verstopfung eines Blutgefäßes durch einen Blutpfropf
Embryo, heranwachsende Frucht in der Gebärmutter
Emphysem, Lungenblähung
Empyem, Eiteransammlung in vorgegebenen Höhlen
Endometritis, Gebärmutterentzündung
endogen, im Körper selbst entstanden
Enteritis, Darmschleimhautentzündung
Erythrocyten, rote Blutkörperchen
Ethologie, Verhaltensforschung
Exostose, Überbein
Exsiccose, Austrocknung des Körpers
Exterieur, Erscheinungsbild
Extremität, Gliedmaße

Facialis-Lähmung, Lähmung der Gesichts nerven
Fetus, Fötus, heranwachsende Frucht ab 3. Monat
Fibrillen, Fäserchen
Fibrin, Faserstoff im Blut, der bei der Blutgerinnung entsteht
Finne, Jugendform von Bandwürmern
Fissur, Riß im Knochen
Fistel, feine Verbindung zwischen einer Körperhöhle und/oder Körperfläche
Follikel, flüssigkeitsgefülltes Bläschen am Eierstock, in dem sich das Ei befindet
Fraktur, Knochenbruch
Furunkel, eitrige Entzündung einer Haarbalgdrüse

Gastritis, Magenentzündung
Gastroenteritis, Magendarmentzündung
Gastrophiluslarven, Larven der Magenbremse
Gekröse, Aufhängevorrichtung der Organe der Bauchhöhle
Genital, Geschlechtsorgan
Gestagene, Hormone, die der Entstehung und Erhaltung der Trächtigkeit dienen
Gingivitis, Zahnfleischentzündung
Glucocorticoide, Hormone, die von der Nebennierenrinde produziert werden. Sie haben eine entzündungshemmende, allergiehemmende und giftneutralisierende Wirkung
Glucose, Monosaccharide, einfache Zucker
Gonitis, Kniegelenksentzündung
Granulation, Entstehung von körnigem Narbengewebe
Gravidität, Schwangerschaft, Trächtigkeit

Habituel, gewohnheitsmäßig
Habitus, äußere Beschaffenheit
Habronema, Magenwurm
Hämatokrit, Anteil der roten Blutkörperchen am Volumen des peripheren Blutes
Hämatom, Bluterguß
Hämoglobin, roter Blutfarbstoff
Hämolyse, Auflösung von roten Blutkörperchen
Hippomanes, Fohlenbrot
Histologie, Lehre von den Körpergeweben
Hoppegartener Husten, seuchenhafter Husten, Influenza
Hospitalismus, gehäuftes Auftreten von bakteriellen Infektionen in einer Klinik
Hyaluronsäure, Medikament zur Behandlung von Gelenkentzündungen
Hyperplasie, Vergrößerung eines Organes durch Vermehrung der Gewebsanteile
Hypoplasie, Unterentwicklung eines Organes

Ikterus, Gelbsucht
Ileum, Hüftdarm
Ileus, Darmverschluß
Immun, unempfindlich
Immunität, spezifische Unempfindlichkeit gegenüber Infektionen
Implantation, Einpflanzung
Inappetenz, Appetitlosigkeit
Infektion, Ansteckung

Influenza, Virusinfektion, Hoppegartener Husten
Injektion, Einspritzung
Inkubation, Zeit zwischen Ansteckung und Ausbruch einer Infektionskrankheit
Interieur, das innere Erscheinungsbild
intermittierend, aussetzend, mit Unterbrechung
interosseus, zwischen den Knochen liegend
intramuskulär, innerhalb des Muskels
intravenös, innerhalb der Vene
Invagination, Einstülpung eines Darmabschnittes in einen anderen
Irido-cyclo-chorioiditis, Entzündung der Iris, des Ziliarkörpers und der Aderhaut des Auges (periodische Augenentzündung, Mondblindheit)
Iris, Regenbogenhaut

Jejunum, Leerdarm
juvenil, jugendlich

Kachexie, Abmagerung
Kapillaren, Haargefäße
Karies, Knochenfraß, Zahnfraß
Karzinom, bösartige Geschwulst, Krebs
Katarakt, Linsentrübung
Katarrh, Entzündung der oberflächlichen Schleimhautschichten eines Organs
Keratitis, Hornhautentzündung am Auge
Kolik, schmerzhafte Erkrankung des Magen-Darmtraktes
Kolitis, Entzündung des Dickdarmes mit Durchfall
Kolostrum, Kolostralmilch, erste Milch mit Antikörpern
Konjunktiva, Lidbindehaut
Konjunktivitis, Lidbindehautentzündung
Kornea, Hornhaut des Auges
Kortikosteroide, Nebennierenrinden-Hormone
Kryptorchismus, ein- oder beiderseitiges Fehlen der Hoden

Laktation, Absonderung von Milch
Laryngitis, Kehlkopfentzündung
Laryngoskopie, Betrachtung des Kehlkopfes mit einem Kehlkopfspiegel (Endoskop)
Laxans, Abführmittel
Leptospiren, Mikroorganismen
Leptospirose, Infektionskrankheit mit Leptospiren (beim Pferd sehr selten!)
Leukozyten, weiße Blutkörperchen und Lymphzellen
Leukozytose, krankhafter Anstieg der Leukozytenzahl
Ligamentum, Band, Gelenkband
Ligatur, Unterbindung
Lumen, Öffnung, lichte Weite
Lymphonodus, Lymphknoten
Lyssa, Tollwut

Malleus, Rotz
Mandibula, Unterkiefer
Mastitis, Euterentzündung
medius, in der Mitte befindlich
Mekonium, Darmpech
Melanom, Pigmentgeschwulst
Meningitis, Entzündung der Gehirn- und Rückenmarkshäute
Metacarpus, Mittelhand
Metastase, Tochtergeschwulst
Meteorismus, Aufgasung
Mikrobiologie, Lehre von den kleinsten Lebewesen, die nur mit dem Mikroskop zu erkennen sind
Mikrofilarien, Entwicklungsstadien der meisten Filarienarten (Würmer)
motorisch, die Bewegung betreffend
Musculus, Muskel
Mycose, Pilzerkrankung
Myoglobin, roter Muskelfarbstoff
Myoglobinämie, Auftreten von Myoglobin im Blut
Myoglobinurie, Auftreten von Myoglobin im Harn

Nekrose, örtlicher Gewebstod
Neoplasma, Neubildung, Tumor
Nervus, Nerv
Nervus facialis, Gesichtsnerv
Nervus vagus, Gehirnnerv
Neurektomie, Nervenschnitt
Neurom, Geschwulst aus Nervenfasern
Nissen, Chitingehäuse der Läuseeier
Noxe, Schaden
Nymphomanie, übersteigerter Geschlechtstrieb bei weiblichen Tieren

Obstipation, Verstopfung
Ödem, Flüssigkeitsansammlung im Gewebe
Ösophagus, Schlund, Speiseröhre
Östrogene, weibliche Geschlechtshormone
Östrus, Brunst
Onchocerca, Filarie
oral, zum Mund gehörend
Orthopädie, die Lehre der Krankheiten des Bewegungsapparates
Ossifikation, Knochenbildung
Osteochondrose, Sonderform einer Arthrose
Osteomyelitis, Entzündung des Knochenmarks
Ovar, Eierstock
Ovulation, Freiwerden eines Eies aus einem reifen Follikel
Oxyuren, Pfriemenschwänze

Pankreas, Bauchspeicheldrüse
Papillom, gutartige Geschwulst der Haut oder Schleimhaut
Palpation, Betastung
paradox, widersinnig
Paratendinitis, Entzündung des Sehnengleitgewebes bei Sehnen ohne Sehnenscheide
parenteral, unter Umgehung des Magen-Darm-Traktes
Parotis, Ohrspeicheldrüse
Patella, Kniescheibe
Patellarluxation, Verrenkung der Kniescheibe
pathologisch, krankhaft
Pellet, Preßkörper aus zerkleinertem Ausgangsmaterial
per, durch
perakut, schlagartig
Perforation, Durchstoßung
Periarthritis, Entzündung der Weichteile in der Umgebung eines Gelenkes
Periodontitis, Entzündung der Wurzelhaut eines Zahnes
Periostitis, Knochenhautentzündung
Peristaltik, Darmbewegung
Peritendinitis, Entzündung des die Sehne unmittelbar umgebenden Gewebes (siehe Paratendinitis)
Peritonitis, Bauchfellentzündung
Phlebitis, Venenentzündung
Physiologie, Lehre der normalen Lebensvorgänge
Plazenta, Stoffaustauschorgan zwischen Mutter und Frucht
Pleuritis, Brustfellentzündung
Pneumonie, Lungenentzündung
Pneumovagina, luftgefüllte Scheide
Pododermatitis, Huflederhautentzündung
Podotrochlea, Hufrolle
Podotrochlose, Hufrollenentzündung
Polypragmasie, Behandlung mit vielen Arzneimitteln
prädilektiert, bevorzugt
Priesnitz-Umschlag, Kaltwasserumschlag
Progesteron, Gelbkörperhormon
prophylaktisch, vorbeugend
Pulpitis, Entzündung der Zahnpulpa
purulent, eitrig
pyogen, Eiter erzeugend
Pyometra, eitrige Gebärmutterentzündung

Rabies, Tollwut
Rachitis, Skelettsystemerkrankung des wachsenden Tieres durch Mangelzustände
Radialislähmung, Lähmung des Nervus radialis
Raspe, Ekzem in der Karpal- oder Sprunggelenksbeuge
Reflex, unwillkürlich ablaufende Muskelkontraktion durch äußere Reize unter Vermittlung eines Zentralorganes
regurgitieren, Wiederauswürgen von Flüssigkeit
Rekonvaleszenz, Genesung
Rektum, Mastdarm
Rekurrenslähmung, Lähmung des Nervus recurrens (Kehlkopflähmung)
Resistenz, Widerstandskraft gegen Infektionskrankheiten
Respiration, Atmung
Rezidiv, Rückfall
Rhinitis, Nasenkatarrh
Ringbein, Krongelenksschale
Röntgen (R), Einheit der Strahlendosis
Röntgenaufnahme, Abbildung eines Körperteiles auf einem photographischen Film mittels Röntgenstrahlung
Rudiment, Überbleibsel

Salmonellen, Bakterien, die bei Mensch und Tier Septikämien oder Darmentzündungen hervorrufen. Auch Infektionen der Geschlechtsorgane (Verwerfen, Hodenentzündungen) und Gelenksentzündungen können auftreten.
Sarkoid, Hauttumor, meist gutartig
Sarkom, bösartige Geschwulst
Schale, deformierende chronische Gelenksentzündung
Sedativum, Beruhigungsmittel
Septikämie, Blutvergiftung
Serum, wässriger Bestandteil des Blutes ohne Blutkörperchen und Fibrin
silvatische Wut, vom Wald ausgehende Form der Tollwut
Sinus, Höhle
Skabies, Krätze, Räude
Sklera, Lederhaut des Auges
Skrotum, Hodensack
Spasmus, Krampf
Sperma, Samen
Spina, Dorn, Stachel
spinal, zur Wirbelsäule, zum Rückenmark gehörend
spinale Ataxie, eine vom Rückenmark ausgehende Bewegungsstörung
splitting, spaltend
Staphylokokken, traubenförmige Bakterien
Star (grauer), Linsentrübung
Steingalle, Hornfleck
Stereotypie, sich ständig wiederholende Ausdrucksform (motorisch, gedanklich oder sprachlich)
Sternum, Brustbein
Streptokokken, unbewegliche Kugelbakterien
Strongyliden, Fadenwürmer
Subluxation, unvollständige Verrenkung
Superovulation, erneute Ovulation, obwohl bereits eine Befruchtung stattgefunden hat
Symptom, Krankheitszeichen

Taenia, 1. bandartiger Längsstreifen 2. Bandwurm
Tendo, Sehne
Tendinitis, Sehnenentzündung
Tendovaginitis, Sehnenscheidenentzündung
Tenotomie, Sehnendurchschneidung
Tetanus, Wundstarrkrampf
Therapie, Behandlung
Therapieresistenz, sich einer Behandlung widersetzende Kräfte
Thermographie, Darstellung der Wärmestrahlung des Körpers
Thermoregulation, körpereigene Mechanismen zur Erhaltung der normalen Körperwärme
Thorax, Brustkorb
Thrombose, Blutpfropfbildung
Thrombus, Blutpropf
Torsio, Drehung
Toxine, Giftstoffe aus Bakterien, Pflanzen oder Tieren
Trachea, Luftröhre
Transfusion, Übertragung von Flüssigkeit
Transplantation, Verpflanzung lebensfähigen Gewebes
Trauma, Wunde
Traumatisierung, Verletzung
Tremor, Zittern
Trepanation, Anbohren des Schädels
Trichophytie, Hautpilzerkrankung

Ulcus, Geschwür
Ultraschall – Echoverfahren, Sonographie: Untersuchungsverfahren in der Pferdemedizin, vor allem in der Gynäkologie zur Untersuchung der Eierstöcke und der Gebärmutter, aber auch zur Feststellung von Sehnenschäden geeignet.
Urachus, Harngang beim Embryo
Urämie, Harnvergiftung
Ureter, Harnleiter
Urethra, Harnröhre
Urticaria, Nesselfieber
Uterus, Gebärmutter
Uvea, Gefäßhaut des Auges
UV-Licht, ultraviolettes Licht

Vagina, Scheide
Vagus, Nervus, 10. Gehirnnerv, Hauptverbreiter des parasympatischen Nervensystems
Vaccine, Impfstoff aus lebenden oder toten Krankheitserregern
Vene, Gefäß, das Blut zum Herzen führt

Viren, Kleinstlebewesen
Virulenz, Infektionskraft
Vitamine, lebensnotwendige Nahrungsbestandteile
Vitium, Fehler
Vitium cordis, Herzfehler
Volvulus, Darmverschlingung
Vulva, äußere weibliche Geschlechtsteile

Weißmuskelkrankheit, Muskelerkrankung durch Vitamin E- und Selenmangel
Windriß, oberflächliche Hornspalte
Wolfszahn, erster prämolarer Backenzahn, beim Pferd meist nur als Rudiment

Zerebral, das Gehirn betreffend
Zervix, Gebärmutterhals
Ziliarkörper, schmaler, gewulsteter vorderer Abschnitt der Tunica media des Auges
Zoologie, Lehre der tierischen Welt
Zoonose, Infektionskrankheit, vom Tier auf den Menschen übertragbar
Zuckfuß, Hahnentritt
Zyklitis, Entzündung des Ziliarkörpers
Zyste, Blase, Hohlraum

Stichwortverzeichnis

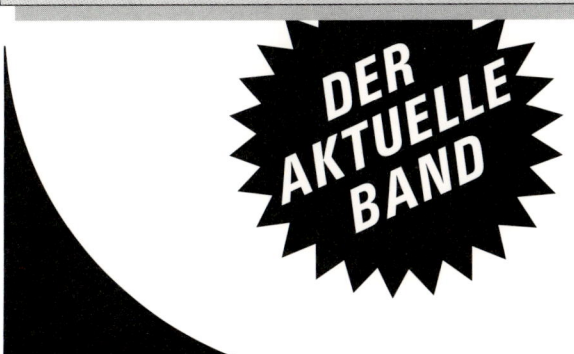

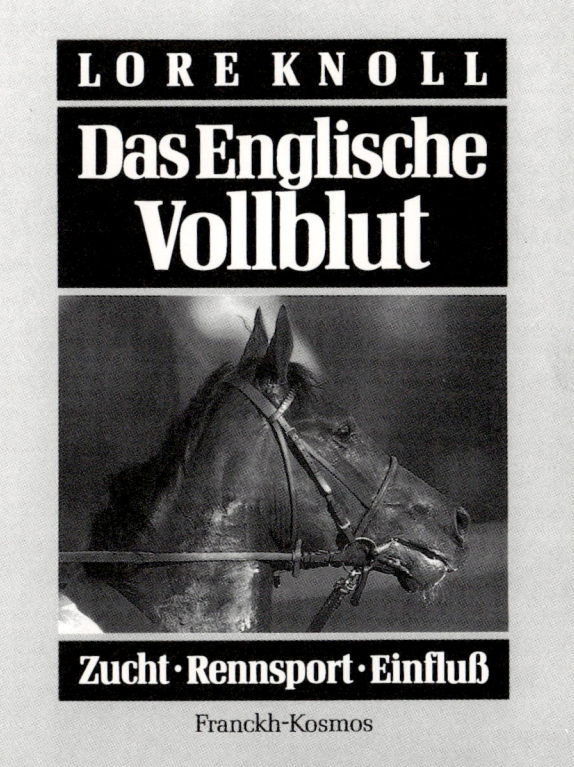

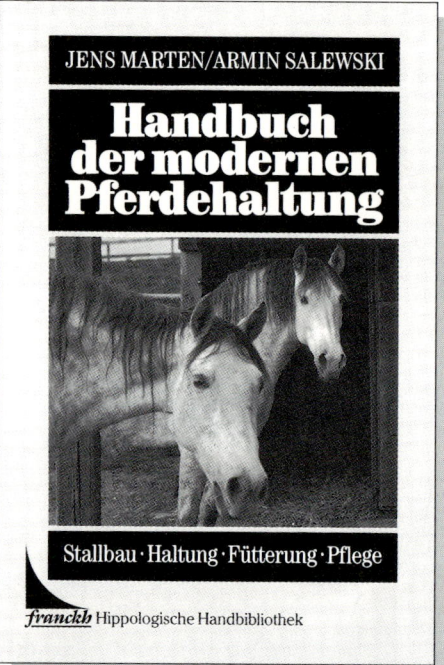

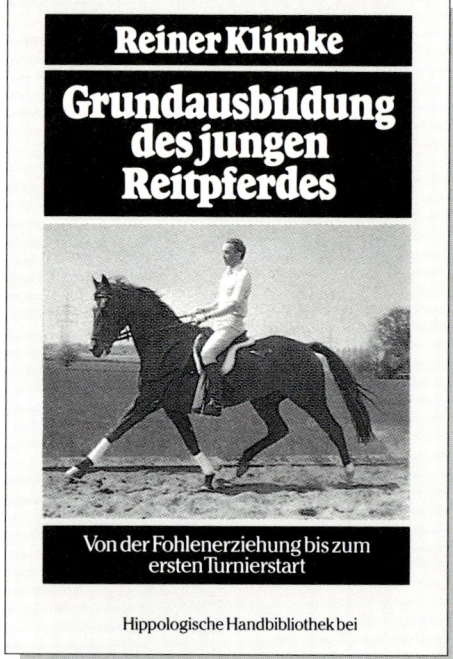

Das Skelett des Pferdes

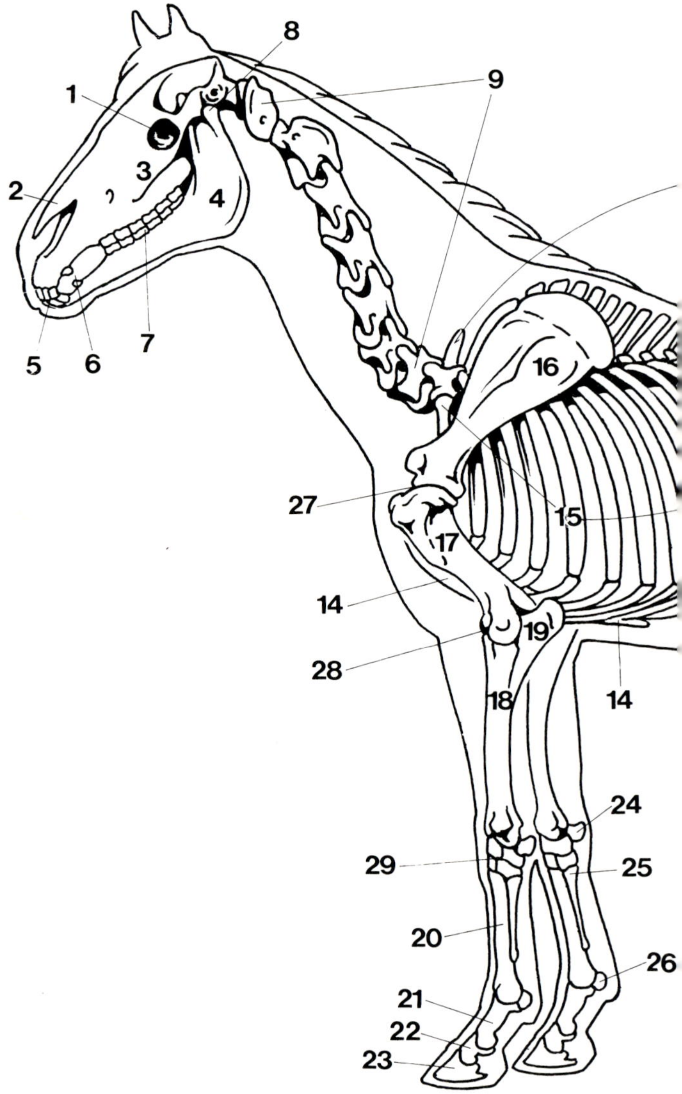

1 Augenhöhle
2 Nasenbein
3 Jochbeinleiste
4 Unterkiefer
5 Schneidezähne
6 Hakenzähne
7 Backenzähne
8 Kiefergelenk
9 Halswirbel
10 Rückenwirbel
11 Lendenwirbel
12 Kreuzbein
13 Schwanzwirbel
14 Brustbein
15 Rippen
16 Schulterblatt
17 Oberarmbein
18 Unterarmbein
19 Ellbogenhöcker
20 Vorderes Röhrbein
21 Fesselbein
22 Kronbein